现代家庭疾病防治手册

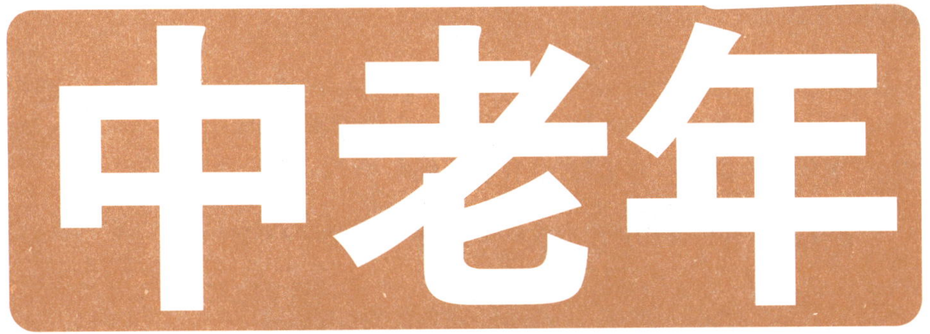

中老年自助养生方案

ZHONGLAONIAN
ZIZHU YANGSHENG FANG'AN

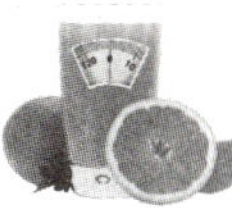

许彦来◎主编

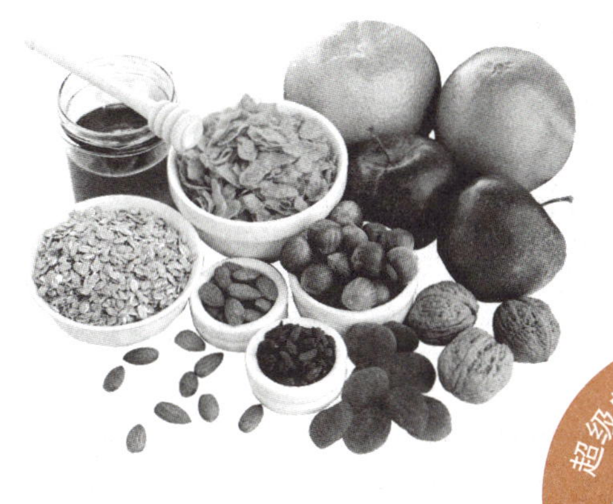

超级畅销健康书
超高效
倍儿简便

中老年常见病看专家
怎么治、怎么防、怎么有效调养

中国人口出版社
China Population Publishing House
全国百佳出版单位

图书在版编目（CIP）数据

中老年自助养生方案 / 许彦来主编. — 北京：中国人口出版社，2015.6

ISBN 978-7-5101-3260-5

Ⅰ.①中… Ⅱ.①许… Ⅲ.①中年人—保健—基本知识 ②老年人—保健—基本知识 Ⅳ.① R161

中国版本图书馆 CIP 数据核字（2015）第 050855 号

中老年自助养生方案

许彦来　主编

出版发行	中国人口出版社
印　　刷	北京威远印刷有限公司
开　　本	710 毫米 ×1000 毫米　1/16
印　　张	16.75
字　　数	250 千字
版　　次	2015 年 6 月第 1 版
印　　次	2015 年 6 月第 1 次印刷
书　　号	ISBN 978-7-5101-3260-5
定　　价	32.80 元

社　　长	张晓林
网　　址	www.rkcbs.net
电子信箱	rkcbs@126.com
总编室电话	(010) 83519392
发行部电话	(010) 83534662
传　　真	(010) 83519401
地　　址	北京市西城区广安门南街 80 号中加大厦
邮　　编	100054

前言

PREFACE

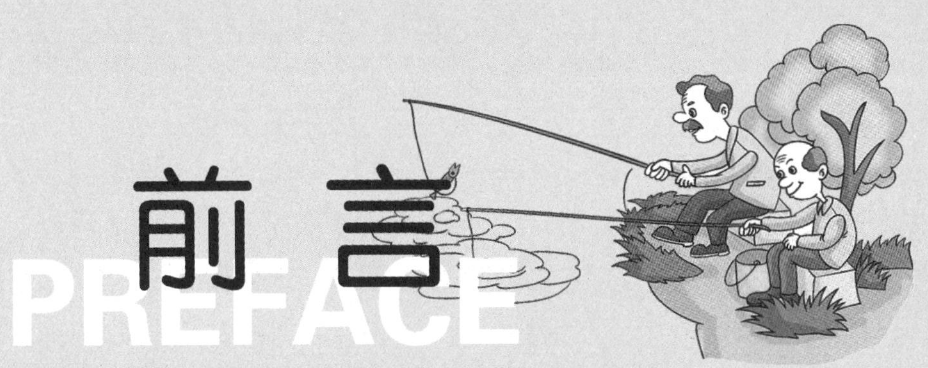

健康、长寿是人类亘古不变的追求，从古至今，人们都热衷于研究养生之道和长寿之法。嵇康云：“导养得理，上可寿千岁，下可寿百年。”陆游亦云：“食罢，行五十七步，然后解襟褫带，低枕少卧，此养生最急事也。”佛教、道教中更是流传着坐禅功、太极拳等养生功法。

进入现代社会，一方面，随着社会的进步、人类物质文化水平的提高以及医疗水平的日益发达，人类的寿命也有所增长；另一方面，人类的健康也日益受到工业化污染、不良生活习惯和新型传染病等的威胁。要维持身心的健康，光靠有病治病、打针吃药的方式是远远不够的，一定要从学习养生知识、主动预防疾病、加强自我保健做起。世界卫生组织提出：“保健的目标和重点，要从延长寿命转移到改善生活质量上来。”因此，养生保健将成为人类维护身心健康的主要途径。而事实上，近年来，人们也越来越关注健康问题，意识到幸福的生活不是仅有金钱就足够了，健康才是人类最大的财富。

从养生角度看，养生关键是细节，核心是适度，无论吃、喝、运动都是这样。老年人最有体会，晚上多吃了一点，胃就难受，睡眠受影响，长期这样，能不影响身体健康吗？养生的基础则是坚持，再好的养生方法，三天打鱼，两天晒网，不能坚持，等于白费，有的人意识到锻炼的重要，开始跑步，过几天坚持不了。过一段时间，别人讲打太极拳、舞太极剑对身体有好处，他又练了，没过半月，又不能坚持，锻炼成了空话。为了身体，非狠下决心，坚持锻炼不可。我们说，养生的基础是坚持，核心是适度，关键是细节，根本是平衡。从生命本质看，达到平衡，才能实现快乐活到一百岁。

在日常生活中，有些人被疾病折磨了几十年，仍对自己所患的疾病一无所知，或者知之甚少，把疾病康复的全部希望寄托于医生。实际上，医生并不是疾病康复的主体，真正的主体是自己。就拿冠心病来讲：高胆固醇食物、吸烟、肥胖、高血压和紧张情绪等均是引起和加剧冠心病的危险因素，这些因素属于社会、心理和行为因素，也称“自我创造的危险性”。预防冠心病，若不设法控制这些危险因素，仅靠医生或药物显然是难以奏效的。至于疾病的康复手段和方法，除了药物外，诸如太极拳、气功、饮食等养生保健方法，更是医生所替代不了的。

根据养生需因时、因人、因事而异的特点，本书将从饮食养生、运动养生、疾病防治养生、日常生活养生等几方面来阐释养生的一些基本法则、基础知识、窍门与禁忌。此外，特别添加了“专家提醒”栏目，使全书更适合现代人的生活需求,也更富有趣味性。我们衷心地祝愿广大读者在阅读和使用这本书的时候，能够从中获得养生的奥秘，达到延年益寿的目的。

编　者

2015年3月

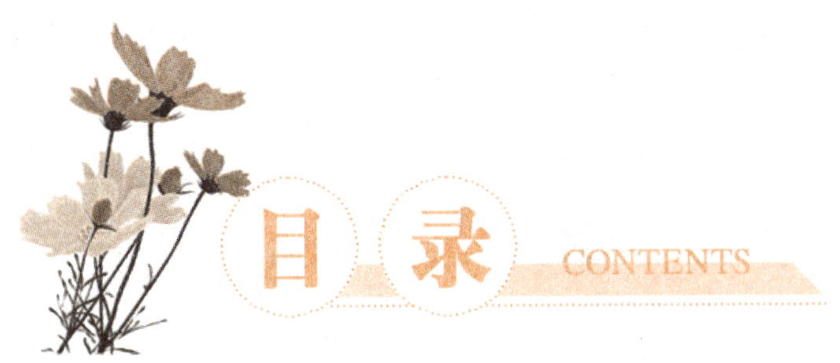

目录 CONTENTS

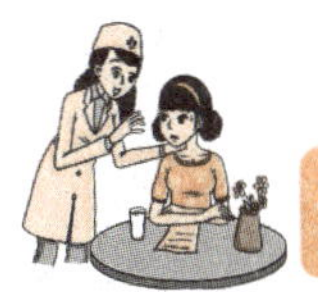

第一章 中老年人的健康与长寿

第一节 健康长寿自己做主

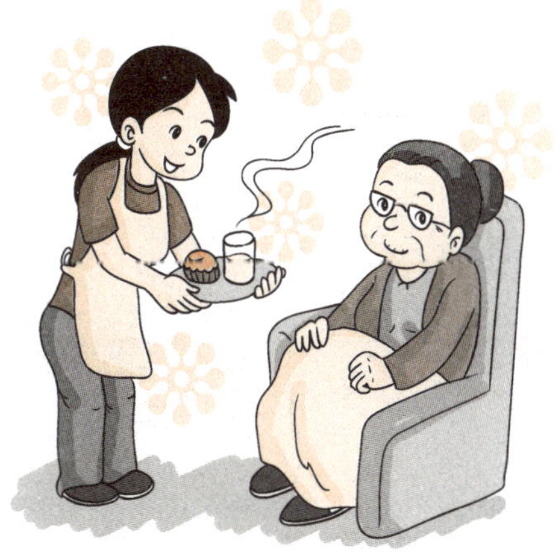

第二节 须知的长寿知识

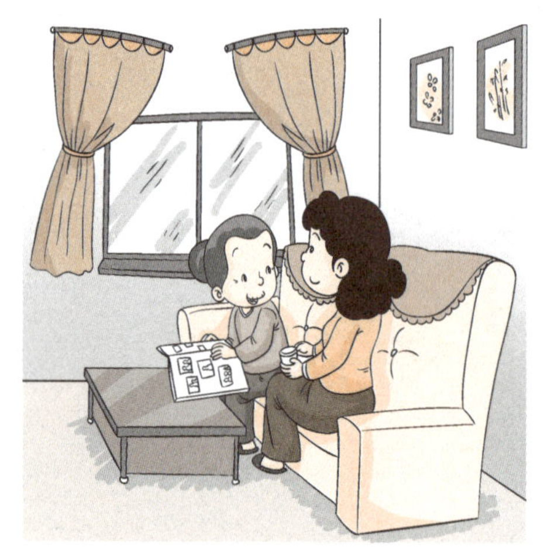

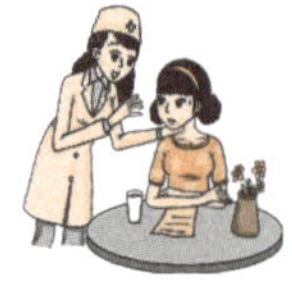

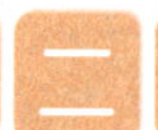

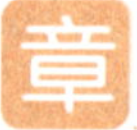

第二章 注重科学饮食和营养

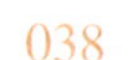

第一节 合理饮食是关键

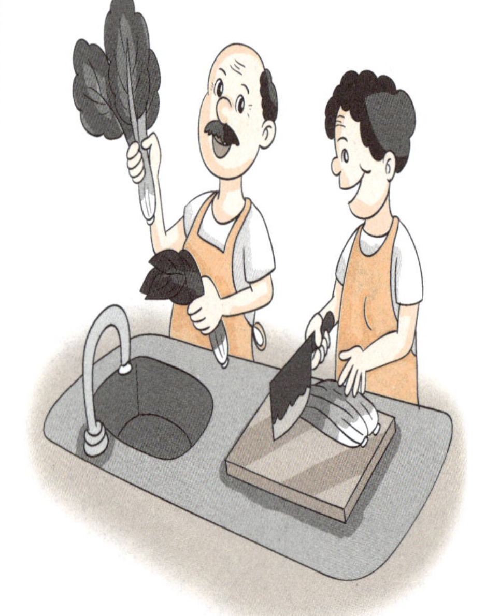

第二节

怎样给身体补充营养素

第三节

饮食调养细节

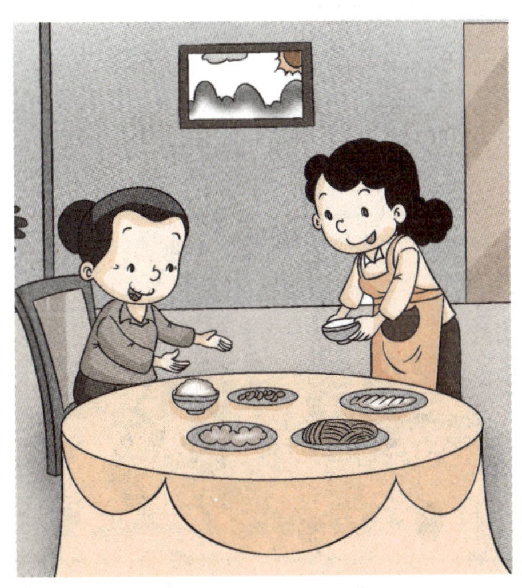

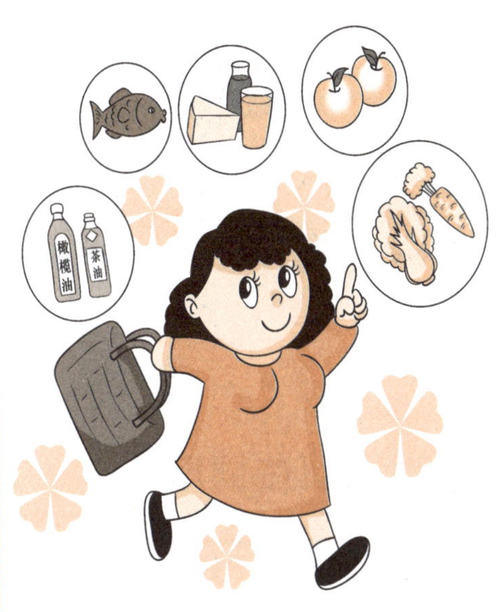

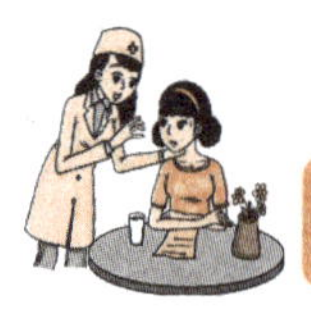

第三章 中老年人的运动与睡眠

第一节 适度运动益健康

第二节 选择适宜的运动项目

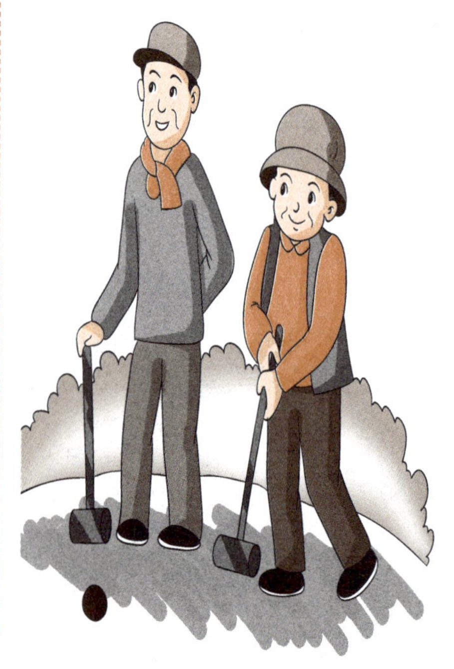

第三节

慢性病患者怎样运动

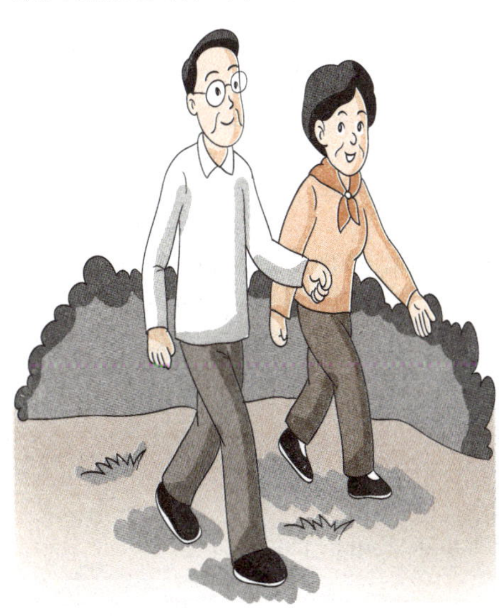

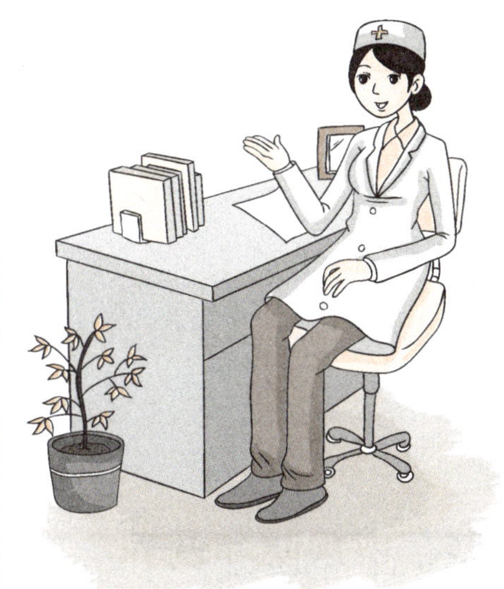

第四节

中老年人的睡眠

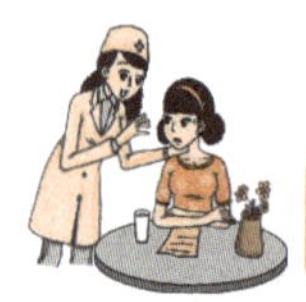

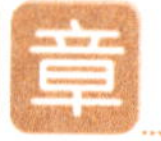

第四章 慢性病自我调养

第一节 脑卒中预防和调养

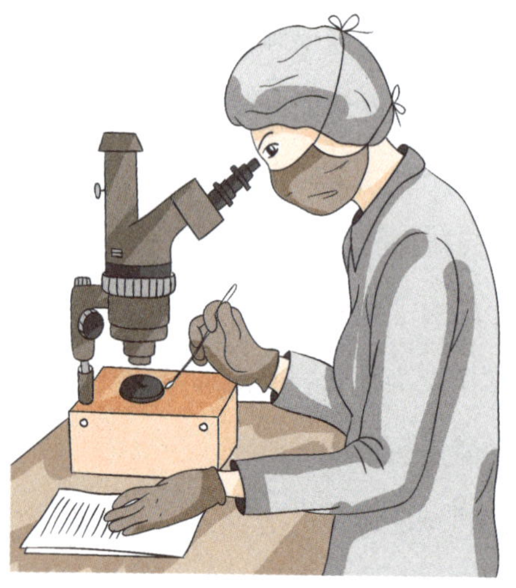

第二节 高血压预防和用药

第三节

冠心病的防与治

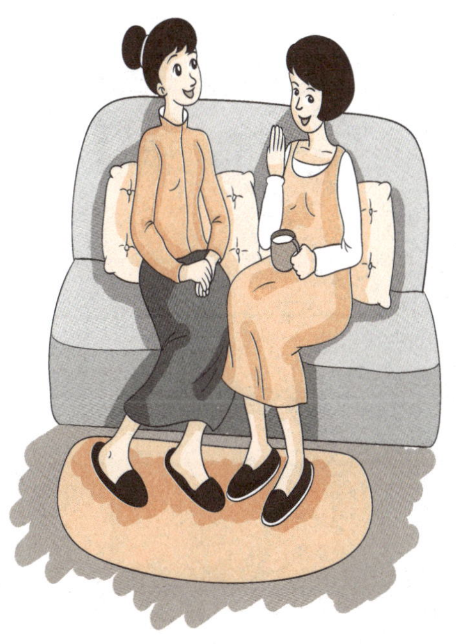

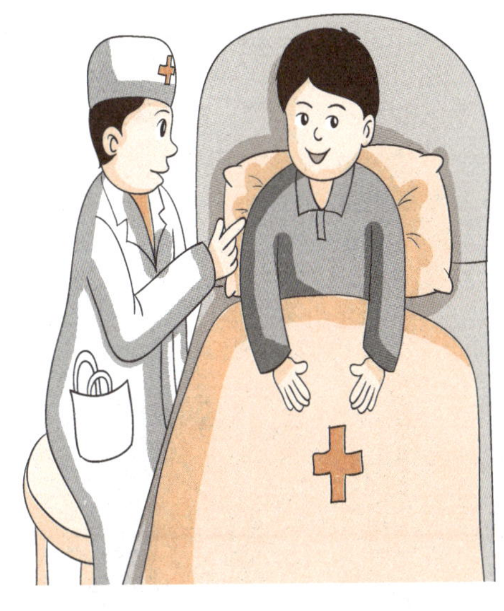

第四节

糖尿病的防与治

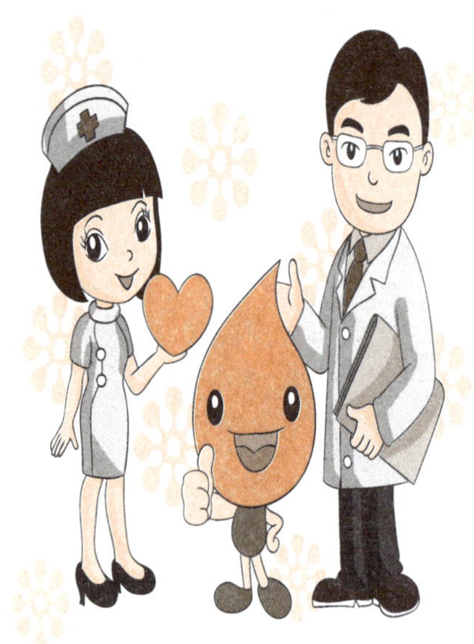

第五节 肺部疾病防与治

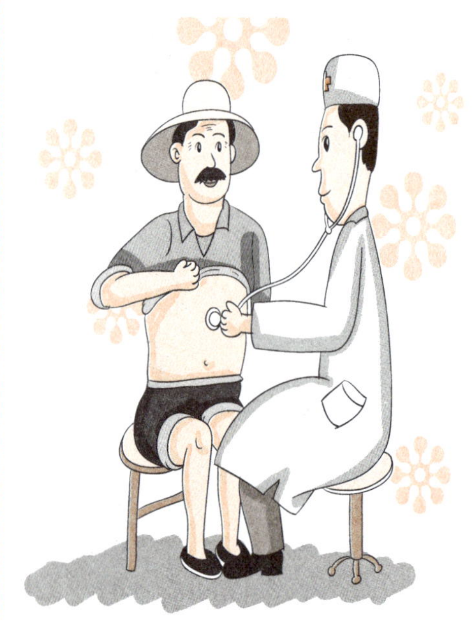

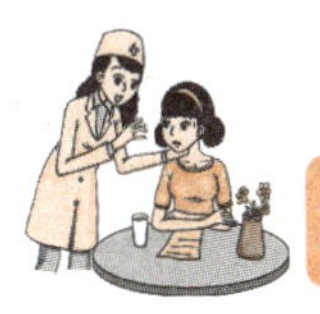

第五章 中老年人的美容、服饰和瘦身

第一节 美容美发，让您美丽如初

第二节 服饰，穿出时尚和高雅

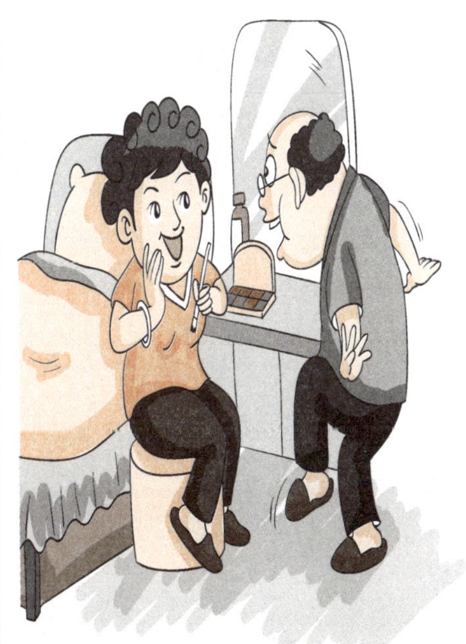

第三节

瘦身塑形，保持苗条身姿

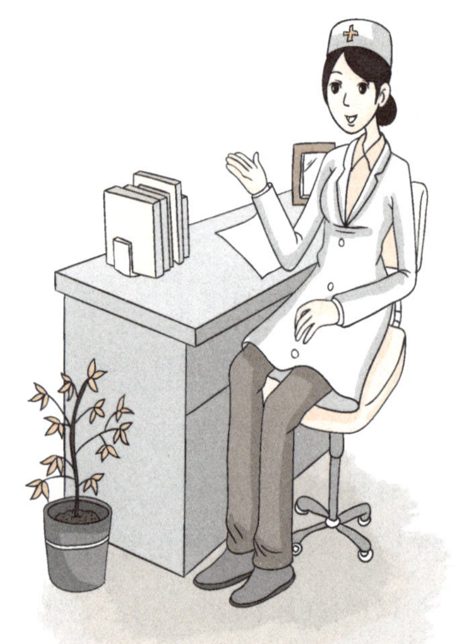

第一章

中老年人的健康与长寿

世界卫生组织提出了如何积极应对老龄化的举措，明确指出要实现“健康老龄化”和“积极老龄化”，独立、参与、尊严、照料和自我实现是老年人的基本权利。面对社会老龄化，我国政府提出了“老有所养、老有所医、老有所教、老有所学、老有所为和老有所乐”的老龄事业发展目标，为实现老年人的健康长寿指明了正确的发展方向。

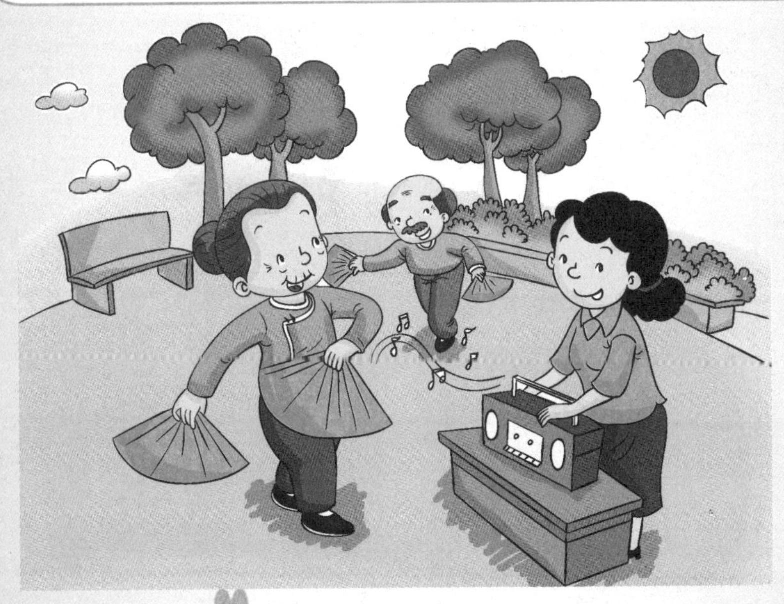

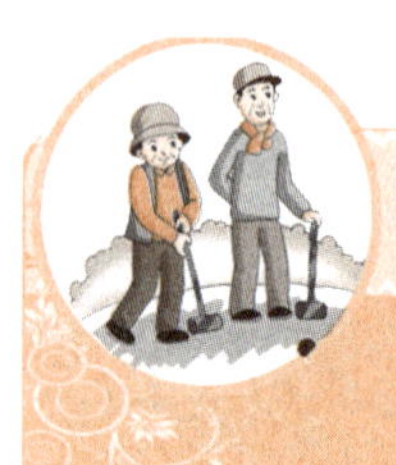

第一节 健康长寿自己做主

人生健康是第一位

健康是人类永恒的话题，当我们丰衣足食之后，对健康的渴求也越来越强烈，健康已经成为所有人的追求。

健康虽不等于一切，但没有了健康一切都将不复存在。如果缺少了健康这张通行证，一切都将画上休止符。正如一个非常通俗的比喻：健康是1，其余的事业、职位、家庭、父母、妻儿、财产、金钱等都可以看作0，有了这个1将会是一个庞大的数字，某人或许非常富有，但若失去了这个1，一切都成为0。21世纪的人类社会，一方面创造了空前的物质文明，让世界变得丰富多彩；另一方面，紧张的生活节奏、激烈的社会竞争、随处可见的环境污染和生活压力，造成人群中亚健康状况居高不下。全世界真正健康的人只占5％，经检查诊断患有疾病的人占20％，而处于亚健康状态的人占到75％。2009年9月18日国家体育总局公布的全国第二

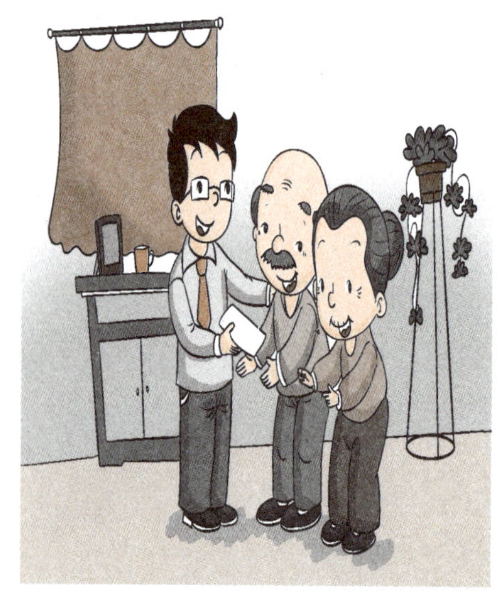

次国民体质监测公报显示，和2013年相比，国民体质综合指数提高了3.43%，但身体体态综合指数下降了30.86%，身体机能综合指数下降了9.65%。

专家提醒

在物质生活日益丰富的现代社会，健康已成为人们最宝贵的财富，是人们珍惜和极力追求的目标。健康生活方式的开始不分早晚，只要下决心行动就好，行动才能养成习惯，有了习惯就会成为一种享受和愉快而不是负担，再往后就会品尝到健康所带来的快乐。

人生需要的是一条健康之路。有了健康，我们才能凭着自己的聪明才智去努力创造、经营自己美好的人生。但在现实生活中，有些人知道健康的重要，却不知道如何去掌控自己的健康；有些人上知天文下知地理，却不知道健康的确切含义；有些人只知道自己爱吃什么，却不知道自己应该吃什么；有些人只要身体不舒服就去医院寻医求药，却不知道在自己的家中通过膳食来进行调理；有些人把自己的健康甚至生命交给了医生，却不知道健康更多地掌握在自己手中……所以，没有健康知识而拥有健康那是运气，胡吃海喝且缺乏适度运动长期积累而最终患病那是必然。

中老年人身体健康标准

中老年人身体健康出现状况时，如果能够及早发现并及时进行干预治疗，就能够及早采取措施。调整不良的生活方式。避免病情的进一步恶化，更重要的是保证了生命的质量。

如何知道自己的身体是否健康呢？可以参照以下标准进行自我诊断，达标者说明身体健康，未达标者则需进一步重视自身的健康状况：

（1）体重稳定，一个月内体重变化不超过4千克。中老年人每天从食物和水中摄取的能量与汗液、尿液、粪便排出的量基本相等，这样才能保持机体的生理功能稳定。体重变化是生命活动的晴雨表，体重突然大幅度减轻或加重都说明身体中可能已发生病变，相对稳定的体重才能使人体的各项功能处于良性循环。

（2）脉搏平均每分钟75次，最快不超过100次，最慢不少于60次。正常人的脉搏和心跳是一致的。中老年人的脉搏每分钟超过100次，称为心动过速，少于60次时称为心动过缓。许多疾病可以从脉搏的变化反映出来，特别是心脏病尤为明显。

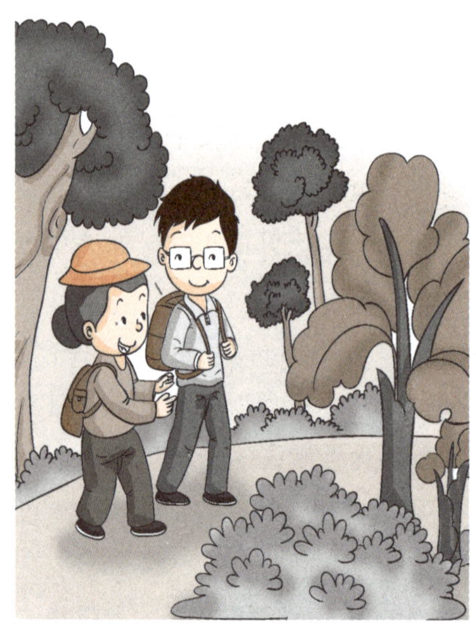

（3）呼吸每分钟16～20次，不能少于10次或多于24次。呼吸次数与心脉跳动的比例应为1：4。

（4）体温为37℃左右，每日体温变化不超过1℃。

（5）进食量每天保持在1～1.5千克。如果每日进食量超过平常的3倍或少于平时的1/3，持续一周以上者为不健康。早中晚三餐进食量的比例一般保持在3：4：3为最佳，具体情况因个人体质而异。

（6）每天睡眠保持在6～8小时，并按时起居。良好睡眠有助于恢复体力、提高智力。科学研究表明，睡眠过程本身就是提高身体免疫力的重要过程。

（7）尿量每天1500毫升左右。如果每天尿量少于500毫升，或连续3天每天尿量多于2500毫升为不健康。

（8）每天定时大便1～2次。如果每天大便4次以上或连续3天以上不大便为不健康。

（9）女性的月经周期在28天左右，不得提前或推后15天以上。

人怎样能长寿

专家调查了我国三千多名百岁长寿老人。结果表明，长寿老人不分男女，他们的长寿秘诀是："遇事想得开，我行又我素，自由又自在，吃饭八分饱。"专家们对长寿地区的长寿老人进行调查后总结出防衰益寿的8条经验如下：

1. 少食多嚼

老年人平日用膳，除应少食外，还要注意细嚼慢咽。因为随着年龄的增长，消化功能逐渐减弱，多嚼慢咽有利减轻胃肠负担，改善消化功能。

2. 少肉多菜

老年人在保持足够蛋白质的饮食条件下，要少吃动物性脂肪，不宜吃得太肥过腻，要多吃富含维生素的瓜果蔬菜。这样的饮食，有利于防治心脑血管疾病和加强消化及排泄功能。

3. 少盐多醋

“饮食清淡”之淡字，既指不肥，又指勿咸。老年人不宜吃得太咸，因其易促进高血压和冠心病的发生。研究已证实，膳食中食盐过量是高血压、冠心病、脑血管病的促发因素。经常吃些醋有利于身体健康，炒菜时稍加点醋能保护维生素C不被破坏，并能帮助消化，还可增加菜的香味。

4. 少糖多果

老年人由于体内代谢率下降，消耗能量减少，体态易肥胖臃肿。糖最易被肠道吸收而转化成脂肪，在皮下、腹部和内脏沉积，所以老年人要少吃糖，多食瓜果蔬菜，补充足够的维生素、无机盐和纤维素。

5. 少愁多乐

老年人要保持心胸开阔，豁达乐观。要少发愁、少生气，尽量抛开不快之事。消除自身的冷落感、孤独感、疑虑感、忧郁感、老朽感、不满感，把心境融合到广阔的天地中去。

6. 少欲多施

欲求过度既伤脑又伤身。老年人应提倡：“清心寡欲，不贪钱财，不求高官，不恋厚禄。”多做好事于人，多讲良言于邻，心平气和，安度晚年。

7. 少车多步

民间有“人老腿先老，静而少动，体弱多病”的说法。老年人由于体力衰退，容易变得疲乏、懒动。因此，必须克服“疲”和“懒”，多动腿走路，在外出探亲访友、办事购物路程不很远时，应当尽量步行。常走多动，血脉流通，少患病痛。

8. 适衣莫捂人

应顺行大自然的变化，适应寒冷气候。冬日里不要“捂”，做到“衣着八成暖”。因为“血滞”、

“气阻”乃是衰老之因，衣着有几分寒意，可使血管舒缩交替，血脉流通，活跃脏腑功能。老年人要多多注意起居，使生活条理化、规律化，并坚持数十年如一日。

莫要因福而损害健康

现实中，有些人希望“吃得越多越好，工作越少越好，活动量越小越好”，图个终日无所事事、脑中空空、四肢不用，享清福。岂不知，如此往往会因福惹祸。

1. 营养过剩

享此清福，可能使热能“收入”大于“支出”，于是营养过剩，

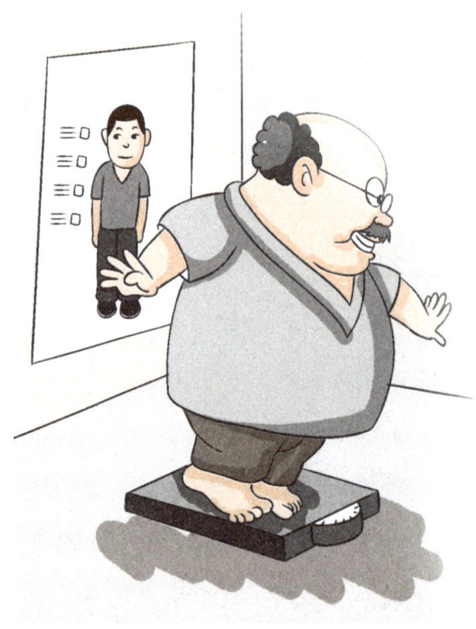

导致脂肪在体内堆积，身体开始“发福”，出现双下巴、大肚皮。这般福相，自然动辄气喘吁吁，虚汗淋淋。

2. 智能降低

人的大脑功能是用进废退。勤于动脑的人，能使大脑增加释放脑啡呔等特殊生物物质，脑内的核糖核酸含量比普通人平均水平要高10%～20%。它们能促进脑垂体分泌神经激素——多肽组成的新蛋白质分子。这种蛋白质被人们誉为“记忆力分子”，对促进记忆力和智力的发展颇有助益。懒得动脑的人，由于大脑功能得不到充分发挥，脑啡肽及脑内核糖核酸等生物活性物质水平降低。日积月累，则使大脑功能呈渐行性退化，思维及智能会逐渐迟钝，分析判断能力降低。这种人往往显得气量狭小，反应迟钝，懒散健忘。

3. 免疫力下降

人体免疫功能动则盛，惰则衰。一个人活动很少，久而久之就会使机体的免疫功能降低，加之体重超重，精力和体力无疑会走下坡路，抵抗力相应下降，致病因子就会乘虚而入，很易罹患高血压病、动脉粥样硬化、冠心病等疾患。

4. 心理折磨

整日无所事事的人会经常沉湎于不良情绪的负性体验之中；悠悠晃晃，得过且过，且自以为是的人，必然会引起周围人的反感，这就容易引起矛盾。矛盾多了极易引发负性情绪，诸如忧郁、怨恨、烦恼、愤懑等，继而又导致不良后果，进一步加剧矛盾，造成人际关系恶化，恶性循环不止，直接折磨心灵。

专家提醒

“冰冻三尺非一日之寒”，要想健康长寿，并非一朝一夕的事情。有人说“活到老，学到老”，要想长寿，也必须坚持到老，长寿之道是一个非常漫长的过程，只有有恒心和毅力的人才能达到健康的彼岸。比如说，生活中一些良好的习惯，如早睡早起、饮食有节、作息规律、运动健身等，都是应一生坚持的好习惯，三天打鱼两天晒网的人，想要长寿更加困难。

5. 未老先衰

不良心理会影响内分泌功能，而内分泌功能的不良改变又会反过来增加人的紧张心理，殃及体内一系列代谢过程，进而导致早衰。有资料表明，平时心境较差且不爱活动的中老年人，其心脏可早衰10～15年，罹患心血管疾病的危险要比一般人高出1～3倍。

古人说“流水不腐，户枢不蠹”。美国科学家富兰克林说过：“懒惰像生锈一样，比操劳更能消耗身体。经常用的钥匙总是亮闪闪的。”让我们勤于锻炼，在身体条件许可的情况下，尽量不让自己太清闲，以使身心功能保持积极的运转状态，确保青春长驻，健康长寿。

健康长寿的五个要素

人生最宝贵的财富是健康。人越是走向老年和成熟，越会感到这句话是至理名言。人人都想健康长寿，但是，什么是健康长寿的要素呢？

通过对一些长寿老人的考察，研究者总结出现代人的健康长寿需要有以下5大要素：

1. 人类生活必须有绿色的空间和新鲜的空气

因为绿色植物能有效地改善

空气成分，维持生态平衡，同时又有分泌杀菌素的本领，可以吸收滞留在空气中的大量尘埃，消除生活环境中的噪声，调节和改善人体生理功能，对人体各器官均有良好的医疗保健作用。人们生活在绿色的树木花草环境里，视野所及春意盎然，一片生机，故而胸襟开朗，身体自然健康。

2. 每天必须要有适当的运动量

运动与健康密切相关，运动可以代替很多药物，但是所有药物都代替不了运动的作用。每天坚持适量的运动，可以强壮肌肉，坚固骨骼；可以改善呼吸，促进消化；可以健脑益智，增强免疫力。选择适宜的运动项目如慢跑、散步、太极拳以及球类运动等，对健康长寿是很有帮助的。

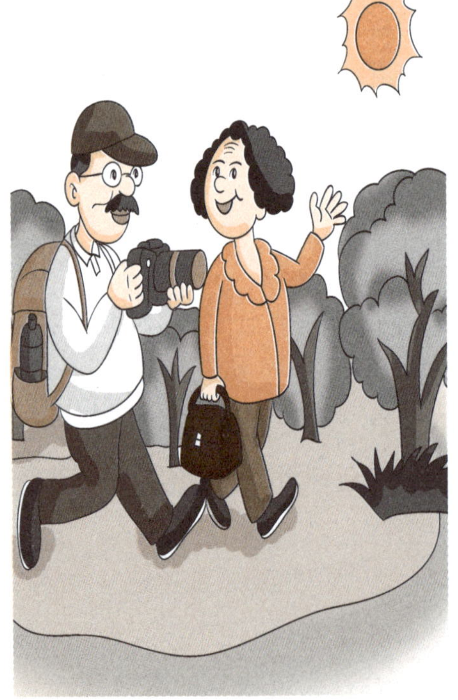

3. 保持良好的情绪，学会自我放松

现代人生活在信息时代，神经系统经常处于紧张状态，要学会控制不良情绪的滋长，使之转化为良好情绪，使自己一直生活在自信和快乐之中。在面对压力的时候，要学会自我放松。

4. 合理安排自己的饮食，保证营养吸收

健康长寿是可以吃出来的，合理安排自己的饮食，要做到节制饮食，素食为主，兼顾肉食、多吃粗粮和绿色食品，切记不要故意节食或者暴饮暴食，一般来说，只要营养成分适量且均衡，就足以充分供给身体活动消耗而需要的营养。

5. 学习健康知识，增强对疾病的认识

在预防疾病的同时，必须对疾病有进一步的认识，以便更好地医治疾病，而不只是单纯地控制疾病。要努力学习健康知识，平时多

阅读一些医疗保健类的书籍，并对自己的身体有一定的了解，定时体检，做到未雨绸缪，切记不要讳疾忌医。一般说来，成年人一年进行1~2次身体检查是非常必要的。

走出健康长寿的误区

在我国，有很多人对健康的了解是非常肤浅的，有的人自以为是，有的是道听途说，于是很多人在不知不觉中，就走向了健康长寿的误区。

误区之一：千金难买老来瘦

中国有句俗语，叫“千金难买老来瘦”，这种观点在很多老人中间非常流行，这也许跟人们一提到肥胖就联想到高血压、冠心病、脑出血等疾病有关。一些上了年纪的老人在身体出现消瘦症状时不以为然，有人认为，老年人瘦比胖好，瘦一点更长寿。但瘦也未必就是福，这也可能是某种疾病的信号，瘦弱的老人免疫功能往往比较低，对病毒和细菌等病原微生物的抵抗力较弱，更容易患呼吸道疾病和消化道疾病。

误区之二：老了再健身

现在，有很多年轻人认为自己年纪轻轻的，身体也不错，用不着急着健身，等老了，体质下降了，再锻炼也不晚。这种观点是非常错误的。其实，体育锻炼不仅可以强健身体，还可以改善人们的精神状态，培养坚强的意志，提高人们的生命质量。总之一句话：早健身，早受益；坚持健身，长期受益。

误区之三：小病拖拖没关系

调查显示将近一半的年轻人在有病时自己买药解决，有三分之一的人根本不理会任何表面的“小毛小病”，认为“小病拖拖没关系”。所以，许多年轻人从来都不及时就医，导致疾病被拖延，错过了最佳的治疗时间，一些疾病被药物表面缓解作用掩盖而积累成大病。

误区之四：无病就是健康

现在，没病即健康的观点正危害着一些中青年人。因为他们的身体还没有出现明显的衰老迹象，平时也无病无痛，所以自认为很健康。殊不知一些疾病在发作前常无症状，一旦发作常常后果严重。所以，要想健康长寿，应该定期检查，做到早预防、早发现、早治疗，才能健康长寿。

选择健康长寿的活法

生活中，有人活得轻松潇洒，有人朝九晚五，有人常常彻夜不睡。每个人都有自己的活法，那么，什么才是健康长寿的活法呢？

1. 选择快乐

选择快乐是健康长寿的活法之一。有句诗叫作“今朝有酒今朝醉，明日愁来明日愁”，讲的就是选择开朗快乐、忘掉忧愁烦恼的道理。生活中有许许多多的老寿星，他们无不是心胸开阔、笑口常开的人。人处于心情愉快的时候，脑垂体会分泌生长激素，让你的营养素吸收得更好，身体免疫力也较强。俗话说“人逢喜事精神爽”，如果生活中暂时没有喜事，何妨自己制造一些。总之，不要让忧伤和愤怒的情绪侵占你的大脑就是了。每天早上从睡梦中醒来，你会开始考虑今天要怎样过，那么首先别忘了对着镜中的自己笑一笑，然后告诉自己：“要快活地过今天。”

2. 与自然亲密接触

现代，很多人是长年四季窝在空调房里的“温室人”，导致他们自身肌体调节和抗病能力下降，而空调中滋生的病菌也侵袭着他们的健康。那么，何不换一种活法，走出空调房，与大自然亲密接触呢？

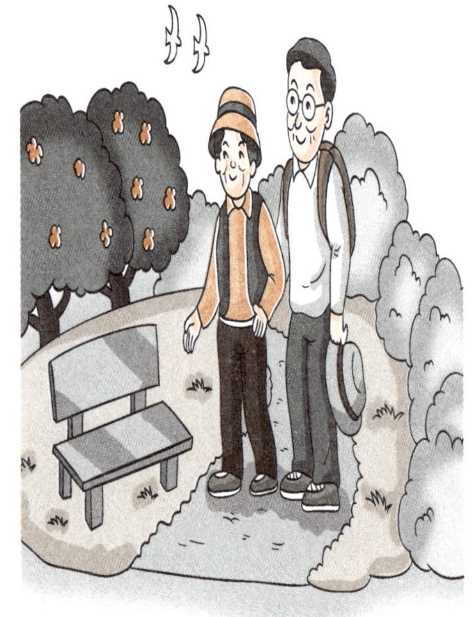

所谓“仁者乐山，智者乐水”，大自然有山有水，有大量的绿色植物，有新鲜自然的空气，还有无比自由的空间。在这里，花草树木会让你心情舒畅、身心愉悦，而宽敞自由的空间又给你的运动提供了很好的场所，在这里，走走、跑跑、看看、瞧瞧，把所有

的压力都抛在了脑后，把身上的病菌全部赶走，健康长寿便随之而来。

3. 养只宠物

在紧张的现实生活中，如果你觉得孤独的话，那么，养只宠物吧，它会给你的生活带来巨大的改变。想象在清晨的阳光里，或是宁静而温馨的黄昏，牵着你的小狗在公园里溜达上一圈，那是一种多么幸福的生活啊。

根据一些研究者说，养宠物（尤其是养狗）的人与不养的人相比，生活压力较小，血压较低，探访医生的频率也比较低。另外，养宠物的人心脏病发作后的存活率也比不养宠物的人平均高12%。究其原因，可能是因为宠物饲养者的孤独感较少，与宠物相处时获得更多欢乐，并且在这个过程中进行了体育锻炼。带着宠物去郊外散步，不但身体得到锻炼，身心得到放松，而且平时工作、生活的压力也减轻了。

4. 好好睡觉

睡眠对每个人来说相当重要，人的一生中有1/3的时间是在睡眠中度过的。越来越多的研究证明，睡眠与健康长寿的关系尤为密切。

如果你是一个早出晚归的人，如果你是一个习惯熬夜的人，那么，请告诉自己，一定要好好睡觉。它能让你的大脑得到休息，让你的皮肤补充到水分，让你容颜焕发、精力充沛。有人说美丽是睡出来的，那么就做个睡美人吧。但是也不要贪多，一般来说，成年人的睡眠以不少于8小时，不多于10小时为佳。

5. 戒掉坏习惯

你抽烟吗？你嗜酒吗？你经常暴饮暴食吗？或者，你是不是一个生活极其没有规律，从不吃早餐的人？如果答案是肯定的，那么很遗憾，这种生活方式已经大大地侵害了你的健康。

如果你要去寻找一种健康长寿的活法，那么，请先戒掉你的坏习惯吧。别再让尼古丁伤害你的身体，别再让你的家人成为“二手烟民”了；“借酒消愁”永远都只是一个神话，你受到酒精的毒害远远超过了暂时的忧愁；选择有规律的生活，每天早晨起来，做一顿丰富的早餐给自己，只要你一直坚持下去，健康长寿就会永远伴随在你的身边。

有一种生活方式叫作缓慢，你知道吗？越来越多的人不再选择那种紧张兮兮的职场生活，他们充分利用每一个节假日摒除紧张和压力，营造一个属于自己的缓慢天地。慢活，慢食，慢走……让自己慢慢地在光阴中体会生活的真情与愉悦。

事实证明，快节奏的生活是健康长寿的巨大杀手，当你的身体各部分长时间处于极度紧张的状态时，疾病已经悄悄地来临。而实际上，紧张忙碌并不一定能提高工作效率，有句话叫作“越忙越出乱”，说的就是这个道理。让一切慢慢来吧，不要让自己迷失于现代文明急促的脚步之中。要记住，放慢自己才能感受生活，懂得驻足停留，才能够继续前进。

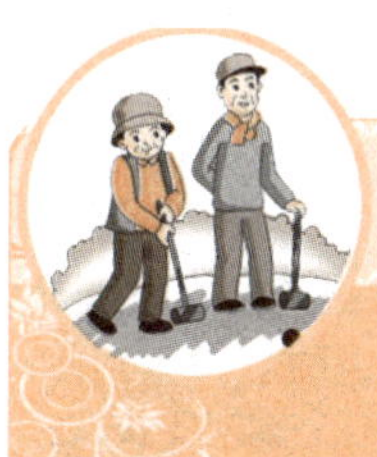

第二节 须知的长寿知识

人的寿命有多长

寿命是指生物在自然界存在的时间，也就是说，寿命是指生物的生命活动存在于自然界全过程的时间概念。生物遵循着出生、生长、发育直至衰老、死亡这一生命周期的必然规律，人类也不例外。人的寿命即是指人活了多少年。

人的寿限是随着社会的发展而变化的。古人云“人生七十古来稀”。清朝时人均寿命为33岁，到民国时期也只不过35岁，而2010年时我国的人均寿命已达74.83岁。那么，人的寿命究竟有多长呢?

一些科学家研究表明各种动物的寿命与本身的生长期有关，是生长期的5~7倍。人的生长期为20~25年，那么自然寿命应该是100~170岁。也有科学家认为，一般哺乳动物最高寿命相当于它的性成熟期的8~10倍，据此推算人的性成熟期是14~15岁，那么人的自然寿命应该为110~150岁。还有科学家从胚胎细胞分裂次数来分析，认为人类细胞分裂次数是50次，平均每次分裂周期是2.4年，因此人的寿命是120年。还有人认定，人的怀孕期平均为266天，以自然界在发展过程中的结构或组织的变异时间来推算，人的自然寿命的最高点为167岁。

不管按以上哪种观点推测，人的寿限都应在百岁以上。可事实上，人类的人均寿命远未达到此标准。那么，是什么原因造成人类活不到自然寿命呢?一般认为有以下几种原因:

（1）人从直立行走后，以胸式

呼吸为主，这不仅限制了肺活量，还影响到消化系统的功能。

（2）缩小了全身运动幅度，脊椎负荷加重，头高位运动导致大脑缺血、缺氧，双手作用不均匀，导致大脑缺乏逆向调节，心脏负荷加重。

（3）运动不足，减少了心血管的锻炼。

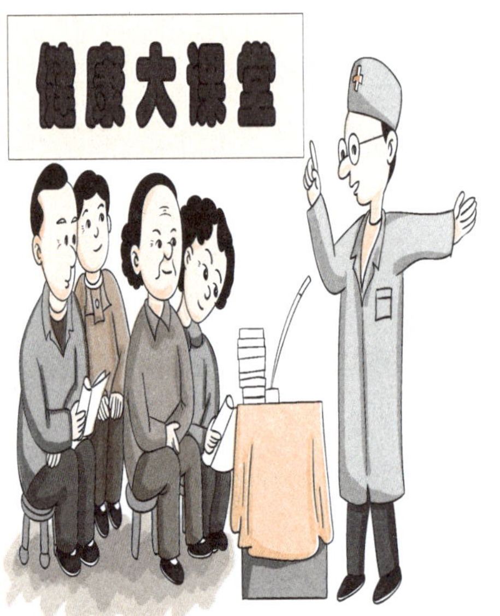

（4）消化功能的萎缩，咀嚼力下降，胃肠道细胞构成改变。

（5）人类是社会性动物，消极情绪的产生和发展，减少了人类的自然寿命。即中医所言“七情”损伤机体，“识神”侵害“元神”，从而导致减寿。

人的平均寿命，也因其时代不同，地区不一样，因而差别很大。人类社会是不断进步的，人口平均寿命也是不断增长的。

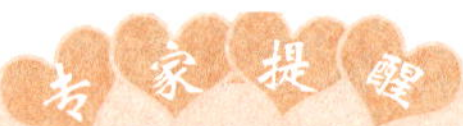

联合国世界卫生组织提出的年龄阶段：44岁以下为青年人，45～59岁为中年人，60～74岁为年轻老年人，75～89岁为老年人，90以上为长寿老人。这5个年龄阶段的划分，把人的衰老推迟了10年，对人们的心理健康和抗衰老意志将产生积极影响。

影响健康长寿的因素

从秦始皇、汉武帝等人追求长生不老到现在的“人活百岁不是梦”，人类一直在孜孜追求着健康长寿。然而从古至今，影响着人类健康的因素是时刻存在的。因为，健康是机体内在环境与外界环境的整体统一。凡是能够影响机体内外环境改变的因素，都将会对健康产生一定程度的影响。

影响健康的因素有很多，世界卫生组织报告指出，影响个人健康与寿命主要有以下四大因素。

1. 行为与生活方式因素

包括危害健康行为与不良生活方式，它们直接或间接地对健康带来不利的影响，如饮食习惯、嗜好（如吸烟、酗酒、吸毒）、社会风俗、体育锻炼、精神状态、劳动与交通行为（如车祸）等，对健康和寿命的影响占60%。

在当今社会中，不良生活方式和有害健康的行为已成为危害人们健康、导致疾病及死亡的主因。在我国的各种死因中，位居前三的是恶性肿瘤、脑血管病和心脏病，这些疾病多是由不良生活习惯和不良卫生行为引起的。

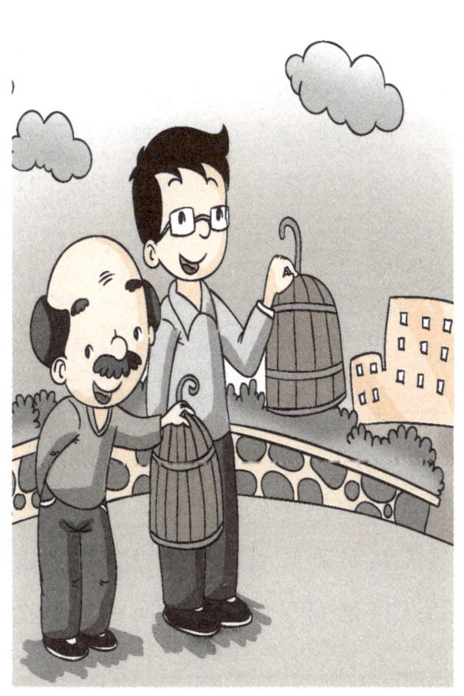

2. 生物遗传因素

指的是个体从亲代遗传的体形特征、生理特征、代谢类型、行为本能等，对健康和寿命的影响占15%。除了一些明确的遗传疾病外，许多疾病，如高血压、糖尿病等的发生，亦包含有一定的遗传因素。寿命的长短，遗传是一个不可排除的重要因素。

3. 环境因素

包括自然环境和社会环境，对健康和寿命的影响占17%。自然环境因素有阳光、空气、水等，这些对健康有着直接的影响。自然界中的恶劣气候、空气污染、噪声等随时威胁着人们的健康。

社会环境因素更复杂，涉及政治制度、经济水平、文化教育、人口状况等诸多因素。良好的社会环境可以促进人类健康，反之，则可能会影响建康。

4. 医疗卫生服务因素

指的是社会的医疗卫生设施和制度及其利用，对健康与寿命的影响占8%。在现代社会，良好的医疗服务和卫生保健系统、必要的药物供应、健全的疫苗供应与保存是保障人类健康生存的必备条件。

这四个方面的影响因素是相互依存的，其中行为与生活方式对健康的影响最大，由此引起的疾病常常成为导致人类死亡的头号杀手；随着人口的增长，环境因素带来的影响也在日益扩大；而医疗事业的逐渐进步则将给人类健康带来福音。

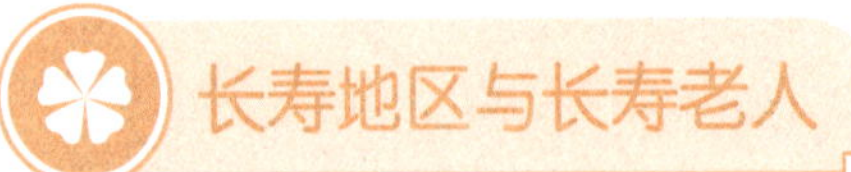

长寿地区与长寿老人

大量研究资料表明，在世界不同地区，自然环境、生物因素和人类活动等方面有明显差异，从而影响到当地人群的寿命。自然环境包括地层结构、地形地貌、水文气象、气温、气压、日照时间等；生物因素包括人种、遗传因素等；社会活动包括社会的经济发展、政治制度、文化水平与风俗习惯等。这些因素对人类的寿命都有明显的影响，因而不同地区的人的寿命是有差异的。

目前，有关"长寿地区"、"一般寿命地区"、"短命地区"并没有一个统一划分的标准，而是根据各地情况相互比较得出的。

许多学者根据人口平均寿命、65岁及以上老年人口的比例数、100岁及以上长寿老人的比例等几个指标，对不同国家、不同地区进行过寿命比较，结果发现，世界上确有"长寿地区"。

当前世界上平均寿命较长的国家是日本、瑞典、挪威、荷兰、冰岛、法国、美国、波多黎各、加拿大、英国、瑞士等。平均寿命较短的则是印度、埃及等国家。

根据人口统计，广西巴马县每10万人口中有182位90岁及以上的长寿老人，其中每万人口中百岁寿星有11人，结合当地自然环境、劳动条件、营养状况进行综合分析，并与国内外资料比较，该县确为我国长寿地区之一。

巴马县是个石山绵亘、云雾缭绕、海拔在450～700米的山区。这里厂矿企业寥寥无几，环境幽静，空气清新，有益健康长寿。

巴马人一生中以爬山和劳动为主，长寿老人都是十几岁起就参加农业生产，一直到七八十岁高龄才转为从事打柴、放羊、煮饭、洗衣等家务劳动。长年的体力劳动使巴马人既增强了体质，又有效地防止了心血管疾病的发生，延缓了衰老的进程。

巴马人的主食是玉米、红薯和其他杂粮。黄豆和蔬菜是当地人常吃、爱吃的食品，肉类食品只有逢年过节才吃。所以动物性油脂相对吃得少，对心血管的不良影响也少。而大豆又为人们提供了优质的植物蛋白质。此外，巴马的主要食油是一种对心血管有益的富含不饱和脂肪酸的大麻仁油。

除了环境、劳动、饮食等长寿因素之外，乐观的情绪、有规律的生活习惯以及遗传因素等，都是巴马人长寿的原因。

长寿老年人的特征

1. 身材匀称者更易长寿

身材匀称的人即使有吸烟史或患有高血压，他们的死亡率也仍低于那些身材不匀称却没有上述毛病的人。

专家说："只要能保持体形匀称，你能活得长久，就能克服坏习惯带来的不良后果——诸如吸烟、高血压、高胆固醇等死亡率较高的恶性因素。"

2. "老来俏"者更易长寿

爱美之心，人皆有之。由于受世俗观念的束缚，大多数人步入老年之后，就不太讲究美了。有些老人甚至开始不修边幅、邋遢起来了。这对健康是不利的。心理学家认为，老年人适当地讲究仪容仪表，可带来青春活力。许多心理上年轻的老年人，都比较注意讲究美。他们活得潇洒大方，常有一种"我还年轻"的愉悦和满足感。因此，他们笑口常开，精力旺盛，越活越年轻。

现代医学研究证明，老年人讲究美，心情愉快，可促进体内分

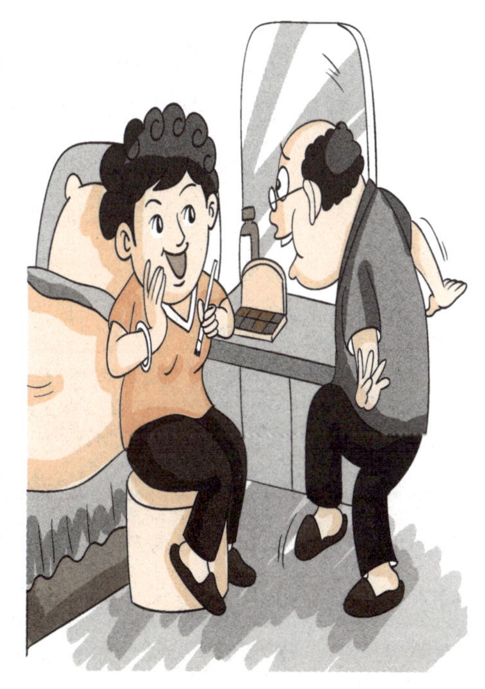

泌出更多的酶、乙酰胆碱、去甲肾上腺素等生化物质。这些物质可使血液循环、神经细胞活动、内脏器官代谢处于最佳状态，从而增强机体免疫系统的功能。“老来俏”的人，热爱生活，自得其乐，不是神仙胜似神仙，无疑会体健高寿。

3. 多吃鱼贝者更易长寿

老年人特别是肥胖的老年人容易患高血压、高脂血症，所以不宜多吃肉类，应多吃点鱼、贝、虾等海鲜。鱼、贝不仅味道鲜美，而且鱼、贝中含有特殊的生理活性成分，能防治高血压、高脂血症，如鱼油中的多烯脂肪酸，其主要成分为廿碳五烯酸（EPA）、廿二碳六烯酸（DHA）。EPA有降低甘油三酯、降低血小板凝血和血黏度的作用，并能增进大脑机敏性。DHA能降低血液总胆固醇水平，能清除对人体有害的低密度脂蛋白，却不干扰号称血管“清道夫”的高密度脂蛋白。

鱼、贝中还有含量很高的牛磺酸，它能参与肝脏胆汁酸代谢，并能促使黄疸病人退掉黄疸，在调节胆固醇代谢中可使血液中总胆固醇水平下降。所以，老年人应多吃鱼、贝、虾、蟹等。

4. 身体矮小者更易长寿

美国一个科研小组曾对650名男性（其中包括美国总统36人）和有成就的（科学、商业、艺术界名人）265人，还有足球、篮球、垒球运动员和拳击选手等，进行了身高与寿命情况的统计分析。结果表明，美国男性的平均身高为1.75米，所谓矮个子是指身高1.72米以下的人，高个子是指1.83米以上的人。各组矮个子比高个子的寿命长11%～19%。在有成就的人中，矮个子寿命比高个子长9年。至于美国总统，5个矮个子平均为80.2岁，5个高个子平均只有66岁。这些数字表明，身材高大者未必长寿，身材矮小者相对寿命长些。

信心十足者能长寿

信心是积极的精神因素，信心是意志顽强和精神愉快的反映。对健康长寿充满信心，能使人避免“积忧成疾”。信心会使人产生愉快的情绪，有益于人体各种激素的正常分泌，以利调节脑细胞的兴奋和血液循环。信心有助于鼓起人们与疾病作斗争的勇气，并顽强地想方设法强身祛病，达到健康长寿的目的。医学文献上有很多病例证明，“宽心”能非常有效地消灭人类的一些疾病，甚至可以治愈被认为无法治好的病。这种疗法用的“药”，唯一可以起作用的成分，显然是病人自己的信心所产生的力量。

现代科学研究表明，具有善良意念的人能使自身分泌有益健康的物质，从而促使其健康长寿。

衰老原因之一是机体适应能力下降。大量调查研究证实，大多数从事创造性劳动的人属于神经活动机能健壮者，他们的神经系统较常人更旺盛。这表明，事业成功的快乐和潜心事业的良好心理状态，是人类健康长寿的重要因素。

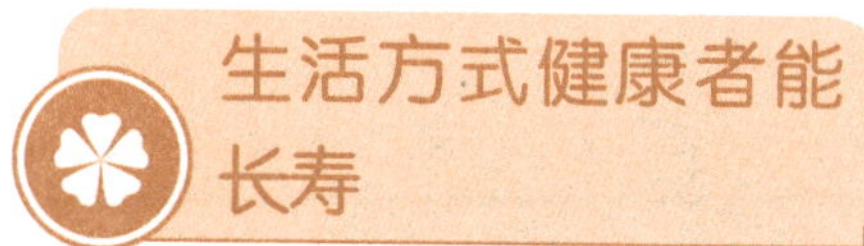

生活方式健康者能长寿

（1）培养乐观进取的态度。走路要有精神，脸上要带笑容。乐观进取的态度能舒缓生活压力，减少患心脏病和中风的机会。

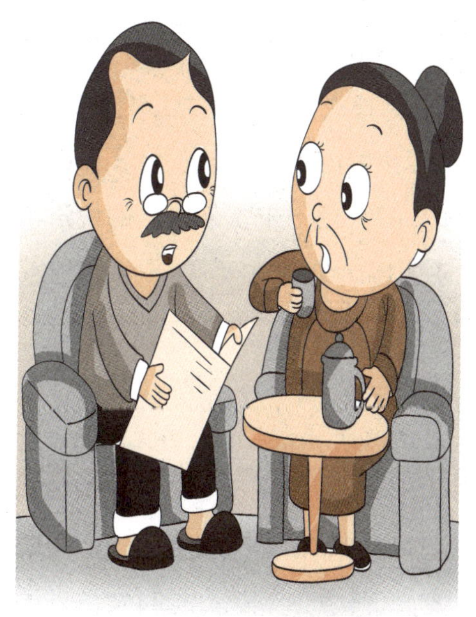

专家提醒

老年人的居室宜坐北朝南，房间面积不宜过大，一般为12～16平方米。室内光线要柔和、明亮、通风、安静。墙壁的颜色以米黄或浅橘黄为好，窗帘可按季节变换颜色，床铺以铺板加棉垫为宜。座椅最好有扶手和靠背，室内放上沙发。有条件者，可在居室内挂一幅山水虫鸟字画，书橱上放吊兰，窗台上放几盆花草。这样，可使老人感到舒适、安静、轻松，心情舒畅，精神振奋，从而预防精神老化，益寿延年。

（2）对亲爱的人表示亲热。肌肤之亲很重要，有人认为那是长寿的关键所在。

（3）时常笑、大声笑。研究显示，笑不但能减少紧张，还可益寿延年。去看喜剧，读笑话书，或是去找爱说笑的朋友聊聊，要成为生活的经常。

（4）睡个好觉。充足的睡眠能使你的神经系统和大脑冷静，减少压力造成的疾病。

（5）去除紧张心理。例如，工作时忙中偷闲，休息片刻，或玩一项新的运动，都有助于祛除紧张心理，使自己益寿延年。

（6）不要老提自己的小毛病。有了小毛病就要设法治疗，不要将其作为博取他人同情的工具。

（7）要相信自己能够长命百岁。“人活七十古来稀”的说法已经落伍，老年人不要再有这种观念。如果相信自己能够长命百岁，那一定要努力，虽不至也会接近。

（8）松弛身心，再生活力。身心固然要锻炼，也要松弛。例如，做深呼吸，闭上眼睛涤除你心中的忧烦，想想让你愉悦的事。

（9）不要过孤单的生活。孤单的生活是不健康的，因为没人分享你的快乐，也没人分担你的痛苦。还是有人疼有人爱好。

卫生习惯健康者能长寿

国际公共卫生组织的调查表明，人的长寿与下列七项卫生习惯有着密切的关系。这七项卫生习惯是：

（1）不吸烟；

（2）饮酒有节制或根本不饮酒；

（3）每日吃早饭；

（4）两餐之间不吃零食；

（5）每天按时睡足7～8小时；

（6）定时进行体育活动；

（7）保持适当的体重。

国际公共卫生组织对6928名普通居民进行调查后发现，对上述七项卫生习惯遵守得越多的人身体越健康。不遵守其中1～3项卫生习惯的45岁的人，预期只能再活20年；而遵守其中6～7项卫生习惯的45岁的人，预期能再活33年以上。由此可见，养成和坚持良好的卫生习惯可以使人长寿。

糖与长寿的关系

人体所需的营养物质很丰富，但也不是越多越好。要适时、适量，否则，就会营养过剩，对人体的生命活动不利。所谓营养物质的适时、适量，就是指蛋白质、脂肪、糖类、维生素、无机盐和水这六种营养素在体内的代谢恰好能满足人体正常生命活动的需要，即达到营养上的平衡。

糖类食物是人体不可缺少的营养物质之一。美国学者认为，老年人的糖类物质应占总热量的55%～60%。我们指的糖，并不单单指甜味食品。糖的化学结构分为三种：葡萄糖、果糖为单糖；蔗糖、麦芽糖为双糖；而淀粉、纤维素为多糖。麦芽糖和蔗糖有甜味，葡萄糖、果糖次之，淀粉和纤维素则感觉不出甜味。糖在人体内最容易被吸收利用，它的代谢和消化也比其他营养素迅速。我国人民历来习惯以多糖类的淀粉做主食，如大米、小麦、玉米、高粱等。以大米为例，0.5千克大米提供的热量，足够一人一天能量的消耗。但对老人来说，果糖更适宜，因为果糖在机体内更容易被吸收。通常过量的糖类食物进入人体后，除了供血糖正常消耗外，还会在细胞内转化为脂肪积存起来，使人发胖，而果糖转化成脂肪的可能性要小一些。

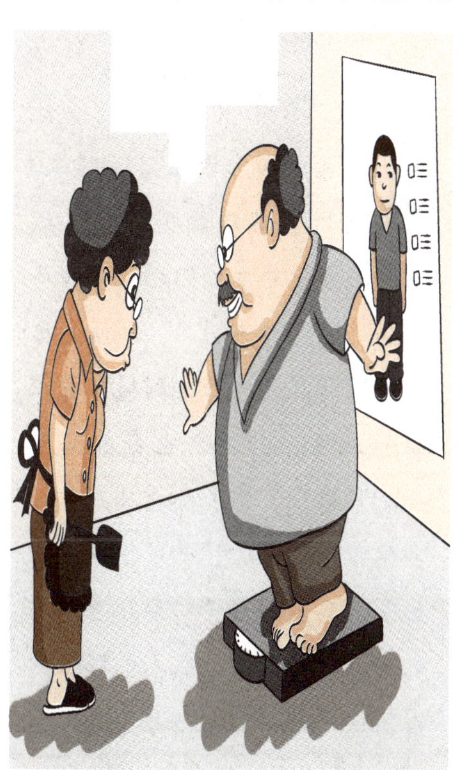

有些人平时虽很少吃脂肪食物，但由于过多食用糖类食物，结果也长胖了，原因就在于糖转化为脂肪。过多的蛋白质除了氧化释放能量，构成人体组织蛋白外，也会转变成糖类或脂肪。多食糖类食物会诱发胰腺分泌大量的胰腺素，胰腺素能促进糖类转变为脂肪，并在皮下、腹腔内的大网膜和肠系膜上沉积起来，会使腹部肥胖，造成腹压增高、腹壁肌肉松弛。这些都不是健康的信号，还会使人的寿命缩短。

总之，老年人切不可认为营养素多多益善，须知物极必反，老年人更应该控制糖和脂肪的摄取量。

盐与长寿的关系

人们常用食盐作调味品，盐能刺激味觉，促进食欲和增加唾液的分泌。人体主要吸收其中的钠离子。并配合钾、镁、钙离子，维持人体内的盐代谢平衡、水平衡、渗透压和酸碱度的平衡，即人体的“内环境”平衡。多余的钠离子，通过尿液、汗液和粪便排出体外。据测定，一人一天摄入3～18克食盐，就足以满足其生理功能的需要。在炎热的天气或大量活动后，因排汗较多。体内的氯化钠含量大大减少，这时需要适当地补充，否则，肌肉中的钠离子减少过多而未及时补充，会使肌肉高度兴奋，出现肌肉痉挛。

人的味觉主要由舌组织的味蕾产生。婴儿在出生后11个月味蕾发育完成，70岁以后味蕾数量急速减少。高龄老人的甜、咸、酸、苦四种味觉发生了改变，其中以甜味和咸味下降最明显，这使老人不自觉地增加糖和盐的摄入量。如果食盐超出人体的正常需要，就会造成“内平衡”失调，细胞外渗透压增高，细胞内的水分被吸到细胞外，或细胞外的水分排不出去，导致水肿。另外因食盐中的钠离子主要分布在血浆和组织液中，而血液中的

专家提醒

不少营养学家通过调查发现，在食盐摄入量每日不超过3克的地区，其居民平均血压较低，而且随着年龄的增长，血压升高的趋势也不明显。然而，这些地区的居民一旦迁到摄盐量较高的地区，其血压也会相应升高。临床上，许多高血压病人，多配以低钠膳食，效果很好。这说明，食盐摄入量对血压有明显的影响。为此，老年人的膳食要以清淡少盐为宜。

钠离子增多就会把组织液中的水分吸收过来，形成血管内血容量增加。同时，由于小动脉血管壁内钠离子及水分潴留，引起小动脉收缩而增加血管压力，造成血压升高。长期地过多进食咸食，血压上升后不下降，就变成高血压病。如果再不注意调整饮食，则肾脏排泄钠离子和水的功能就会明显减退，血压继续升高并会引起心力衰竭。

老寿星彭祖的长寿秘诀

传说我国的寿星彭祖，是最长寿的老人。晋代医学家葛洪撰写的《神仙传》中还特别为彭祖立传。彭祖的延年益寿养生法大致有如下三个方面。

其一，注意锻炼身体。每日凌晨即起，端坐、揉目、按摩，砥唇咽液，意守丹田，吸气数十遍；然后起身，熊径鸟伸、运气发功等。他是气功的最早创始人，这套健身法被后人写成《彭祖引导法》。

其二，注重思想修养。他从不计较名利得失，不追求物质享受，情绪恬静而达观。殷王赠其万金，他用来接济贫困，自己无所留。不受“慎喜毁誉”所累，经常保持良好的精神状态。

其三，良好的生活习惯。他坚持顺乎自然，不伤害身体。冬天注意保暖，夏季时常纳凉，顺应四时节气，使身体舒适安康。重视劳逸结合，用脑切忌过度。衣着求适不求华髦，男女生活、饮食合理调节。他说：“凡此之类，譬犹之水，用之过当反为害也。”

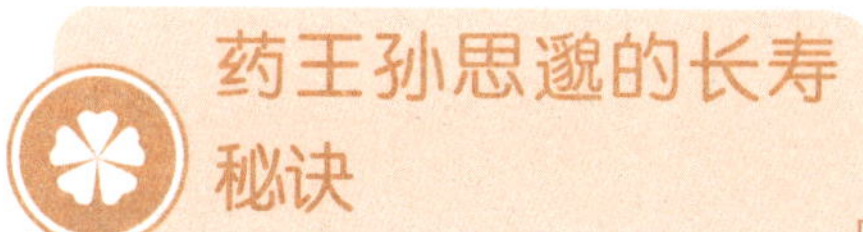

药王孙思邈的长寿秘诀

药王孙思邈在西魏时代出生，相传活到141岁去世，其长寿心得必有过人之处。但事实上幼时的孙思邈体弱多病，所以因病学医，总结了唐代以前的临床经验和医学理论，编成两部医学巨著——《千金药方》和《千金翼方》。孙思邈的养生之法相信会对中老年人有所裨益。

（1）发常梳。将手掌互搓36下让掌心发热，然后由前额开始扫上去，经后脑扫回颈部。早晚各做10次。头部有很多重要的穴位，经常“梳发”，可以防止头痛、耳鸣、白发和脱发。

（2）目常运。合眼，然后用力睁开眼，眼珠打圈，望向左、上、右、下四方；再合眼，用力睁开眼，眼珠打圈，望向右、上、左、下四方。重复3次。有助于眼睛保健，纠正近视。

（3）齿常叩。口微微合上，上下排牙齿互叩，无须太用力，但牙齿互叩时须发出声响，做36下。可以通上下颌经络，保持头脑清醒，加强肠胃吸收，防止蛀牙和牙骨退化。

（4）漱玉津。口微微合上，将舌头伸出牙齿外，由上面开始，向左慢慢转动。一共12圈，然后将口水吞下去；之后再由上面开始，反方向做12圈。从现代科学角度分析，唾液含有大量酵素，能调和激素分泌，因此可以强健肠胃。

（5）耳常鼓。手掌掩双耳，用力向内压，放手，应该有“噗”的一声，重复做10下；双手掩耳，将耳朵反折，双手食指扣住中指，以食指用力弹后脑风池穴10下。每天临睡前做，可以增强记忆和听觉。

（6）腰常摆。身体和双手有韵律地摆动。当身体扭向左时，右手在前，左手在后，在前的右手轻轻拍打小腹，在后的左手轻轻拍打“命门”穴位，然后反方向重复。最少做50下，能做100下更好。可以强化肠胃、固肾气。防止消化不良、胃痛、腰痛。

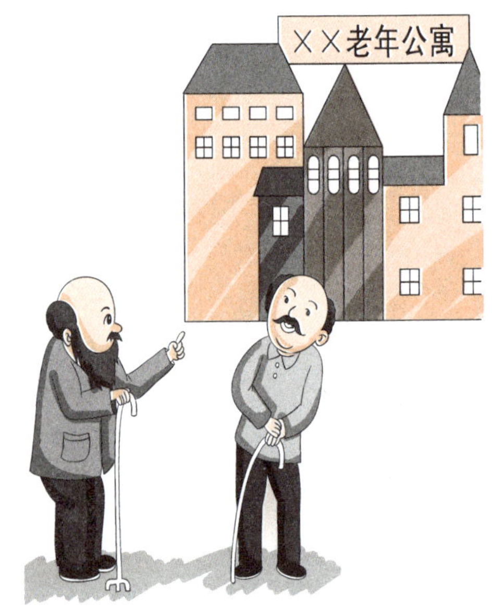

（7）腹常揉。搓手36下，手暖后两手交叉，围绕肚脐顺时针方向揉。揉的范围由小到大，做36下。可以帮助消化、吸收，消除腹部鼓胀。

（8）摄谷道（即提肛）。吸气时，将肛门肌肉收紧。闭气，维持数秒，直至不能忍受，然后呼气放松。

无论何时都可以练习。最好是每天早晚各做20～30次。相传这动作是“十全老人”乾隆最得意的养生功法。

（9）膝常扭。双脚并排，膝部紧贴，人微微下蹲，双手按膝，向左右扭动，各做20下，可以强化膝关节。所谓“人老腿先老、肾亏膝先软”，要延年益寿，应由双腿做起。

第二章

注重科学饮食和营养

“民以食为天”，“安身之本必资于食”，人类是通过有规律、有选择地摄入食物来满足自身的生理需要，即维持生命、保证健康。而食物的营养水平又与人类的智力和身体健康、与民族的兴衰和发展密切相关。中老年人只有遵循营养学基本原理，合理营养，平衡膳食，科学安排日常饮食，才能保证身体健康，延年益寿。

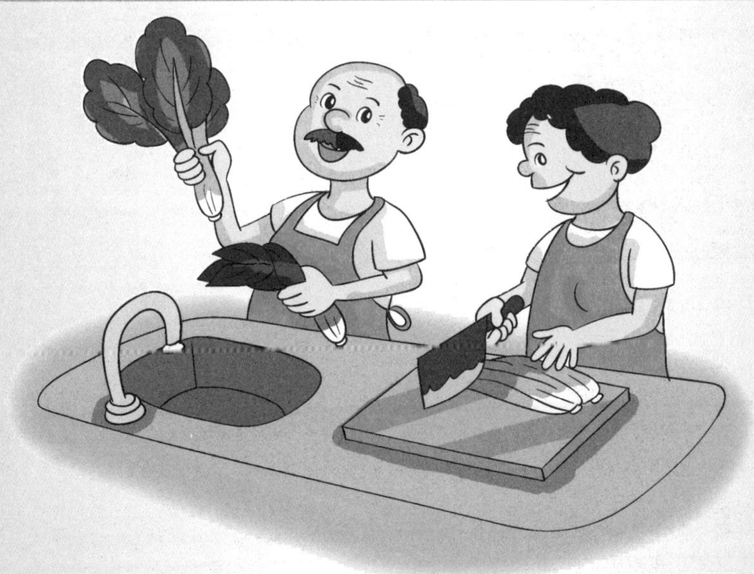

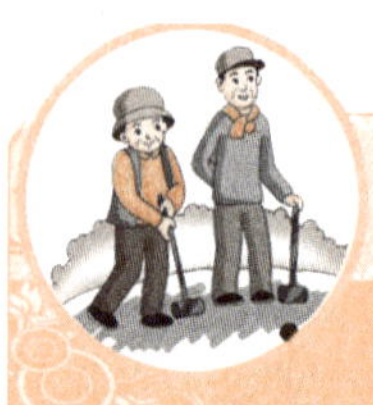

第一节 合理饮食是关键

一定要做到平衡膳食

随着现代医学的发展和生活水平的逐步提高，很多危害人体健康的传染性疾病逐渐消失，而一些与日常饮食密切相关的疾病，如心血管病、糖尿病、肥胖病及肿瘤等却普遍发生，因此，饮食的合理性及饮食质量的评价问题越来越为广大群众所关注。

人们每天必须从食物中摄取各种营养素，以促进生长、发育和生殖。人体所需的各种营养素不下数十种，缺一不可，但多了也不好。再者，大自然提供的食物数量万千，但就每种食物所含的营养素而言，差异极大。如何从各种食物中得到每天所需的营养素，这就是平衡膳食的主要内容。

具体而言，所谓平衡膳食，是指膳食中所含的营养素种类齐全、数量充足、比例恰当，膳食中所供给的营养素与机体的需要，两者保持平衡。平衡膳食不仅能满足机体的各种生理需要，也能预防多种疾病的发生，是人类最合理的膳食。平衡膳食需具备以下两个特点：

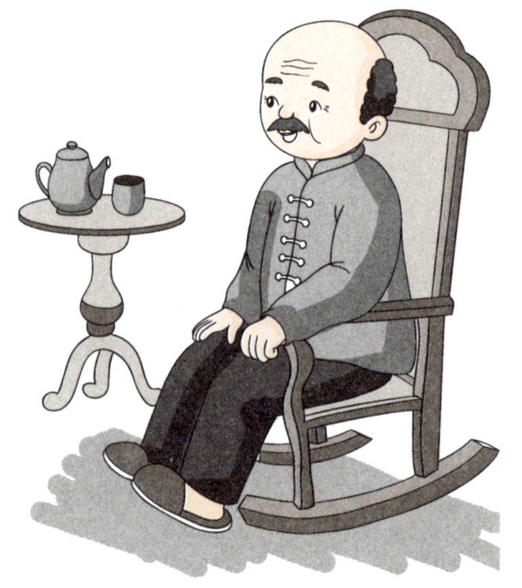

1. 膳食中应该有多样化的食物

人们知道，人体需要多种营养素，如果只吃一两种或少数几种比较单调的食物，就不能满足人体对多种营养素的需要，长期吃较单调的膳食对生长发育和身体健康是不利的。因各种食物中所含的营养素不尽相同，只有吃各类食物，才能满足人体对各种营养素的要求。

2. 膳食中各种食物的比例要合适

人的身体需要各种营养素，而各种营养素，在人体内发挥作用又是互相依赖、互相影响、互相制约的。如人体需要较多的钙，而钙的消化吸收必须有维生素D参与完成。维生素D是脂溶性维生素，如果肠道里缺少脂肪，它也不能很好地被肠道吸收，只有在吃维生素D的同时，吃一定数量的脂肪，维生素D才能被吸收。而脂肪的消化吸收，必须有胆汁才能发挥作用，胆汁是肝脏分泌的。要使肝脏分泌胆汁，又必须保证蛋白质的供给。

那么，蛋白质、脂肪、糖这三大营养素又是怎样相互作用的呢?如果人吃的糖和脂肪不足，体内的热量供应不够，就会分解体内的蛋白质来释放热量，补充糖和脂肪的不足。但蛋白质是构成人体的“建筑材料”，体内缺少了它，会严重影响健康。如果在吃蛋白质的同时，又吃进足够的糖和脂肪，就可以减少蛋白质的分解，用它来修补和建造新的细胞和组织。

专家提醒

各种营养素之间存在一种非常密切的关系，为了使各种营养素在人体内充分发挥作用，不但要注意各种营养素齐全，还必须注意各种营养素比例适当。那么，各种营养素应该保持怎样的比例才合适呢？中国营养学会建议：每天蛋白质占12%～15%，还要有新鲜蔬菜500克和适量的水果，这样的膳食结构，基本上可以达到平衡。

平衡膳食包括的食物

平衡膳食应满足以下几项基本要求：

（1）糖类、脂肪、蛋白质三者的比例恰当。

（2）足够的热量。

（3）能供给各种无机盐、足够的维生素、适量的植物纤维素。

这就要求膳食中有足够量的谷类、豆类、蔬菜类、水果类、肉类、乳类、蛋类、鱼虾类及植物油。

一般来说，从事中等劳动的成年人可按粮食占膳食总重量的41％，肉蛋、奶鱼和豆类制品占16％，蔬菜水果占41％，油脂占2％来安排膳食。粮食类食品每日需500～600克，除了米、面之外，做饭时加点绿豆、红小豆等干豆，能弥补粮食中的赖氨酸不足，也提倡吃点粗粮。肉蛋鱼奶和豆制品等蛋白质食品，可根据经济状况加以调节，条件好的可多吃些动物性食品，条件差的可多吃点豆类食品，一般每日摄入50～100克瘦肉、1个鸡蛋和50克豆类能比较好地满足机体对蛋白质的需求。蔬菜水果类食品每天至少要吃到500克，其中一半应是绿色蔬菜，品种也应尽量多些，条件好的应多吃些水果。油脂类每天25克比较适宜，以植物油比较理想。

吃饭如何做到平衡

什么叫“吃好”？从营养学观点来看，就是膳食调配合理，使各种营养素能满足人体生长发育和各种生理功能的需要，也就是提供一个平衡膳食。如果人体营养需要与膳食供给量之间的平衡关系失调，就会给身体健康造成危害，这是大家共知的常识。但由于缺乏营养知识，生活富裕了也会出现营养问题。例如，粮食堆满仓，就只吃精白米，结果可能造成食用者的维生素B_1缺乏病。所以粮食加工还应适当做到有粗有精，使人们能搭配食用。

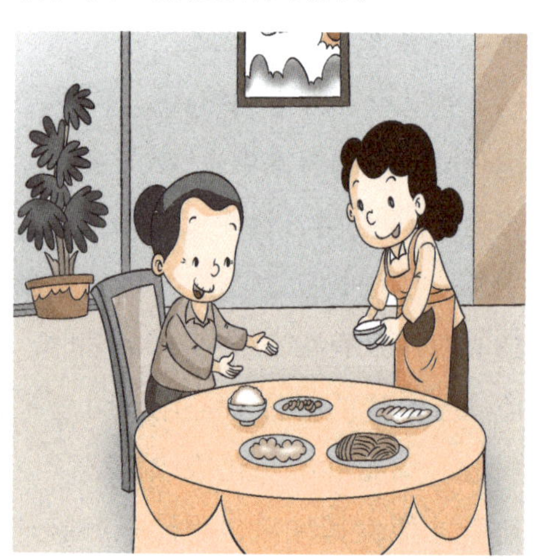

平衡膳食，就是要使各种营养素之间保持一定量的平衡关系，以利于它们在体内吸收利用。一般认为，糖类、脂肪、蛋白质三大营养素所供给的热量以分别占总热量的60％～70％、20％～25％和10％～15％为宜，其他如热量与维

生素B_1、维生素B_2和烟酸之间，以及钙与磷之间都应保持一定的比例关系，才能保证营养素的合理利用。

合理的膳食很重要，暴食暴饮不但达不到营养的目的，而且有害健康。有的青年人限制食量以避免发胖，结果形成瘦弱的体态。这不是科学的方法，应当用体育锻炼消耗热量，才能促成健美的体型。

根据我国近年营养调查资料，人们每日摄入的热量主要靠谷类食物提供，而动物性食品所提供的热量和蛋白质都不到10%。这种类型的高谷类膳食在营养上还有若干缺陷。比较可行的解决办法是，大力发展畜牧饲养业，采取措施增加大豆及其制品的生产和供应，使豆类蛋白质和动物性蛋白质相加占膳食蛋白质总量的一半左右，必要时还可以采用营养素强化的方法进行增补，以达到平衡膳食的目的。

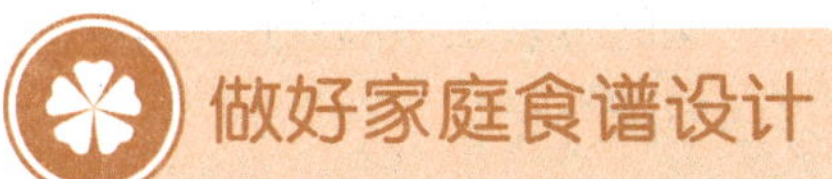

做好家庭食谱设计

我们常会听到人们抱怨饮食太单调，怎样解决这个问题呢？设计食谱即可。有人会认为食谱设计很难。其实只要掌握一些技巧，食谱设计并不难。

设计食谱的原则是根据营养的需求和食物品种作出合理的安排。在每天的膳食中都要包括下列5大类食物。

1. 果蔬类

包括富含维生素C的柑橘类水果、番茄和辣椒以及深绿或黄色的蔬菜和其他水果。一个正常成年人（以轻体力劳动计，下同）每天至少需500克果蔬。这一类食物主要提供维生素A和维生素C、膳食纤维以及其他多种维生素和矿物质。

2. 谷类及其制品

这一类食物属主食，是能量的主要来源。摄入量根据具体能量消耗的多少而定，一般而言每天约500克。这一组食物也含有较多膳食纤维（特别是全谷物）、硫胺素、烟酸、蛋白质和铁。

3. 蛋类、鱼、禽、畜肉及豆类

这组食物提供构建机体的蛋白质，也是铁、烟酸、硫胺素和维生素B_2的良好来源。每天约125克。

4. 奶类食品

蛋白质和矿物质含量高。其他的还有维生素B_2、硫胺素和维生素A、维生素D。每天一杯（约250克），最好是低脂。

5. 脂肪和油

系高浓度能量来源食物，含维生素A和维生素D，每人每天一匙（约20克）。

根据这5类食品的特点和人体需要变换安排，就可得到千变万化的食谱。

设计食谱还应考虑到视觉效果，因为我们都是先看后吃，食物的颜色、外形、摆放和质地等因素都会影响我们的食欲。

一般是以1周为单位制定食谱，先定下每天的主餐，并选好主餐的主菜，然后选择与主菜相配的小菜，以及相应的甜食、水果。完成了每天的主餐设计后，就要设计每天占第二位的那一餐，方法是剔除主餐已经用过的食物，然后也是按照选择主菜、小菜、主粮、配菜的顺序进行设计。接着还有余下的一餐，原则是补足一天中还需的营养素。最后再检查一遍整个计划，看看食谱是否营养适宜，是否包含了5大类食物。

如法炮制计划好4周的食谱，就可有1个月的食谱，不时作一些小改动便可循环使用，没人知道这样丰富多彩的膳食其实是源于一个基础食谱。

在实际操作中，尚需注意以下几点：

（1）明白多样化的重要，包括口味、色泽、外形、质地、作料和配菜都可时常变换花样。

（2）记住家庭成员的个人喜好。

（3）考虑一下季节因素，如热汤适于冬季。

（4）避免食物量太大，特别是高脂和高能量食品。

饮食搭配须科学

人们每天都要吃饭，一日三餐。每餐都有主食，如米饭、馒头、包子、花卷、面包、烙饼、面条等，每餐也都有副食，如鸡、鸭、鱼、肉、蛋、各种蔬菜、咸菜等，还可能吃一些水果、点心和各种汤。每天所吃的食物是多种多样的。按照人体的需要，把各种食物科学地搭配起来吃，才能做到平衡膳食。那么怎样合理搭配膳食呢？

1. 主食和副食合理搭配

每个人每天都要吃一定数量的主食和副食，不能只吃主食，也不能只吃副食。一个从事轻体力劳动的成年男性，一般每天应吃主食500

克，动物性食品100克，豆类食品50克，蔬菜500克，食油20克，食盐5～8克，基本上能满足营养需要。

2. 主食的科学搭配

主食的种类很多，所含营养成分也不相同，应注意利用食物的蛋白质互补作用，合理地搭配各种主食，经常变换花样，换换口味，增强食欲。如用白面、玉米面合起来做花卷，大米和绿豆、红小豆合起来焖饭、熬粥，吃馅饼配玉米面粥，吃包子配小米粥、面条汤等。

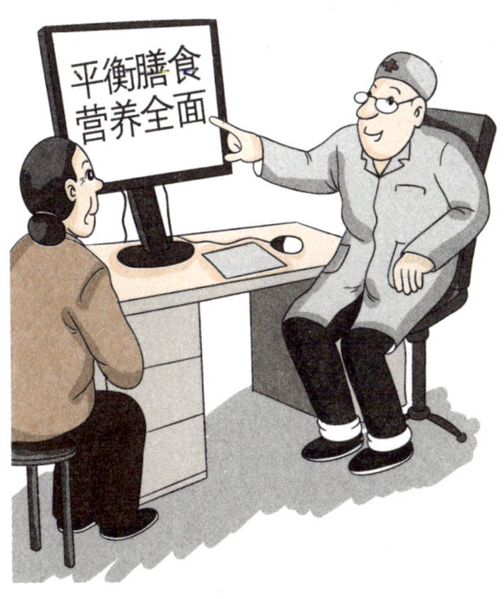

3. 副食的科学搭配

副食种类繁多，有荤有素。最主要的是每天都应按比例吃一定数量的荤菜和一定数量的素菜。顿顿吃鱼、吃肉不一定好，顿顿吃蔬菜而不吃荤腥，也不符合需要。

此外，平衡膳食还要求定时定量进餐，不能饥一顿、饱一顿。

如何合理安排膳食

随着生活水平的不断提高，人们越来越关心吃些什么样的食物和怎样吃才是科学营养，才对健康有益。科学的营养是充足而平衡的膳食，确保人体所需的所有营养素，并且营养素之间比例合适，对健康有利。遵循合理膳食营养原则是科学营养的基础。

1. 合理调配

注意主食多样化，粗粮与细粮搭配好。副食注意荤与素相互搭配，尽量避免同一类食品的重复搭配，营养学家推荐下列6类食品：

（1）谷类。

（2）肉蛋类。

（3）奶制品类。

（4）豆类及豆制品。

（5）蔬菜水果类。

（6）盐、油等调味品和饮料。

2. 合理膳食原则

由于每个人所处的环境和身体条件不同，因而对合理膳食原则也有不同。但是合理膳食的目的在于保持健康，减少疾病，延长寿命。遵循以下几点对身体非常有好处：

专家提醒

食品摄入量少了不行，而过多也是有害的。如能量和脂肪过多会增加许多疾病的发病机会，也导致体重增加。要根据自己多年来的实际体会来确定摄入量。糖、脂肪、盐和食品纤维的摄入量要控制，糖、脂肪摄入过多易发胖，增加一些疾病发病机会；盐摄入过量易患高血压。我国膳食以植物性膳食为主，食品纤维在许多情况下摄入过多，所以不能盲目提倡增加摄入量。

（1）品种多样化。由于不同食物含有的营养素种类、质量和数量都不相同，因此每日膳食构成中6类基本食品尽量要有，这是因为，没有一种食品是十全十美的。粮食类食品的缺点是蛋白质的质量差，不含维生素A、维生素P、维生素C和维生素B_2等；蔬菜水果则蛋白质、脂肪的含量极少，糖类也不多，维生素、矿物质的种类也不全面；营养价值相对较高的奶类食品也缺乏铁、食品纤维、维生素C及其他无机盐等。因此，没有一种食品含有人体所需要的全部营养素，也不能单独维持人体健康和维持生命。但是这些不同种类的食品混合食用，就可使各种食品的不足之处得到互补，并可减少粮食类食品的不利因素（如粮食中的植酸阻碍矿物质吸收，食品纤维等可相应减少）。

（2）烹调方法要适当。防止营养素的破坏。

（3）坚持好的膳食制度。实行一日三餐的饮食制度，将每餐营养调配好。

（4）饮酒要适量。饮酒过多会危害身体。

（5）食物要求无毒无害无污染，卫生清洁，食物不洁易引起中毒及各类疾病。

（6）坚持适当运动。适当运动可增加营养吸收，有助于机体代谢。

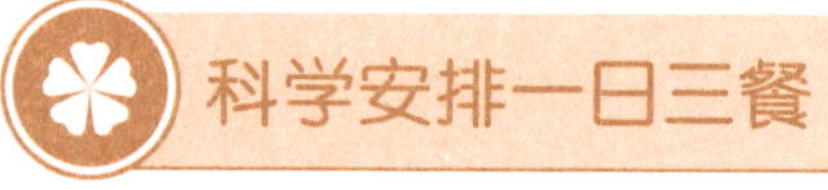

科学安排一日三餐

一日三餐的安排应根据人在一天中的生理状况和活动需要而确

定。白天以动为主，新陈代谢旺盛，活动量大，能量消耗多，所需营养自然也多；晚上人入眠，以静为主，所需营养相对要少。古人所说“早饭宜好、午饭宜饱、晚饭宜少”，正是按这一原则总结概括出来的格言。现代营养学家提倡“三餐饮食量的分配为：早饭占全天总量的30％，中餐占40％，晚餐占30％”。也是对这一原则的进一步具体化。早餐宜好是指早餐要吃营养价值高、少而精的食品。体现量少质优、有干有稀、主副兼备的原则。最好配1～2种高蛋白质的食物，如蛋、奶、豆浆、花生、黄豆等。现实生活中不少人早餐马虎随便，甚而不吃早餐，这严重违背了人体生理需求的规律。午餐宜饱是指要有充足的食品质量和数量。因为上下午活动量大，所以主食量要大，副食花样要多些，肉、蛋、豆类、青菜类均要见于桌上，若能有一碗有荤有素的菜汤就更好。午饭半小时后可吃一些水果。晚餐宜少是说适当少些，因为晚上活动量小（不包括夜班职工），身体对营养需求也少，过饱易使食物停滞，影响睡眠；另外，营养过剩可引起肥胖，甚至诱发疾病。现在一般情况是，人们生活紧张，工作繁忙，往往是早餐吃不好，中午又马马虎虎吃一口，晚上回家消闲则大吃一顿，随后入睡，如此长期下去，则易诱发百病。一定要克服这种不良习惯。

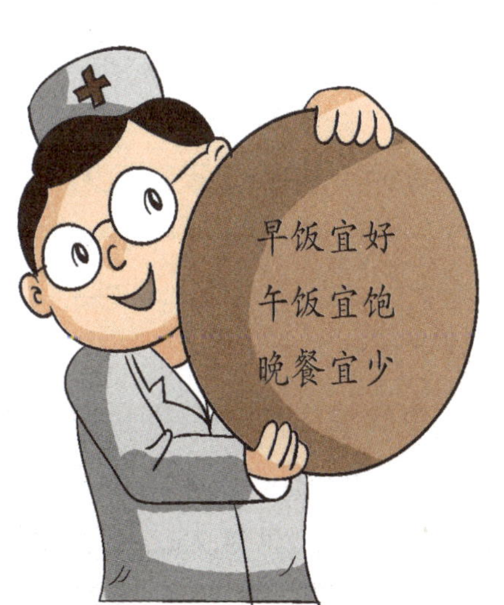

饮食有节有规律

一定要科学进食，包括进食时间、数量、品种、地点和速度都要有严格的要求和规定。一方面是保证身体对营养物质的需要，另一方面是维护人体消化器官功能不受伤害。

1. 定时间

一日三餐要有固定的进食时间，确保消化器官有规律进行运转，使食物在体内有条不紊地消化、吸收和营养在体内运送。传统规定一日三餐，是因为两餐之间的间隔5～6小时，正好符合人的生理状态。因为食物进入胃以后，一般需4～5小时排空，经过约1小时的休息再进入工作最佳状态；若一日两餐，间隔时间太长，易出现胃肠饥饿性收缩，使身体出现诸多问题。根据我国传统的膳食结构和饮食习惯，早餐最好都安排在7点、中餐12点、晚餐6点。这样不管外出与否都不要打乱习惯，使消化器官保持最佳状态进行工作。可是在现实生活中部分人进食随心所欲，爱什么时间吃就什么时间吃，高兴、合口味的东西就多吃，否则就不吃或少吃，零食不离口，最终消化功能严重受损，患慢性胃肠疾病后才后悔莫及。

2. 定数量

要根据食品所含营养成分多少来确定每餐进食数量，食量过少造成营养不良，食量过多增加消化器官负担、营养过剩引起肥胖，所以每餐进食数量要适中，八分饱为好。

3. 不偏食

食物品种选择不以个人好恶来确定，要求营养配餐、多样化，对那些有挑食习惯的“特保儿”更不能一味溺爱迁就，对有偏食习惯的人一定要设法纠正过来，以防发生营养不良症。

4. 不暴食

任何时候切记不可图一时痛快而暴饮暴食，尤其在饥饿、会餐时更应控制好自己，否则易造成消化功能紊乱、消化不良，严重的会引起胃扩张、胃肠炎、胰腺炎等多种疾病，甚者因贪吃送命者也大有人在。

5. 不快食、不烫食

进食时一定要细嚼慢咽；食物过热易使食道烫伤。

合理加工食品

合理加工是为了减少不合理加工时营养物质的损失。

1. 主食的加工

麦谷类的某些营养素大多分布在谷物表层，因此，加工越细营养损失越多，所以购粮不可一味追求精米精面，要粗细搭配为好。米面所含的维生素、无机盐均易溶于水，浸泡时间越长、淘米次数越多，营养损失也越大。为了防止维生素被破坏，淘米切不可用开水烫洗。发觉粮食被真菌或化肥污染时，食前应慎重处理。主食成品加工方法不同，对营养的损失影响很大，所以米饭以蒸和焖为宜，捞饭不可取，煮粥加碱会破坏维生素。面食尽量蒸、烙为好，面条水煮会使维生素损失一半；炸油条或油饺之类，由于碱和高温作用，其中维生素B_1几乎全被破坏。

2. 副食的加工

副食的加工主要应防止维生素和无机盐的损失。蔬菜中的B族维生素、维生素C既溶于水，又不耐温，还易氧化。应特别注意。洗菜应先洗后切，不可将菜长时间泡在水里，以防维生素损失过多。切菜不宜过碎，切后快炒。煮菜时，菜宜在水开后放入，煮的时间不宜超过1分钟。炒菜除对维生素C损失较大外，其他损失不大。炒菜要火急快炒，不宜早放盐，以防不熟和菜汁多。淀粉勾芡可使汤汁浓稠，并与菜肴粘在一起，具有保护维生素C的作用。煎炸菜肴时为保护营养素可挂糊再炸，使原料不与油直接接触，使营养素少受损失。

3. 合理使用调料

成人每日摄入食盐为3～10克，摄入过量，不仅食后加重肾脏负担，还会使高血压发病率提高。现在多数地区食盐每日人均用量大于规定标准。因此，烹调中应注意减少食盐用量。酱油易被黄曲霉素污染，不利健康。为安全起见，出现白酸的酱油最好不用，尤其做凉拌菜更不能使用。烹饪中加适量醋，可减少维生素破坏，促进钙的吸收，过量易伤肾、损齿，不利筋骨。做菜不可用铜器。做菜加酒，可除腥臊气味和其他异味，一般用黄酒。在做菜时注意油温不宜过高，少用动物油。反复高温煎炸的油可产生致癌物质。有哈喇味的陈油不宜用，防食后中毒。

专家提醒

家庭炒主菜搭配辅料，能补充主料所含营养成分不足，同时还能对主料起到增色、香、味、形的效果，对改善和提高菜肴的营养质量和食用价值、促进食欲均有一定好处，如红烧肉加土豆、萝卜等；炒蛋添加葱头、番茄及其他蔬菜；汤菜类的氽丸汤加绿叶蔬菜、冬瓜等，均值得提倡。

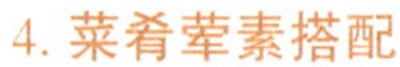

4. 菜肴荤素搭配

（1）烹制菜肴时少配“单料菜”。单料菜是指主菜没有辅料搭配，由单一的原料构成，造成营养素的种类不全。因此做菜除特殊风味的单料菜外，一般应提倡在主料中搭配辅料，特别应注意搭配蔬菜和瓜果类。

（2）适当改变“主辅料”菜的比例。当前配主料菜，通常以动物性原料为主料，植物性原料为辅料。应当酌情提高素菜在整个菜肴中所占的比例，充分发挥素菜的营养特长。增添以植物性原料为辅料的菜肴，如北京菜中的“八宝豆腐”，以豆腐为主料，火腿、鸡肉、虾仁等为辅料。如四川菜中的“酿黄瓜”，以黄瓜为主料，猪肉、鸡蛋为辅料。类似这样的菜肴还有酿辣椒、酿冬瓜、酿菜花以及肉末蒜薹等。

烹调加工应注意的问题

尽管在加工烹调的各个环节都会造成营养素的丢失，但不同的方法损失的程度有差别，因此，在烹调加工时应注意以下几个问题：

1. 合理清洗

质量较好的米，淘洗时不要用力搓揉和用流水冲洗，更不要用热水淘米。洗蔬菜时要先洗后切，切忌先切后洗，更不要切后在水中浸泡，以防维生素和矿物质的流失。

2. 科学切配

为减少营养素的流失破坏，有些原料不宜切得过细，最好做到现切、现烹、现吃，特别是富含维生素的蔬菜。同时还应注意到食物的科学搭配，使各种食物之间起到营养素的互补作用，相互比例要尽可能合理。

3. 有些原料应沸水烫料

沸水烫料不仅能减轻原料颜色的改变，还可减少维生素等营养素的损失，同时还可除去原料中部分的草酸、植酸，有利钙的吸收。但沸水烫料时要注意沸水量要大，每次烫料的蔬菜量相对要少，以防止水温降得过低而起不到预期效果。而且焯水后的蔬菜切忌挤去汁水，以避免水溶性营养素的大量流失。

4. 有些菜肴可上浆挂糊

肉片、虾段、鱼块等原料用

淀粉或鸡蛋上浆挂糊，在烹调时原料表面形成一层保护外壳，这样使原料中的水分和营养素不致大量渗出，同时由于原料受到淀粉外壳的保护，受热是间接的，不会受到直接高温的影响而导致蛋白质焦化和维生素的破坏等。通过这种方法烹调出来的菜肴不仅色泽好看，且吃起来汁多、肉嫩、味道鲜美，营养素损失少且容易消化。

5. 有些菜肴可勾芡

勾芡的菜肴不仅汤汁浓稠，且与菜肴融合，既可减少营养素的流失，又可使汤汁鲜美可口。特别是由于淀粉中存在谷胱甘肽，对维生素C具有保护作用。

6. 有些菜肴可适当加醋，不加或少加碱

有多种维生素在酸性环境下比较稳定而在碱性环境中容易被破坏。因此，凉拌菜肴可提前加醋，此外，在烹调动物性菜肴时也可加醋，如糖醋排骨、糖醋鱼块等，加醋不但能保护维生素，还有杀菌作用，如煮骨头汤时，适当加些醋有利于骨中钙盐溶解和利用。

烧煮米饭、牛肉、大豆、粽子等，为加速煮熟、煮烂而加碱，这样会引起维生素和无机盐的大量损失或破坏，因此在烹调食物时应尽量少加或不加碱。

7. 应掌握火候，采用急火快炒方法

在烹制菜肴时，尤其是蔬菜要尽量运用急火快炒的方法。缩短菜肴加热时间，不仅可保持菜肴的色泽，而且能减少营养素的损失。同时在急火快炒时加盐不宜过早，以防菜肴原料内部的汁水过多流失。

8. 制作面食提倡酵母发酵

鲜酵母发酵不仅能保护维生素免遭破坏，而且酵母菌在生长过程中会产生维生素B_6、维生素B_{12}等B族维生素；同时还能破坏面粉中的植酸盐，有利于某些微量元素的吸收。但如果面团发酵过度必须加碱中和时，特别要注意添加的量，以防止维生素B_1、维生素C受到破坏。

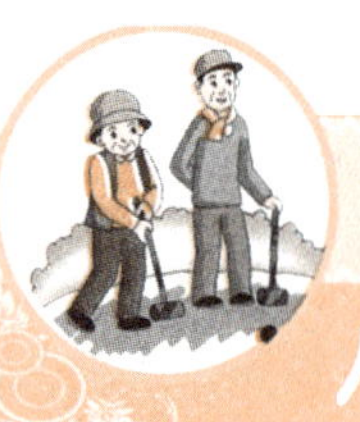

第二节 怎样给身体补充营养素

中老年人补钙的方法

老年人钙的适宜推荐量是1000毫克，乳及乳制品含钙丰富，吸收率高，是膳食钙的最佳来源。小虾皮、海带、豆类、芝麻酱和绿色蔬菜等含钙也较丰富。但有些老年人通过正常的膳食往往达不到推荐量，可以考虑补充钙制剂。

补充钙制剂首先要选用符合国家标准、安全可靠的产品，选择合适的钙制剂。目前市面上的钙制剂很多，它们元素钙含量差别很大，碳酸钙高达40％，葡萄糖酸钙为9％，所以选择钙制剂，不仅要看产品的全药量，还要看元素钙的含量。其次要看钙制剂是否含有适量的维生素D。维生素D可以促进钙的吸收，老年人维生素D合成下降，服用足量钙的同时补充适量的维生素D是最佳的选择。最后要选择价廉、性价比高的钙制剂，补钙是一种长期的行为，应全面考虑，本着物美价廉的原则选择。另外还应当了解钙制剂的不良反应，氧化钙和氢氧化钙碱性

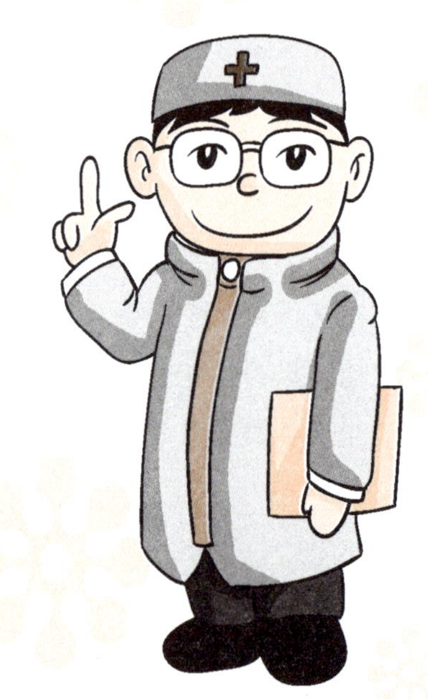

强，对胃黏膜刺激大，不适合胃功能下降、胃酸分泌减少的老年人，还有的产品含有较多的钠、钾、糖类和防腐剂，就不适合有糖尿病、高血压、肾病的老年患者长期使用。

补钙还有很多注意事项：不要空腹补钙，最好与进食同时进行，或在饭后半小时服钙片。服用钙片时嚼碎后用清水送入，也可提高钙的吸收率，将一粒钙片分次服用，也可提高补钙效率。夜间人体血钙浓度最低，所以睡前补钙是最佳的时机，补钙时不要与牛奶同服，补钙时还应多喝水（见下表）。

常用食物含钙量表（毫克/100克）

食物	含钙量	食物	含钙量	食物	含钙量
人奶	34	海带（干）	1177	蚕豆	93
牛奶	120	发菜	767	腐竹	280
奶酪	590	银耳	380	花生仁	67
蛋黄	134	木耳	357	杏仁（生）	140
标准面粉	24	紫菜	343	西瓜子（炒）	237
标准大米	10	大豆	367	南瓜子（炒）	235
虾皮	2000	豆腐丝	284	核桃仁	119
猪肉（瘦）	11	豆腐	240～277	白菜	93～163
牛肉（瘦）	6	青豆	240	大白菜	61
羊肉（瘦）	13	豇豆	100	油菜	140
鸡肉（瘦）	11	豌豆	84	韭菜	105

（食物的钙含量表引自《中国营养科学全书》）

总而言之，中老年人补钙应以饮食补钙为基础，适当加服钙制剂。经常接受阳光照射和适量运动，可增强钙的吸收能力和增加体内骨钙含量；必要时可补充维生素D；绝经期妇女补充雌激素。这些都有利于补钙。

特别值得提的是维生素D。维生素D是打开钙代谢系统大门的一把金钥匙。如果没有维生素D的参与，人对膳食中钙的吸收还达不到10%。另外，维生素D还具有促进肾脏对钙的重吸收和调节血钙水平等功能。

人体内维生素D的来源主要有两种途径，即从膳食中摄取及通过阳光中的紫外线照射皮肤后，合成活性维生素D。我国位于地球北回归线，接受阳光照射的强度比赤道附近低很多，阳光中的紫外线成分也少得多。在冬季，人们穿着厚厚的防寒棉衣，又很少到户外活动，使皮肤接受阳光的照射更少。这样，人体通过紫外线照射皮肤合成维生素D的数量也就更少，以致不能满足正常的生理需要。如果人体中维生素D不足，就会导致钙、磷吸收下降，很容易引发骨软化病、骨质疏松症等。因此，在补钙的同时，缺乏维生素D的人群还应该适量补充维生素D，以使人体最大限度地吸收钙。这一点对中老年人来说尤为重要，因为中老年人活动量小，接受阳光照射的时间短，胃、肠、肾功能下降，体内维生素D更加不足。所以，中老年人更要在补钙的同时补充维生素D。但需注意，不要长期大量补充维生素D，否则会引起中毒。

中老年人如何补充维生素

维生素是维持机体生命活动不可缺少的营养物质。据解剖生理学家测定：一个成年人的脑重1200～1400克，每克脑组织中各种维生素的含量为：维生素B_1为6微克，维生素B_2为5微克，维生素B_6为5～15微克，泛酸15～26微克。所以，正常情况下，脑组织对多种维生素的需求由食物供应已足够了。但是，由于中老年人食欲减退、食量减少、饮食单调，加上胃肠功能减弱和吸收量的不足，尤其中老年人患有的各种慢性疾病会影响营养代谢，因而常导致维生素的实际供应量或吸收量不足。中老年人为了长寿，需要补充适量的维生素，特别在发烧、呕吐、腹泻、消化不良、长期饮酒及患重病时，更应增加维生素的摄入量。

维生素有许多种类，主要的有7种，即维生素A、维生素D、维生素E（以上3种为脂溶性，即存在于动植物脂肪中）、维生素B_1、维生素B_2、烟酸、维生素C（以上4种为水溶性，广泛存在于各种食品尤其是绿色蔬菜瓜果之中）。

对中老年人有特殊保健意义的有4种，即维生素A、维生素E、维生素C、维生素B_1。

1. 维生素A

为脂溶性维生素，对人体的作用主要是维持各种表皮细胞的生长，促进视紫质的再生，预防夜盲症及角膜软化症，增强对传染病的抵抗力。中老年人的上皮细胞容易受到损伤，抵抗力也相对较低，因此，适当补充维生素A很有必要。维生素A除可从饮食中（如胡萝卜、动物肝类、深色蔬菜、蛋类、乳类）获取部分之外，还可服用维生素A胶丸，每日1次，每次1粒（含量为25000国际单位），间断性服用。

专家提醒

对中老年人来说，由于其生理接纳能力的老化及抵抗力的降低，维生素的作用相对而言就更重要了。但是，不少中老年人对维生素种类及需求量不甚了解，摄取品种过多或剂量过大，这样对身体反而不利。

2. 维生素E

又叫“生育酚”，为脂溶性维生素。其对人体的主要功能是消除自由基、抗氧化、清除体内的过氧化脂质、消除体内的脂褐素，从而延缓机体的衰老。动物实验已经证实，维生素E可使动物平均寿命延长，并使癌症发生率下降，但对最高寿命无明显影响。随着年龄的增长，人体内维生素E含量进行性下降，以致脂类的过氧化作用不断增加，脂褐素沉积明显，生物膜损伤加重，肌肉萎缩变细，因而应补充维生素E。除饮食中（广泛存在于绿色植物尤其是各种天然植物油中）摄取到的之外，还可口服维生素E胶丸，每日量400毫克。但可产生视力模糊、腹泻、乏力等不良反应，应注意避免。

3. 维生素C

又被称为“抗坏血酸”，为水溶性维生素。其对人体的作用比较复杂，主要是维持血管、肌肉、骨骼牙齿等器官的正常功能。尤其能增强毛细血管的弹性，预防出血，故被称为抗坏血酸。还可增加机体对多种传染病的抵抗力，促进伤口的愈合，加速结缔组织的生成。对中老年人来说，通过服用维生素C，增加对各种感染的抵抗力，有重要意义；同时，保持血管，尤其是各部位的毛细血管的健全，防止出血等，更有特殊的保健价值。维生素C除从食物（广泛存在于各种新鲜水果及蔬菜）中摄取部分之外，还可口服维生素C片，每日3次，每次1～2片（每片含量为100毫克），可长期服用，一般无不良反应。

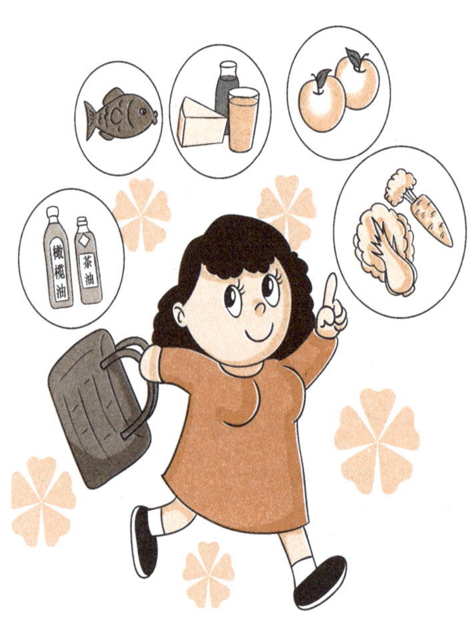

4. 维生素B_1

又称为“硫胺素”，为水溶性维生素，可预防脚气病（特指缺乏维生素B_1所致的末梢神经炎等功能障碍，而不是指通常所说的脚癣），增加食欲，营养神经，增进肌肉功能等。中老年人胃口不佳，或患有周围神经炎，或消化不良时，服用维生素B_1对康复有很大帮助。维生素B_1广泛存在于谷类、小麦、大豆等粗粮中。中老年人如果长期吃精白米、面粉等，就可能出现缺乏维生素B_1的情况。口服补充时每日3次，每次2片（每片含量为10毫克），可长期服用或间断性服用。

除上述4种维生素外，其他维生素一般不会缺乏，除非有特殊疾患，可考虑使用某种特殊维生素（如患贫血时需使用维生素B_{12}，有出血症时需补充维生素K等）。从养生及保健、预防性用药考虑，补充维生素A、维生素E、维生素C、维生素B_1最有价值。当然，服用的期限及剂量最好向医生咨询。

中老年人如何补充蛋白质

蛋白质是构成人体结构的主要成分，其在人体中的含量仅次于水，约占体重的1/5。肌肉、神经组织中蛋白质成分最多，其他脏器及腺体组织中次之，但含量亦相当丰富。食物中以豆类、花生、肉类、乳类、蛋类、鱼虾类含蛋白质较高，而谷类含量较少，蔬菜水果中更少。人体对含蛋白质食物的需要不仅取决于其蛋白质的含量，还取决于其蛋白质中所含必需氨基酸的种类及比例。由于动物蛋白质所含氨基酸的种类和比例较符合人体需要，所以动物性蛋白质比植物性蛋白质营养价值高。在植物性食物中，米、面粉所含蛋白质缺少赖氨酸，豆类蛋白质则缺少蛋氨酸和胱氨酸，故食用混合性食物可互相取长补短，大大提高蛋白质的利用率，若再适量补充动物性食物，则可大大提高膳食中蛋白质的营养价值。常见蛋白质的含量（每100克食物）如下：大米7克、面粉9克、黄豆36克、绿豆24克、豆腐7.4克、白菜2克、茄子2.3克、苹果0.4克、花生27克、猪肉9.5克、牛肉20克、人乳1.5克、牛乳3.3克、鸡蛋15克、鲤鱼17克、虾21克。虽然人乳、牛乳、鸡蛋中的蛋白质含量较低，但它们所含的必需氨基酸量基本上与人体相符，所以营养价值较高。

中老年人的胃酸、消化酶减少，食欲与消化吸收能力差，又因为咀嚼困难限制了食物的种类，常会导致营养不良或不平衡。中老年人体内的蛋白质以分解代谢为主，由于酶的作用及小肠功能衰退，蛋白质在吸收过程中分解不充分，使体内肽增多，游离氨基酸减少；中老年人肾功能减弱，影响氨基酸的再吸收，肝功能的下降又使对肽类的利用减少，氨基酸的消耗增加。因此，要供给中老年人生物价值高的蛋白质食物，还可适当补充蛋白质补充剂，以防止由于免疫机能低下导致慢性气管、支气管及其黏膜炎症、肺心病等呼吸系统疾病；防止由于营养不平衡导致的肥胖、高血压、冠心病、脑血管疾病。

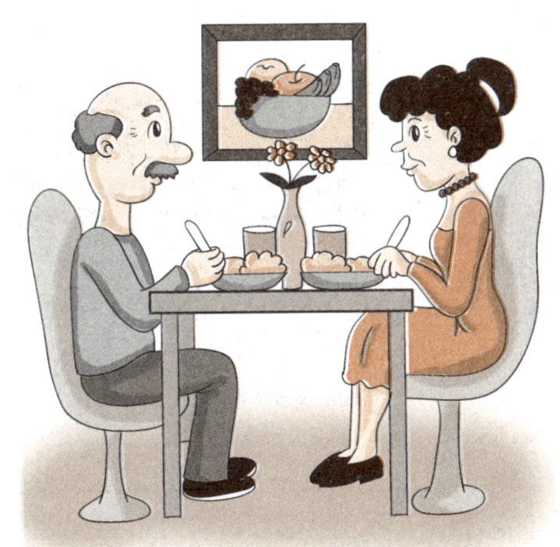

大豆分离蛋白中含有的异黄酮在稳定女性雌激素水平、抗氧化等方面都有很好的效果，对于改善妇女更年期综合征及维护心血管健康也有积极的作用。

中老年人为什么要增加补充膳食纤维

当人们提到“营养”二字，就自然想到鸡、鸭、鱼、肉，其实这是很不全面的。营养通常是指能满足人体生长发育和维持各组织器官活动所需要的养料。这种营养是多样的，缺少哪一种都会影响健康，甚至诱发疾病，其中纤维素就常常被人们忽视，特别是中老年人。

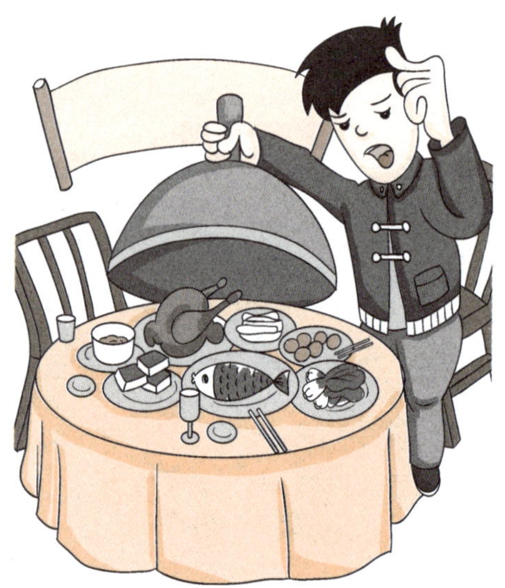

消化酶在消化食物时，其中难以消化部分的就是食物纤维。简单地说就是植物的细胞壁。其中包括纤维素、木质素、戊糖、果胶等。谷皮、麸皮、蔬菜与水果的根、茎、叶主要是由纤维素组成的，因此这些食物为膳食纤维的主要来源。

膳食纤维素不是人类的一种必需营养素，比如仅吃母乳的婴儿仍可正常地生长发育。但是，许多流行病学调查以及动物实验表明，成年人（尤其中老年人）膳食过精，即食物中膳食纤维素含量太低，可诱发许多疾病，如结肠癌和直肠癌、阑尾炎、痔疮、胆结石、糖尿病、动脉硬化、冠心病、静脉曲张以及便秘、肠疝气、肥胖等。

增加膳食纤维素摄入量，可使人体多方面受益。

1. 防治便秘

膳食纤维体积大，可促进肠蠕动、减少食物在肠道中停留的时间，使其中的水分不容易被吸收。另一方面，膳食纤维在大肠内经细菌发酵，直接吸收食物残渣中的水分，使大便变软，具有通便作用。

2. 利于减肥

肥胖大都与食物中热能摄入增加或体力活动减少有关。而提高膳食中的纤维含量，可使摄入的热能减少，在肠道内营养的消化吸收也下降，最终使体内脂肪消耗而起到减肥作用。

3. 预防结肠和直肠癌

这两种癌的发生主要与致癌物质在肠道内停留时间长、和肠壁长期接触有关。增加膳食中的纤维含量，使致癌物质浓度相对降低，加上膳食纤维有刺激肠蠕动作用，可使致癌物质与肠壁的接触时间大大缩短。医学界一致认为，长期以高动物蛋白为主的饮食，再加上摄入纤维素不足，是导致这两种癌的重要原因。

4. 防治痔疮

痔疮的发生是因为大便秘结而使血液长期阻滞与淤积所引起的。而膳食纤维的通便作用可降低肛门周围的压力，使血流通畅，从而起到防治痔疮的作用。

5. 降低血脂、预防冠心病

由于膳食纤维中有些成分如果胶可结合胆固醇，木质素可结合胆酸，使其直接从粪便中排出，从而消耗体内的胆固醇来补充胆汁中被消耗的胆固醇，由此降低了胆固醇，从而有预防冠心病的作用。

6. 改善糖尿病症状

膳食纤维中的果胶可延长食物在肠内的停留时间、降低葡萄糖的吸收速度，使进餐后血糖不会急剧上升，有利于糖尿病病情的改善。食物纤维具有降低血糖的功效。经实验证明，每日在膳食中加入26克食用玉米麸（含纤维91.2%）或大豆壳（含纤维86.7%），28～30天后，糖耐量有明显改善。因此，在膳食中长期增加食物纤维，降低胰岛素的需要量，控制进餐后的代谢，可作为糖尿病治疗的一种辅助疗法。

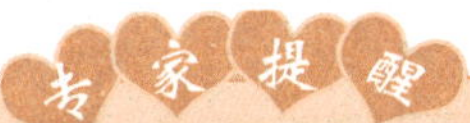

现代人食物越来越精、越柔软，使用口腔肌肉、牙齿的机会越来越少，因此，牙齿脱落、龋齿的情况越来越多。而增加膳食中的纤维素，自然增加了使用口腔肌肉、牙齿咀嚼的机会。长期下去，则会使口腔得到保健，功能得以改善。

7. 防治胆结石

胆结石的形成与胆汁胆固醇含量过高有关。由于膳食纤维可结合胆固醇，促进胆汁的分泌、循环，因而可预防胆结石的形成。有人每天给胆结石患者增加20～30克的谷皮纤维，一个月后发现胆结石缩小。这与胆汁流动通畅有关。

8. 预防妇女乳腺癌

乳腺癌的发生与膳食中高脂

肪、高糖、高肉类及低膳食纤维摄入有关。因为体内过多的脂肪可促进某些激素的合成，形成激素之间的不平衡，致使乳房内激素水平上升，造成乳腺病患。

每天摄入膳食纤维多少为合适

许多中老年人为了改善肠道功能，在饭菜中加入了许多膳食纤维丰富的食物。殊不知，富含纤维素的食物如果吃得过多，也会使人的胃肠道“不堪重负”。

中老年人的胃肠道功能较弱，大量食入富含纤维素的食物如韭菜、芹菜、黄豆等后，会出现上腹不适、打嗝、肚胀、食欲降低等症状，甚至还可能影响下一餐进食，从而影响钙、铁、锌等元素的吸收。

大量进食膳食纤维，在延缓糖分和脂类吸收的同时，也在一定程度上阻碍了部分常量和微量元素的吸收，特别是钙、铁、锌等元素。因此有人提出，首先，中老年人不宜大量进食膳食纤维；其次，在补充膳食纤维的同时，还应补充维生素和微量元素合剂。

中老年人对蛋白质的消化吸收率较一般人降低，而大量摄入膳食纤维，将导致胃肠蠕动减缓，使蛋白质的消化吸收更差。加之一些老年人吃肉、蛋、奶等食物少，这样就使得中老年人体内蛋白质的水平降低，长此以往，将造成蛋白质缺乏的营养不良。

有些中老年人因突然在短期内由低纤维膳食转变为高纤维膳食而出现一系列消化道不适应反应，同时也因加重胃的负担，使含能量的营养素（如糖类、脂类等）不能被及时吸收而导致低血糖。

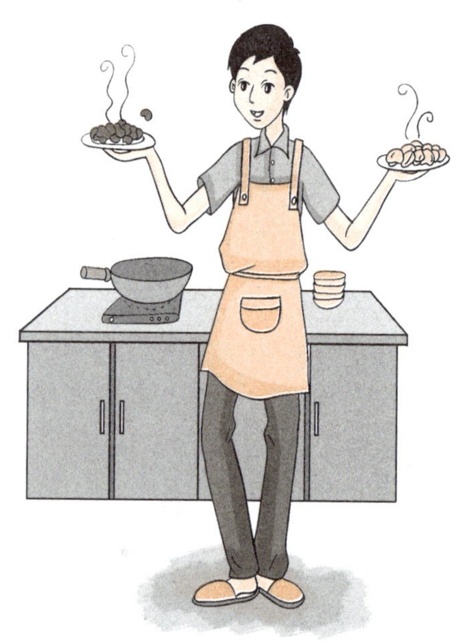

一般情况下，中老年人每日进食膳食纤维的总量不应超过30克，

胃肠功能较弱的中老年人，最好控制在每日25克以下。在饮食安排中，可以遵循以下原则：

燕麦和魔芋最好交替食用。如果食用魔芋，每日不超过10克；如果进食燕麦，每日不超过50克，并且最好分几顿吃，即每餐10～15克，避免一次进食过多导致胃肠不适。

粗粮一般每日不超过主食总量的1/3，最好控制在每日100克以下。

低纤维蔬菜（如冬瓜、茄子、去皮的番茄、黄瓜等）可大量食用（每日500克）；高纤维蔬菜（如韭菜、芹菜等）每日不要超过200克，且韭菜和芹菜不要在一天内同时食用。

中老年人如何选择膳食脂肪

膳食脂肪是人类重要的营养物质，既提供人体必需的脂肪酸，也是机体的主要能量来源。但脂肪摄入过多，不仅对健康没有好处，还会产生许多负面影响。随着我国经济的发展和食物种类的丰富，高脂肪食物的消费量不断上升，由此引发的健康问题也不容忽视。已有许多研究表明，膳食脂肪摄入过多是危害健康的重要因素。

世界卫生组织在《2012年世界卫生报告》中指出，能量密度高、营养贫乏的高脂、高糖、高盐食物，是体重增加、肥胖及其他慢性病的基本因素。2013年，在罗马召开的世界卫生组织及粮农组织磋商会上，专家指出，脂肪消费增多引起体重增加及肥胖、冠心病、高血压、动脉粥样硬化、糖尿病等慢性病的发病率有不断增高。

为了确定膳食因素与体重变化的关系，世界各国进行了大量科学研究和流行病学调查，其中EPIC-波茨坦调查备受人们的关注。

EPIC，即欧洲癌症与营养关系前瞻性研究，是一项针对包括欧洲10个国家约50万人的大规模研究。EPIC-波茨坦调查分析了17369名研究对象的膳食摄入情况与2年内体重变化之间的关系，将所设计的148种食物分成24组，探讨不同种类食物对体重变化的影响。结果显示，体重增加的女性的肉类、加工肉制品、烹饪用油、鸡蛋摄入量远高于体重稳定者。另一项由79000名男性和女性参加的为期10年的研究同样发现，肉类的摄入量会导致体重不断增加。

在我国及其他发展中国家，城市化、经济和技术的发展使人们的营养模式由品种单一的低脂肪、高纤维食物转变为多样化的高脂肪、低纤维食物。这种转变一方面为人们提供了品种繁多、美味可口的食物，使绝大多数人摆脱了饥饿和营养不良的困扰，但人们在大饱口福的同时，过多高脂肪食物的摄入也带来了体重增加及慢性病过多的烦恼。1989～1997年的8年间，中国人从膳食脂肪中获得的能量占膳食总能量的百分比从19.3％上升至27.3％，而且20～45岁的成人中选择高脂肪食物的越来越多，膳食脂肪能量摄入超过总能量30％的人数不断增加。

面对琳琅满目的食物，人们既希望拥有良好的体型、健康的体魄，但又不甘心就此拒绝享受美味。为此，专家为我们开列了如下良方：

1. 限制膳食总脂肪的摄入量

进行体重控制的膳食除了在营养素平衡的基础上减少每日摄入的总能量外，总脂肪的摄入量应小于或等于总能量的30％。降低总脂肪的摄入，有助于控制能量的摄入，防止超重和肥胖，减少慢性病的发病率。

2. 控制膳食脂肪的种类

膳食脂肪对人体健康的影响，很大程度上是通过脂肪酸而发挥作用的。这些脂肪酸对人体的作用各异，有的脂肪酸摄入过多对人体健康不利，有的则可以增进健康。因此，控制脂肪酸的种类是非常必要的。

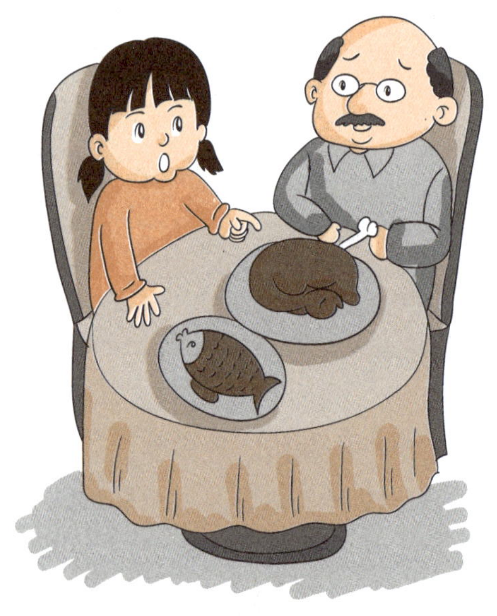

3. 限制饱和脂肪酸

饱和脂肪酸可使血中胆固醇、甘油三酯、低密度脂蛋白升高，增加心血管疾病发病的危险。饱和脂肪酸的摄入量应低于总能量摄入的10%。流行病学研究发现，饱和脂肪酸的摄入量低于总能量10%的人群，心血管疾病的发病率较低。

4. 适当增加单不饱和脂肪酸

适当增加单不饱和脂肪酸可降低血中低密度脂蛋白、甘油三酯、胆固醇水平，并可升高高密度脂蛋白水平，从而减小心血管疾病的发病率。

5. 适当增加多不饱和脂肪酸

适当增加多不饱和脂肪酸能降低血中低密度脂蛋白、胆固醇水平，减小心血管病的发病率。

在日常生活中，可通过食用三文鱼、金枪鱼、鲑鱼、鸡蛋等补充ω-3脂肪酸。若已经感觉身体状况不佳或有症状表现，建议直接服用ω-3脂肪酸胶囊，以达到良好的保健和缓解症状、防止症状复发的目的。

中老年人如何限制高胆固醇摄入

胆固醇是一种脂质，是人体中不可缺少的物质，尤其在细胞膜的成分和激素的合成中起重要作用。饮食中的胆固醇主要来自蛋黄、动物脂肪、动物内脏、鱿鱼、虾等。在身体里，胆固醇与蛋白质结合，以脂蛋白的形式在身体内进行转运。

1. “坏”胆固醇与“好”胆固醇

认识“坏”胆固醇与“好”胆固醇非常重要。

所谓“坏”胆固醇，是指低密度脂蛋白胆固醇LDL-C，约占总胆固醇的60%，尽管身体需要一定的LDL-C，但多余的LDL-C会钻入动脉血管内壁形成斑块堵塞血管，引起冠心病、脑梗死，或者随着斑块破裂引起心肌梗死、猝死等严重后果。

所谓“好”胆固醇，是指高密度脂蛋白胆固醇HDL-C，约占总胆固醇的1/3。它可以将多余的胆固醇转运出动脉和运回肝脏。

人的血液中还有一种血脂叫“甘油三酯”，血中甘油三酯升高可以使“坏”胆固醇LDL-C升高，所以它是“坏”胆固醇的帮凶。

2. “坏”胆固醇与动脉壁的“定时炸弹”

动脉在人体中非常重要，是它

们把血液和氧输送到身体的各个重要器官。如果“坏”胆固醇增加，一旦高血压、糖尿病、吸烟等因素使血管内壁有漏洞，它们就会钻到动脉内壁下面，形成动脉粥样硬化斑块。

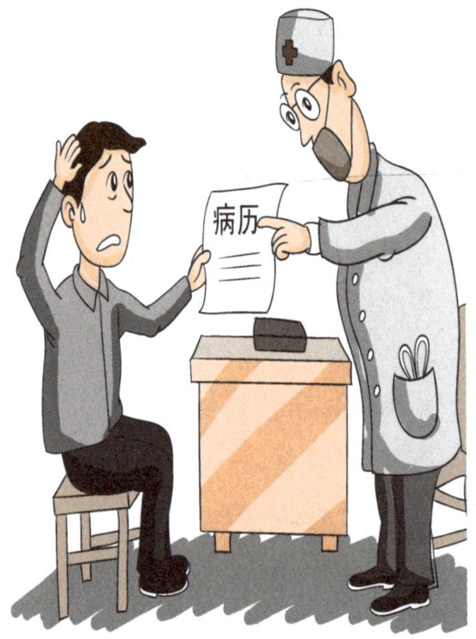

这种斑块就像潜伏在动脉壁里的肿瘤，它的外面是一层包膜，内部就是许多聚集在一起的“坏”胆固醇。血液里的“坏”胆固醇越多，聚集在动脉壁里的斑块就越多；斑块不断长大，使动脉逐渐狭窄甚至阻塞，影响血液和氧的输送，就会引起心绞痛、心肌缺血、脑梗死、脑软化等疾病。

更可怕的是，这些斑块像“定时炸弹”一样会在没有任何先兆时爆炸。由于胆固醇是一种脂质，它在斑块里越多，就像饺子馅里有很多油汤一样容易破裂。另外，“坏”胆固醇增多还会引起血管内壁的炎症，使斑块的外膜变薄、变脆容易破裂。一旦斑块破裂，“爆炸物”（从斑块内涌出的物质）会引发一连串的反应，使动脉迅速堵塞，引起急性心肌梗死甚至猝死。

3. 高胆固醇血症患者的日常饮食应注意什么

控制总热量：主食每天200（女）~500克（男），以全麦面包、燕麦、机米、土豆、南瓜为佳，少吃点心，不吃油炸食品。

一些热量高的零食，如花生、葵花子等也要少吃。多吃100克葵花子，相当于多吃200克米饭。

避免快餐食品，薯条、炸鸡、冰淇淋、汉堡包都含有惊人的热量。

减少饱和脂肪酸的摄入：少吃动物脂肪，尤其注意隐蔽的动物脂肪如香肠、排骨内的脂肪。每天烹调用油应小于25克。

增加不饱和脂肪酸的摄入：每周吃2次鱼，有条件的可用橄榄油或茶籽油代替其他烹调用油。

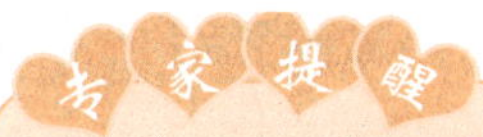

每天胆固醇的摄入量应小于200毫克。应不吃动物内脏，减少含脂肪高的肉类食物，蛋黄每周不超过2个，建议用脱脂奶代替全脂奶。各种食物每100克中的胆固醇含量为：猪肝368毫克；鸡蛋250毫克；猪肉，肥的113毫克，瘦的75毫克；全脂牛奶40毫克，脱脂牛奶4毫克；鲢鱼60毫克。

多吃蔬菜水果和豆制品：蔬菜每天500克，水果每天1～2个，豆制品适量。

4. 高胆固醇血症患者（男）一天食谱举例

早餐：

燕麦片50克（冲牛奶），全麦面包50克；脱脂牛奶250毫升，煮鸡蛋1个去黄；番茄1个。

午餐：

肉丝油菜面100克；瘦猪肉丝50克；凉拌芹菜100克，油菜100克。

晚餐：

糙米饭100克；红烧鱼块100克，芥末菠菜、香菇烧豆腐各适量；改变烹饪方法：蒸、煮、拌方法，少用油炸。

更年期女性的营养需求

妇女更年期由于体内激素的变化引起月经紊乱，体内激素的减少以及其他原因可致磷钙比例失调。更年期又是向老年的过渡时期，由于更年期妇女缺乏对老年期的营养需求特点的认识，对热量的控制不够，导致体内热量过剩而肥胖，因此产生一系列脂类代谢紊乱的疾病。其营养代谢特点如下：

1. 热量

更年期妇女每日摄入热量应较年轻妇女减少5％～10％。其中碳水化合物应占总热量的55％～65％，蛋白质应占总热量的15％～20％，脂肪类应为总热量的20％～25％。

2. 碳水化合物

更年期女性各种活动相对减少，热能消耗降低，因此热能的主要来源碳水化合物的摄入也应降低，一般每日的淀粉类食物（如米面杂粮、白薯、小豆等）应控制在

250克左右。对于含单糖多的甜食应加以限制，因为食糖过多会促使肝脏内形成过多的中性脂肪，引起脂肪肝及肥胖，还可促使血液内胆固醇及甘油三酯浓度升高，形成动脉硬化等不良病症。

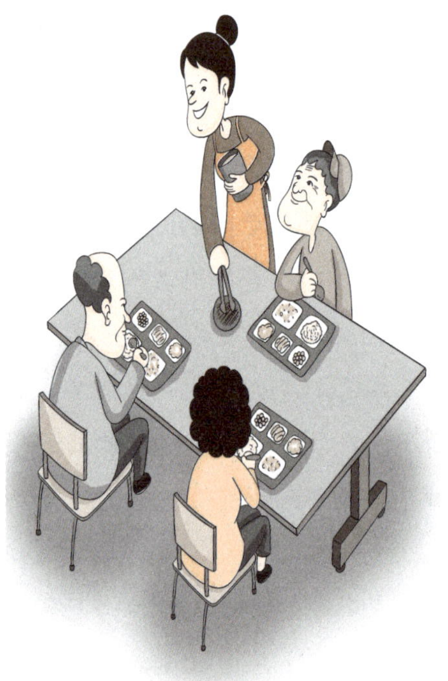

3. 脂肪

因更年期雌激素等缺乏引起血管舒缩功能的一系列变化，也能促进动脉管壁的增厚硬化。更年期妇女血浆胆固醇及甘油三酯浓度高于同龄男性，低密度脂蛋白及极低密度脂蛋白浓度亦有所增高，由此推论，雌激素缺乏可能为动脉硬化的发生提供条件，使更年期妇女冠心病发生率上升。雌激素还可使肝细胞分泌的胆汁内胆酸含量减小、胆固醇含量增加，同时还能削弱胆囊的收缩功能，致胆汁的排放受阻，因胆汁淤积而使胆石症的发病率上升。因此，更年期妇女的脂肪摄入量不宜过多，特别是动物类脂肪，因动物类脂肪中饱和脂肪酸多，易引起动脉粥样硬化。主张食用植物油如豆油、花生油等，因其含有不饱和脂肪酸，并有降低血内胆固醇浓度的作用。

4. 维生素

更年期女性由于自主神经功能和大脑皮层功能失调，骨细胞的生长受雌激素的影响，导致骨质疏松。因此，女性更年期补充B族维生素、维生素A和维生素D十分重要。其补充方式应以膳食供给为主，维生素E制剂对抗皮肤老化以及防衰老有一定作用，可适当服用。

5. 矿物质

更年期女性往往有月经频繁、经量多、出血时间延长等现象。由于出血量增多，铁质流失，可致贫血。因此，饮食要注意补充铁质。叶酸、抗坏血酸的补充有助于增加铁的吸收和利用。更年期妇女骨吸收较骨生成迅速，加之雌激素水平低落，降钙素分泌增加，使骨吸收更为加速，如果钙摄入量不足，维生素D的供给不足，就可导致骨质变薄，骨小梁变细，间隙增大，形成骨质疏松症。因此，更年期妇女补充含钙量较丰富的食品是必要的。更年期女性自主神经功能失调，往往出现血压增高症状，由于雌激素的作用，还可出现水肿等症状，因此应食用低盐食物，以稳定血压，减轻水肿症状。低盐还有助于抑制神经的过度兴奋。

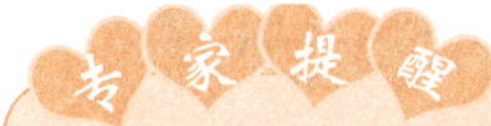

根据人们的习惯，一般将大米、精白面粉称为“细粮”，而将玉米、红薯、高粱、小米、荞麦等称为“粗粮”，又叫杂粮。有人认为，只有在细粮不够吃的情况下，为了充饥才补充杂粮，而现在生活改善了，杂粮类只配做饲料了。这种看法和做法是不正确的。我们提倡在以细粮为主的情况下适当添加一些粗粮，这对健康是有益的。

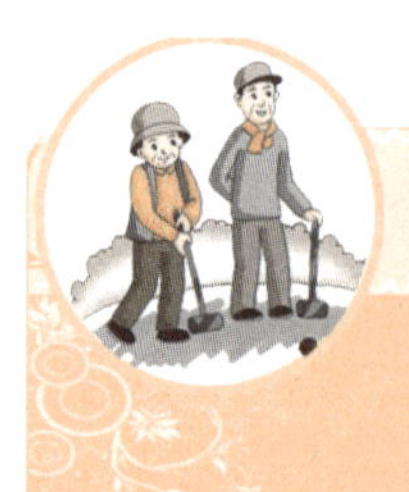

第三节 饮食调养细节

如何科学饮用牛奶

牛奶除了不含膳食纤维外，几乎含有人体所需要的各种营养素，并且易于消化吸收，是适合所有人群的营养食品。牛奶中蛋白质含量平均为3.0％，消化率高达90％以上，生物价值仅次于蛋类，也是一种优质蛋白质。牛奶中还含有丰富的无机盐，特别是钙，牛奶中钙的吸收率很高，是膳食钙的最佳来源。为了保护老年人骨骼和牙齿健康，预防控制钙缺乏相关疾病尤其是骨质疏松，老年人要特别注意喝牛奶。

牛奶应该如何科学饮用呢？

第一，要坚持每天喝奶，营养学会建议每天喝300克奶类及奶制品，一般每天以1～2袋奶为宜。

第二，不能直接喝生牛奶，生牛奶未经消毒，含有很多致病菌，必须经过消毒或杀菌后才能饮用。

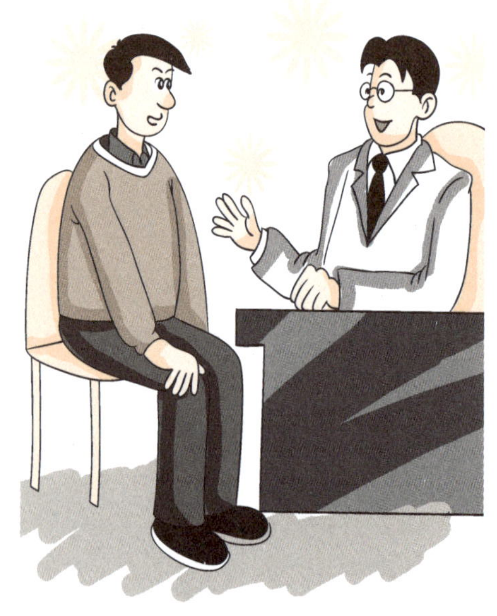

第三是喝奶的时间，可依据个人习惯而定，一般以早晚喝奶居多，牛奶中含有能够促进睡眠的色

氨酸以及类似具有麻醉镇静作用的天然吗啡类成分，所以容易失眠的老年人睡觉前1～2小时喝奶可能有利于睡眠。

第四是喝奶的顺序，尽量不空腹喝奶，空腹喝奶吸收率低，而且容易造成蛋白质的浪费，喝奶前最好进食一些主食，可以增加耐受性，并提高吸收率。

第五是喝奶的温度，以常温（20～30℃）为宜，不宜从冰箱中取出后直接饮用，可能导致胃肠不适，也不宜高温久煮，会破坏牛奶中的营养素。

另外，还要避免与茶、咖啡一起饮用牛奶，会影响牛奶中钙的吸收。避免在奶中添加橘汁或柠檬汁，橘汁和柠檬汁均含有一定量的果酸，会降低牛奶中蛋白质的营养价值。避免与药同饮，两者之间可能会相互作用，服药与喝奶之间最好间隔一小时以上。

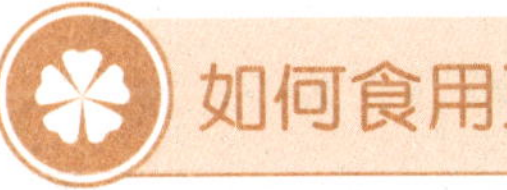

如何食用豆类食物

豆类的品种很多，一般可分为大豆类和其他豆类。大豆类有黄豆、青豆和黑豆，大豆在植物性食物里营养价值最高，含蛋白质量多质高，含量在35％～40％，富含谷类蛋白所缺乏的赖氨酸，是与谷类蛋白质互补的天然理想食品。大豆所含的脂肪为19％～20％，但以不饱和脂肪酸居多，易于消化吸收，大豆含有丰富的矿物质和维生素。大豆还含有多种有益于健康的成分，如大豆皂苷、大豆异黄酮、植物固醇、大豆低聚糖等，实验证实，大豆不仅具有防癌抗癌，还可以防治骨质疏松、心脑血管疾病，起到预防多种疾病、抗衰老的作用。其他豆类有豌豆、蚕豆、赤豆、绿豆、芸豆、豇豆等，蛋白质含量低于大豆，在20％～25％，脂肪量很少，只占1％～2％。

我国居民传统的豆制品是以大豆为原料制作而成的，通常分为非发酵豆制品和发酵豆制品两类，非发酵豆制品有豆浆、豆腐、豆腐干、腐竹等，发酵豆制品有豆豉、腐乳、臭豆腐等。豆制品在加工过程中经过浸泡、细磨、加热等处理，去除了大豆所含的抗营养因素，消化吸收率明显提高。

豆腐的蛋白质含量约为8％，由其制成的豆腐干或其他制品蛋白质含量高达17%~45%，大豆制成豆腐后蛋白质消化率由65%提高到92%~96%，大大提高了大豆的营养价值，豆腐也是钙和维生素B_1的良好来源。豆浆蛋白质含量近似牛奶，其中必需氨基酸种类齐全，铁的含量是牛奶的4倍，含多种丰富的营养素。

专家提醒

喝豆浆时要煮熟煮透，先用大火煮沸，再改用文火维持沸腾5分钟以上，可以使有害成分彻底分解，另外喝豆浆时不宜加入红糖，不宜用保温瓶储存豆浆。豆芽一般以大豆和绿豆芽制成，除含原有营养成分外还含有较多的维生素C，可代替新鲜蔬菜补充维生素C。

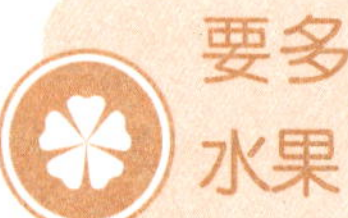

要多吃新鲜蔬菜和水果

蔬菜水果其种类繁多，是人们生活中重要的营养食品之一，它们色泽鲜艳、味道可口、富含人体所必需的维生素、矿物质和膳食纤维，对人体健康起着特殊的作用。

蔬菜含水分多、能量低，是微量营养素、膳食纤维和天然抗氧化成分的重要来源。新鲜的蔬菜是膳食中维生素C、胡萝卜素和B族维生素的重要来源。蔬菜中含有丰富的矿物质，如钙、磷、钾、镁、铁、铜、钠等，为碱性食物，对维持体内的酸碱平衡起着重要作用。新鲜水果也是膳食中维生素、矿物质和膳食纤维的重要来源，对于调节体内代谢有重要作用。水果中的碳水

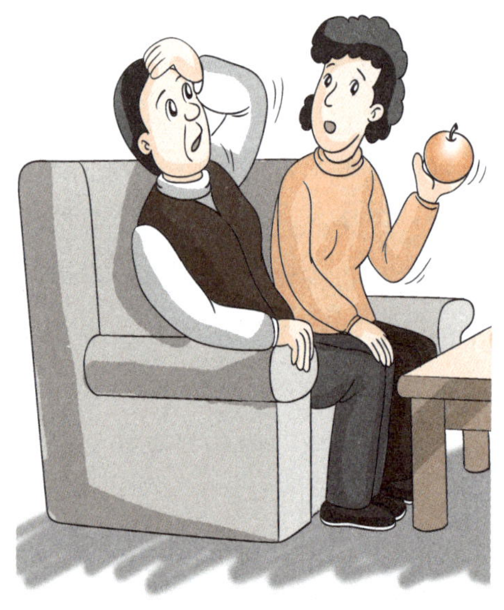

化合物多以双糖或单糖形式存在，水果中的有机酸能刺激消化液的分泌，增进食欲，有利于矿物质的消化吸收，对维生素C的稳定性有保护作用。水果富含的膳食纤维在肠道

不易被吸收，但能促进肠道蠕动，具有降低胆固醇、预防动脉粥样硬化的作用。此外，许多蔬菜和水果含有植物化学物质，具有一定的营养保健作用，有益于机体健康。蔬菜水果中富含抗氧化成分，能有效清除自由基，延缓衰老、预防某些疾病的发生，多吃蔬菜水果还能减少老年斑的形成。

所以老年人多吃蔬菜水果对健康有益，建议老年人每天摄入蔬菜400～500克，最好深色蔬菜占一半，水果200～400克，保证每餐有1～2种蔬菜，每天吃2～3种水果，并注意种类、颜色的搭配。

专家提醒

一般来说，番茄颜色越红，番茄红素含量越高，未成熟和半成熟的青色番茄中番茄红素含量相对较低。黄色品种的番茄中番茄红素含量很少；橙色的番茄含有番茄红素少些，但胡萝卜素含量高一些；粉红色的番茄含有少量番茄红素和胡萝卜素。因此，如果要补充番茄红素、胡萝卜素等抗氧化成分，应当选颜色红的或是橙色的番茄。

在选用烹调油上应注意哪些问题

我们常用的烹调油包括动物油和植物油，动物油含有较多的饱和脂肪酸和胆固醇，所以一般应以植物油为主。老年人多有高血压、糖尿病、冠心病、动脉粥样硬化等慢性疾病，更应该少用动物油。常用的植物烹调油有大豆油、花生油、玉米油、芝麻油、茶油、菜籽油、橄榄油、调和油等。

豆油的单不饱和脂肪酸相对较低，但豆油中含有丰富的维生素E和卵磷脂，对人体健康非常有益。花生油中单不饱和脂肪酸含量为40%，含有许多活性物质，具有降低血脂及胆固醇含量、预防心脏病及抗癌的作用。玉米油富含不饱和脂肪酸，还含有丰富的维生素E和一定量的抗氧化物质。芝麻油是烹调油中唯一生熟皆可食用的油类，具有很强的生理活性，可以抗氧化、延缓衰老、调节血脂和预防高血压等。橄榄油含有极为丰富的单不饱和脂肪酸，可达83%，能降血脂、抗血凝、预防动脉粥样硬化及心血管疾病。茶油中单不饱和脂肪酸含量高达79%，仅次于橄榄油，富含多种生理活性物质，具有提高免疫力、延缓衰老、预防心血管疾病和肿瘤等多种作用。人体对菜籽油消化吸收率较高，可达99%，由于芥酸含量过高会影响其营养价值，所以宜选用低芥酸菜籽油。调和油是不同的油按一定的比例配制而成，多种脂肪酸互补，比例更加合理，营养价值较高。

烹调油几乎全是脂肪，摄入过多脂肪是肥胖、高血脂、动脉粥样硬化等许多慢性疾病的危险因素，所以食用烹调油应该限量，控制每人每天食用20～25克的油，另外注意烹调时油温不宜太高，制作菜肴时不宜烧焦，忌用反复煎炸的油，可以多种烹调油交替使用。

常吃大蒜，杀菌消毒

大蒜素有“天然广谱抗生素”之誉。现代医学证明，大蒜能促进细胞新陈代谢，提供机体必需的多种营养物质，增强体力和免疫力；它能在肠道杀灭致病菌，防癌及防止其他老年病的发生。大蒜还能促进皮肤血液循环，去除皮肤的老化角质层，软化皮肤，增强其弹性，是一种很好的美容食物。

对高血压患者来说，如果每天早晨吃几瓣醋泡的大蒜，并喝两汤勺醋汁，连吃15天就可以降低血压。此外，常吃大蒜的人患胃癌的概率远低于不常吃者，其患直肠癌的概率也十分低。

大蒜素遇热时会很快失去作用，所以大蒜适宜生食。此外，食用大蒜最好别用刀切成蒜末，而是拍碎成泥，而且要先放10分钟左右，让蒜酶和蒜氨酸在空气中结合产生大蒜素后再食用。

很多人害怕吃了大蒜以后嘴里会滞留气味，怕影响和他人的交流，因此拒绝食用。其实在吃完大蒜后喝一杯牛奶、咖啡或绿茶，就可以起到消除大蒜气味的作用。

常吃芝麻，延缓衰老

自古，芝麻就被当作“仙家”食物。据《神农本草经》记载：芝麻“补五脏，益气力，长肌肉，填脑髓，久服轻身不老”。

现代医学也已证实，芝麻有

抗衰老作用。因为芝麻含有大量天然维生素E，而维生素E有抗氧化作用，能起到延缓衰老的作用。此外，维生素E能增强亚油酸的功能，起到防止动脉硬化的作用，对于心脏病、高血压、糖尿病、肥胖病等均有治疗和预防作用。

芝麻中还含有丰富的卵磷脂，不但可以防止头发过早变白和脱落，保持头发秀美，而且能够润肤美容，使人体保持青春活力。所以，爱美的您平日不妨多吃些芝麻。

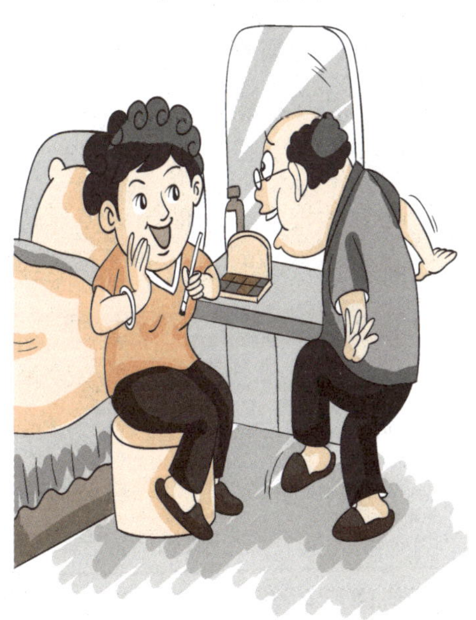

常吃猪皮冻，保健又美容

有人把猪皮视为不卫生的东西，往往将它从肉上剔下来就扔掉了，这是非常可惜的。其实，猪皮是一种对心脑血管有利无弊的佳肴。《中华本草》记载：猪皮含有蛋白质、脂肪及硫酸皮肤素B，有软化血管、抗凝血、促进造血功能和皮肤损伤愈合及保健美容的作用。

猪皮的真皮层几乎全由胶原蛋白组成，胶原蛋白对人的皮肤、筋、软骨、骨骼及结缔组织都具有重要作用，对延缓衰老和儿童的生长发育有特殊的作用。

猪皮的吃法很多，可煮、可炒、可炖，只要制作得当，热吃、凉拌，都是美味佳肴。下面介绍一下猪皮冻的做法。

（1）把猪皮去毛洗净后直接放到滚开水的锅里，稍微烫煮一下，时间不要太长，否则会使煮出来的猪皮冻不够扎实，影响口感。一般2～3分钟就够，或者直接把生猪皮用热水煮软（水开闭火），稍凉后，刮净毛和油。

（2）把去毛和油脂的猪皮切成碎丝或丁，放料酒去腥，与大料、盐、葱、姜一起放入高压锅，加入猪皮两倍量的水，中火20分钟后取出，然后取出大料和姜，放入一个容器里凉凉后就结成冻了。

猪皮成冻的关键是：汤一定要浓黏，凉后冻才能硬实筋道。倒入有盖的深容器中，周围抹点油，稍凉后冬天自然冷冻或放入冰箱内成冻，第二天切吃即可。

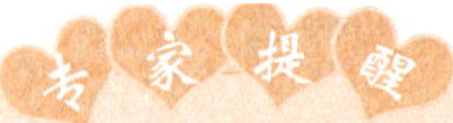

腊味是我国传统的腌制品，最为人熟悉的算是腊肉、腊鸭及金华火腿等。腊味虽然美味，但如果经常食用（即使只在秋冬期间），对身体是有很多潜在危险的。事实上，腊味和腊肉很多是以脂肪含量很高的肥猪肉制成的，而且在腌制时加入了不少盐，因此，腊味其实是一种高脂肪、高胆固醇及高盐的食物。患有高血压等心血管病的人应节制食用这些食物，以免病情恶化。

五谷杂粮延年益寿

大鱼大肉并不等于吃得“好”，平衡膳食，均衡营养，才算“吃出”健康。根据中国营养学会推荐，做到均衡的营养，每日摄入的食品种类应在40种以上，实际上，我们不可能做到。但有个基本的原则，那就是常吃五谷杂粮，常吃蔬菜水果。

在《本草纲目》五谷篇中，记载了人们平时食用的粮食有30多种。大麦、小麦、荞麦、玉米、高粱、稻谷等，均有不同的营养及药用价值。大麦性温和，能益气调中；小麦养肝气、止虚汗、利小便；面粉厚肠胃，去积消肿；麦麸能去淤血；荞麦皮清肝明目；高粱能润肠胃、止霍乱。煮烂后的谷物能形成蛋白淀粉黏液，在多种饮食中制成浓汤，易于吸收消化，如我们常吃的各种粥、面糊等。患胃肠病患者服用谷物制成的浓汤，能在胃中很快消化，起到治疗的作用。

提倡吃五谷杂粮，不提倡吃精白米、精白面，更不提倡吃什么三明治、汉堡包。谷类中脂肪较少，谷类中的脂肪大部分为不饱和脂肪酸，还有少量磷脂。例如：玉米油中亚油酸含量高达60%，是动脉硬化、冠心病、高血压、脂肪肝、肥胖症和老年人的理想食用油。

1. 玉米

世界公认的“黄金作物”，玉

米纤维素比精米、精白面粉高4~10倍。纤维素可加速肠部蠕动，排除致大肠癌的因素，降低胆固醇的吸收。玉米能吸收人体的一部分葡萄糖，对糖尿病有缓解作用。玉米胚芽中含维生素E尤为丰富，它可使皮下组织丰润，皮肤富有弹性和光泽。营养学家指出，如食物中2/3为大米，1/3为玉米，那么蛋白质利用率可以从58％提高到71％，可起到蛋白质的互补作用。

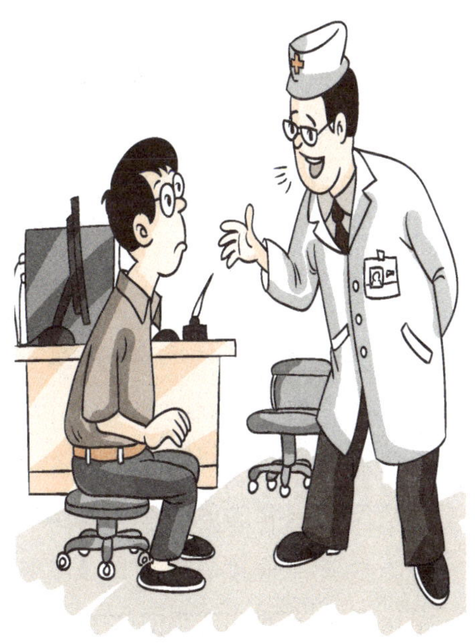

美国医学会普查，发现原始的印第安人没一个人患高血压，没一个人患动脉硬化。原来是吃老玉米的作用。后来发现老玉米里含有大量的卵磷脂、谷物醇，对预防高血压、心脑血管病有积极的作用。经常吃玉米、喝玉米面糊糊、玉米羹，不用多花钱，就防治了动脉硬化。玉米洗净煮食时最好连汤也喝，如将玉米须同煮降高血压效果更为明显。

2. 荞麦

有“三降”（降血压、降血脂、降血糖）功能。有其他谷物所不具有的“叶绿素”和“芦丁”。其维生素B_1、维生素B_2比小麦多2倍。荞麦里含有18％的纤维素，可以预防肠道癌症。据调查，坐办公室的人，易患直肠癌、结肠癌，应常吃些荞麦面等粗粮。

3. 薯类

包括白薯、红薯、山药、土豆，可吸收水分、脂肪糖类、毒素。吸收水分，润滑肠道，不患直肠癌。吸收脂肪糖类，不患糖尿病。吸收毒素，不发生胃肠道炎症。红薯含8％的膳食纤维，通便功能很强。日本东京大学曾对130种植物性食物抑制胆固醇生成的功效进行研究，发现红薯是其他食物作用的10倍。

4. 燕麦、莜麦

有助于降血脂、降血压。莜麦

的蛋白质比大米、面粉高，莜麦脂肪成分中的亚油酸含量较多，易被人体吸收，有降低人体血液中胆固醇的作用。莜麦含糖成分较少，是糖尿病患者的理想食品。

5. 小米

具有多种营养价值，利于人体吸收。现在为什么有人吃鸡鸭鱼肉，住高楼大厦，还睡不好觉呢？而那些山村里的老爷爷老奶奶们不知道什么叫失眠，躺在床上就呼呼睡。营养学家在农村普查过，这与他们的饮食习惯有很大关系。所以现在有人是早上一碗玉米粥，精神焕发，晚上一碗小米粥，呼呼大睡。

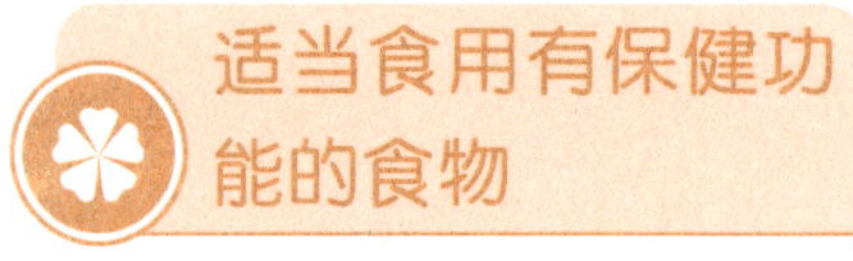

适当食用有保健功能的食物

1. 红枣

红枣性温味甘，壮胃气，健脾肾，调和药性，养血宁神，可改善怕冷、苍白、手脚冰冷症，并可减少烦躁与抑郁。《齐民要术》所论42种果品中，枣居首位，与桃、李、杏、栗并称为五果。民谚称："一日吃数枣，终生不显老。"

2. 核桃

核桃的脂肪含量低，可以保护心脏，降低胆固醇，是最好的补脑坚果类食品。研究发现，常吃核桃可延长寿命5~10年。

3. 花生

适量食用花生有益健康。花生性味甘平，有健脾和胃、润肺化痰、滋养调气、清咽止咳等功效，还有降压、止血和降低胆固醇的作用。花生含有人体必需的多种氨基酸，还含有较多的谷氨酸、天门冬氨酸，对促进人的脑细胞发育和增强记忆力，有良好的作用。花生中钙的含量也很高，比猪肉和牛肉高5～11倍。美国哈佛大学医学院研究提示：常吃花生者不易患胆结石。大部分胆结石是胆固醇性结石，而花生对胆结石的预防作用，可能正是源于花生具有调节脂类代谢的功能。饱和脂肪容易阻塞人体的动脉血管，导致心脑血管疾病，而花生含有不饱和脂肪，有助于清洁人体的动脉血管——但以不过量食用为前提，常吃少吃，以免过多摄入热量而发胖。

4. 绿茶

据传说，唐代有一个和尚活了

130岁。唐宣宗问他：你活了这么大年纪，是吃了什么长生不老的药?和尚回答说：我从小家中就很穷，从来不知道什么是药！只是爱喝茶罢了。唐宣宗就赐给这个和尚一个名字，叫“五十斤茶”。有人调查了南京市长寿老人，发现百岁长寿老人中，很少吃药，很少生病，但其中有不少老人爱喝茶。迷信药物，滥用药物，依赖药物是很难健康长寿的。日本的营养学家认为，每天喝4杯绿茶，癌细胞就不会分裂，而且即使分裂也要推迟9年以上。

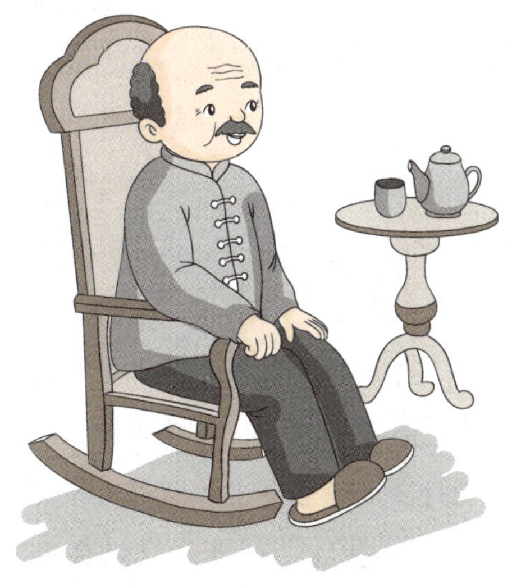

适量饮茶好处多，但如果饮茶过量，饮茶时间、方法不合适，不仅起不到好作用，反而于身体不利。如饭后立即饮茶会冲淡胃液，用茶水服药达不到服药的效力。饮茶应掌握“清淡为宜，适量为佳，随泡随饮，饭后少饮，睡前不饮”的原则。一般饭后半小时饮茶为宜。但喝浓茶不好，喝烫茶不好，有胃病、患神经衰弱睡不着觉的人最好不要喝茶。另外，茶能消解钙，经常喝茶的人要常补充些酸奶、豆腐、骨头汤，以预防骨质疏松症。

5. 酸奶、牛奶

喝酸奶有利于维持肠道中的细菌平衡，抑制有害的细菌。牛奶中含有将近5％的乳糖，可促进人体对钙和铁的吸收，预防骨质疏松。睡眠不好的人，睡前喝温牛奶有助于睡眠。早晨不要空腹喝牛奶，应有一杯牛奶和适量谷物类食品。在喝牛奶的前后一小时内，不宜吃水果等酸性食物，因为牛奶中的蛋白质遇到果酸后会凝结，影响消化和吸收。牛奶和茶不要一起喝，会影响钙的吸收。

6. 黑木耳等蕈类植物

黑木耳营养丰富，100克干木耳中，就含有蛋白质10.6克，脂肪0.2克，碳水化合物65克，钙357毫克，磷201毫克，铁185毫克，此外还有一定含量的维生素和胡萝卜素。黑木耳等蕈类植物能清洁血液和解毒，经常食用有良好的抗癌作用。

最新临床发现，若能长期坚持每天食用黑木耳，尿道结石症患者，结石会变小甚至排出。其中的奥妙在于黑木耳中的发酵素与植物碱，可刺激腺体分泌，湿润管道，促进石头排出。

矮、粗、胖的人往往是血稠的人。更年期的妇女、脖子短粗的人、AB血型的人，血液比较黏稠，容易成为高凝体质的人。尤其是过年过节时，大鱼大肉、烟酒无度，高凝食物容易过量。高凝体质的人加上高凝食物，所以，过年时心肌梗死的发生率会提高。心肌梗死虽然难以治疗，但吃黑木耳可以预防心肌梗死。吃阿司匹林可降低血液黏稠度，预防和避免心肌梗死。

在此提醒血液黏稠的人：①过年时不要胡吃海塞；②常喝点绿茶，活血化瘀；③不要生气发脾气，否则血易稠，易生病。

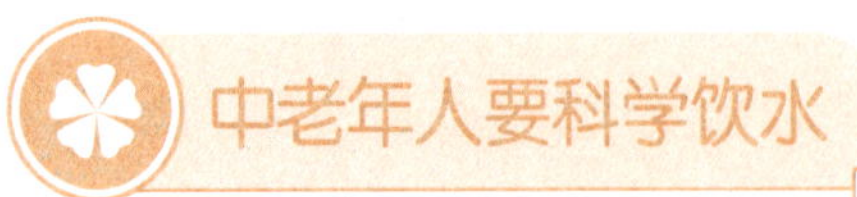

中老年人要科学饮水

1. 最佳饮料——凉开水

凉开水有“生物活性”的特征。开水自然冷却后，水中的氯气要比一般自然水降低50％，水的表面张力、密度、导电率等理化性能都有所改变，其生物活性比自然水要高出4～5倍，与生物活细胞里的水十分相似，因而易于渗透细胞膜而被人体吸收。喝凉开水比喝温开水的效果好。所谓凉开水，就是把烧开的水倒入茶杯，盖上杯盖，等冷却到20～25℃时即可。晚上临睡前倒一杯开水（加盖盖好），第二天早晨饮用。

专家提醒

水仅有纯净是不够的，纯净水不等于健康水。对市场上色、香、味俱全的高档饮料，偶尔少量饮用倒也无妨，但过量贪饮则是有害无益的。在这些饮料中含有糖、人造色素、香精、防腐剂等，饮用过多，不仅易引起喉头水肿、皮疹、咳喘等症，而且这些物质在胃里停留过久，会刺激胃黏膜，造成消化功能紊乱，影响食欲，甚至还会增加肾脏的负担。

2. 早晨起床后饮水有利健康

白开水具有特异的生物活性，

容易透过细胞膜，促进人体新陈代谢，利尿、通便、排毒。清晨空腹饮水30分钟后，有排毒作用。一个人排便的最好时间是在起床后半小时，这样可以把积于肠道内的毒素排出体外，大便前若能先饮水一杯，可以起到刺激肠蠕动的作用，在排便时感到轻松省力。高血压、动脉硬化的发生与食盐中钠离子在血管壁上沉积有关。若在早上起床后喝杯水，可以把头天晚餐吃进体内的氯化钠（即食盐）排出体外。一般饮水温度为水煮沸后冷却至20～25℃。

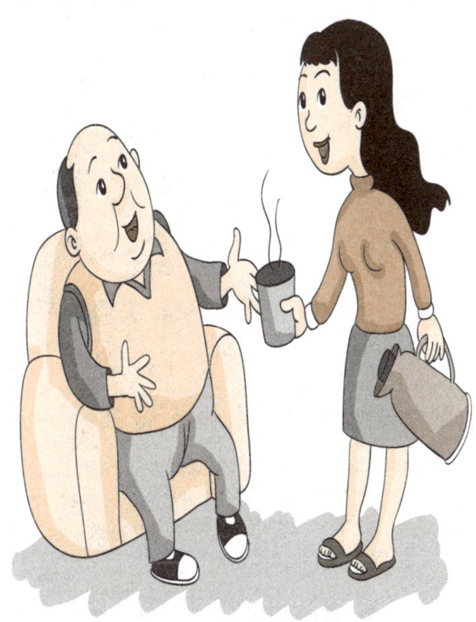

3. 养生一日三次水

清晨喝水。起床后喝一杯温开水，可以清洗肠胃，刺激肠胃活动，增进消化功能。或空腹喝下一杯蜂蜜水，有润喉、清肺、滑肠作用。午休以后，喝一杯淡淡的绿茶水，有醒脑提神、解渴利尿功效，夜晚睡觉以前喝一杯白开水，增强解毒和排泄能力。

每日定时饮水有利健康。早晨喝杯凉白开或淡盐水，可帮助肾脏及肝脏解毒，以250毫升的饮水量为宜。上午9～10点钟（早饭后一个半到两小时）和下午3～4点（午饭后一个半到两个小时）往往工作忙碌，情绪紧张，人体易出现脱水现象。此时补充至少250毫升水，还能帮助清醒头脑。如果晚饭有喝稀饭的习惯，那么晚上就不用补水，反之，就应该在晚8点左右，适当喝一点白开水，以补充一天的水分。少喝碳酸饮料。碳酸饮料中的酸性物质不但对牙齿产生危害，喝多了也会使人体营养失衡。

4. 喝水过多会“中毒”

“水中毒”的现象并不普遍，但是患有高血压多年，长期采取低盐饮食方式，并且坚持服用利尿剂来降血压的老人，一次性饮水过多，容易导致血钠浓度过低。要想防止这种现象发生，老年人首先不能一次性过量饮水。每天最好在清晨和晚上临睡之前各饮水200毫升，白天两餐之间饮水600毫升左右。有些人喝不惯白开水，可以喝绿茶，或将胖大海、枸杞子、麦冬、罗汉果等泡水喝。如果三餐中有汤，则全天饮水数量要酌量减少。

红薯，通便防癌价值高

红薯，又称地瓜、白薯等。它可以有效地抑制结肠癌和乳腺癌的发生。同时红薯对人体器官的黏膜也有特殊的保护作用，可以保持血管弹性，抑制胆固醇的沉积，还能够防止中老年人肝肾中的结缔组织发生萎缩，防止胶原病的发生。

或许很多人会觉得奇怪，红薯这么常见，大街小巷遍地都是，它能有多大的好处？其实，有的时候，一件东西是否有价值还真不一定都能同价格挂上钩。今天，我们就来看看，这不起眼的红薯，究竟是如何被称为“近乎完美的食品”的。

1. 改善体质

在我们日常的饮食中，一般是酸性食物居多。如各种粮食、鱼肉鸡鸭等，而红薯却是一种碱性食品，吃红薯可以中和人体内因疲劳或食物所累积起来的过多的酸，有利于维持人体内部的酸碱平衡。

2. 除宿便

红薯具有丰富的纤维，而纤维素可以促进胃肠的蠕动，达到滑肠通便的作用，易于人体及时排出体内的垃圾，有助于中老年人预防便秘以及大肠癌、结肠癌等癌症。

专家提醒

红薯，原名番薯，又名甘薯、地瓜、红苕、白薯、白芋等。属旋花科一年生草本植物。茎蔓长半米以上，平卧地面斜上，叶片通常为较大的卵形，花冠粉红色、淡紫色或紫色，蒴果卵形或扁圆形，其地下块根如纺锤形，外皮土黄色或紫红色。红薯有长寿食品之誉，具有抗癌、保护心脏、预防肺气肿、糖尿病、减肥等功效。

3. 最均衡的保健食品

红薯中的营养价值非常高，含有胡萝卜素、膳食纤维、维生素A、B族维生素、维生素C、维生素E以及铁、钾、硒、铜、钙等10余种的微量元素。另外。红薯中还含有一种类似雌激素的物质，这种物质可以保持肌肤嫩滑，延缓细胞衰老，因此，对中老年人来讲，红薯实在是再好不过的食物。

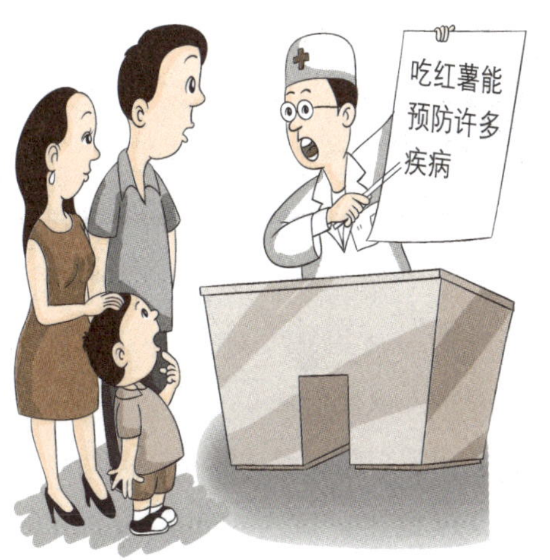

4. 防止经常出现的现代病与脑卒中

红薯内部含有大量的黏蛋白，这是一种由胶原以及黏多糖类物质所组成的混合物，它对于人体有一种特殊的保护作用。它可以保持血管弹性，预防动脉血管硬化，阻止动脉粥样硬化症状的过早发生。它还能排除体内的胆固醇，预防多种现代病，还可以降低脑卒中发生的危险。

5. 神奇低热量食品

虽然它拥有维生素C、维生素E、胡萝卜素、铜以及其他的营养物质，但是它的热量却非常低，所以丝毫不用担心吃它会发胖。

6. 减肥的最佳选择

吃红薯不仅不会胖，还有神奇的减肥功效。红薯本身具有的纤维素并不能够被人体消化吸收。而且这些高纤维素可以阻止多余胆固醇的生成，从而可以阻碍糖类转变为脂肪。所以，肥胖的中老年人不妨把一日三餐中的一餐作为红薯的专属，减肥的效果会让人满意。

7. 堪称第一的防癌效果

关于红薯的防癌功效，已经获得科学界的公认，虽然有很多食物可以防癌，但是红薯的防癌效果堪称第一。

需要注意的是薯类虽好，但是烹饪方法不同，其营养价值也会有所不同，如快餐中的炸薯条，在加工过程中就被氧化，破坏了大量的维生素C，且易增加脂肪的摄入量，所以应尽量少吃。

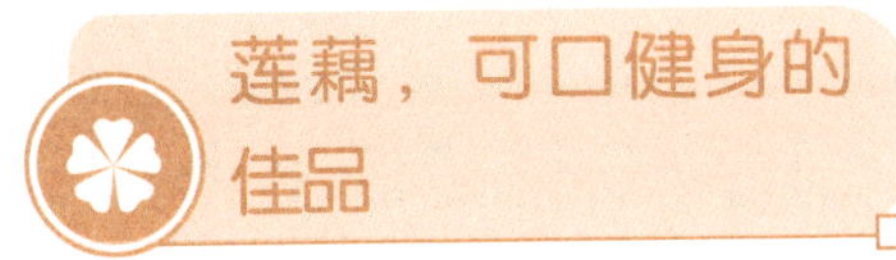

莲藕，可口健身的佳品

莲藕味微甜而清脆，既可以生

食也可熟吃，并且它不仅仅是家常美食，还有很高的药用价值。莲藕的全身都是宝，花须果实，叶叶根根，都可滋补入药，无一处浪费。莲藕粉也很有营养价值和药用价值，可以开胃清热，消食止泻，预防内出血，滋补养性，是妇孺和体弱多病者的滋补佳珍，在清朝的咸丰年间，就已经被钦定为皇家的御膳贡品了。

现今，莲藕已经不是什么稀罕之物，到处都很常见，早已经“飞入寻常百姓家”了，但是，千万不要忽略了这看起来毫不起眼的小东西，它虽小，价值可不小。

1. 小小莲藕价值大

（1）清热凉血。莲藕属于寒性植物，因此有清热凉血的作用，中老年朋友可以用它来治疗一些热性方面的病症。平时食用莲藕时，人们经常会除去藕节不用，其实藕节是一味极好的止血良药，它味甘、涩，性平，含有丰富的天门冬素、鞣质，这种物质专治各种出血，如咯血、吐血、便血、尿血、子宫出血等症。民间经常会用藕节六七个，捣碎之后加适量红糖煎服，用于止血，非常有效。莲藕味甘且多液，对于治疗中老年人的热病口渴尤为有益。

（2）健脾开胃、通便止泻。莲藕中含有丰富的黏液蛋白和膳食纤维。这些物质可以同与人体内的胆酸盐、食物中的胆固醇以及甘油三酯等相结合，使其通过粪便排出，从而减少身体对脂类的吸收。同时，莲藕之中含有鞣质，能散发出一种很独特的清香，可以起到一定的健脾止泻作用，还可以增进中老年人的食欲，开胃健中，促进消化，有益于胃纳不佳、食欲不振的中老年人恢复健康。

（3）益血生肌。莲藕的营养价值很全面，富含钙、铁等微量元素，还有丰富的植物蛋白质、维生素以及淀粉，具有明显的补气益血、增强免疫力的作用，因此有“补中养神，益气力”之说法。

（4）止血散瘀。莲藕中含有丰富的单宁酸，有收缩血管作用。不仅能够止血，还能够起到凉血、散血的作用。中医认为莲藕止血而不留瘀，是热病血症的最佳食疗选择。

2. 如何选择莲藕

从莲藕的种类来说，藕有红花藕与白花藕之分，一般的规律是红花藕的外皮为褐黄色，形体则是又短又粗，生吃起来会感到味道苦涩；而白花藕则是呈银白色，外皮光滑，形体长而细，生吃的时候味道很甜。通常两种藕的做法也不太相似，若是炖排骨藕汤用，则是用红花藕，如果清炒藕片则用白花藕。另外，还有一种麻花藕，外表粗糙，品质一般，表皮呈粉色，内部含淀粉较多。

专家提醒

莲藕的顶部第一节称为荷花头，它的味道最好，特别适合生吃。维生素的含量非常高，纤维含量则比较低。生吃莲藕有清润的功效，尤其适合那些身体燥热或者长有暗疮的中老年人食用。莲藕的第二节和第三节相对来说较老，最好用来炖，剩下其余各节肉质都太粗，只适合用来煲汤。莲藕煮熟之后富含铁质，非常适合体弱的中老年人食用。

若是从莲藕自身来讲，则是藕身肥大，水分多而甜，肉质脆嫩，又带有淡淡清香的为佳。同时，藕身也应该没有伤、不变色、不烂、不干缩、无锈斑、不断节；另外，藕身外应该附有一层薄泥以做保护。若是藕片发黑，有异味，则不适合食用。

3. 莲藕的食用

莲藕可生食，可烹食，可捣汁饮，更可以晒干磨成粉，用来煮粥。熟食莲藕适用于炖、炒、炸或者做菜肴的配料，如“炸藕盒”“八宝酿藕”等。煮藕不可以用铁器，否则会使藕变黑。如果莲藕没有切过或者损伤，就可以在室温中保存一周左右，一旦切过，就容易变黑，切面部分非常容易腐烂，所以要用保鲜膜包好，放入冰箱冷藏。

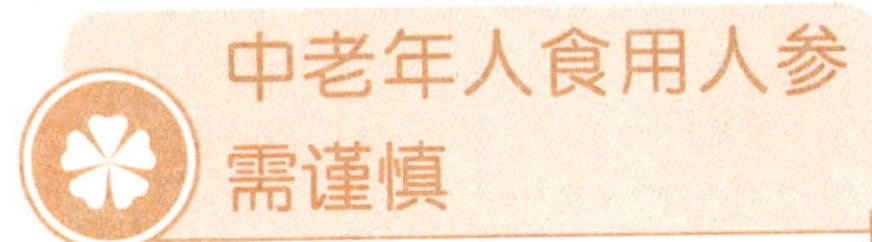

中老年人食用人参需谨慎

早在两千多年以前，我们的先辈就发现人参具有很高的营养价值，有宁神益智、大补元气、补虚扶正、延年益寿、益气生津之功，因此被誉为“益气要药”。但是，如果食用不当，也可能让如此宝贵的补益佳品成为危害生命的毒药。

人参除了可以滋补强身之外，在抗衰老、防癌以及治疗胃和肝脏疾病乃至糖尿病方面都有很好的疗效，因此近年来，人参越来越受到广大中老年朋友的青睐。正是在这种思想的影响下，许多人纷纷转向用人参来“有病治病，无病强身”。

但其实，如果人参食用失当，也会带来严重后果，例如让身体状况更糟糕，甚至中毒，严重的还会丢掉性命。因此，中老年朋友在选择人参进补的时候，一定要谨慎。在这里，我们就把人参的功效、禁忌一一为大家讲解，让中老年朋友作出适合自己的选择。

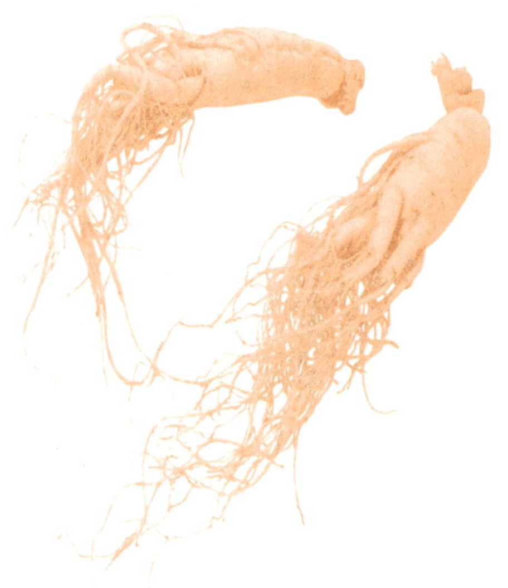

1. 人参对中老年人的功效

人参可以调节人体中枢神经系统，使大脑兴奋以及抑制过程趋于平衡，具有抗疲劳的作用，可以提高体力劳动与脑力劳动的能力，提高工作效率。

可以促进大脑对能量物质的利用率，增强中老年人的记忆能力。

可以增加心肌的收缩力，从而减慢心率，增加每搏输出量与冠脉流量，可抗心律失常与心肌缺血。

可以降低血糖，改善血脂，降低血中甘油三酯与胆固醇，具有抗中老年人动脉粥样硬化的功效。

具有促进性腺功能和增强性功能的作用。

可以增强中老年人的免疫功能。

提高机体对有害刺激的抗御能力，并且可以增强机体对外部环境的应激能力以及适应性。

具有抗病毒、抗辐射、抗休克、抗肿瘤等多方面的作用。

2. 进补三误区

（1）盲目滥用。如果不懂得对症下药，盲目地食用人参。就有可能导致出现兴奋、烦躁、惊厥、呼吸急促、抽动、唇面发紫，甚至会因呼吸衰竭而死亡。

（2）大量服用。有一份报道说，有人曾经用红参40克煎汁200毫升，并且一次性服完，结果即出现了抽动、频繁呕吐、大小便失禁、神志不清的症状，经过眼底检查发现，他的视网膜有片状出血斑，而最后死于肺水肿和急性心力衰竭等症。

（3）长期服用。通过研究调查

发现，如果连续一个月每日服用人参5克以上，就会出现激动、兴奋、失眠、心慌、烦躁、咽喉有刺激感以及神经过敏等症状，也可能会出现眩晕、头痛、出血、皮疹、晨泻、水肿等症，这主要是由于人参中含有的达玛烷二醇糖苷和三醇糖苷等成分所导致的。

3. 忌用或慎用人参的情况

（1）失眠。由于人体大脑皮质的兴奋与抑制平衡失调所致，而人参却有兴奋中枢神经的作用，这种情况下服用，会使症状加剧。

（2）动脉硬化。人参会抑制体内脂肪的分解，从而加重血管壁的脂质的沉积量，因此患有脑血管硬化、高血压、脉管炎的中老年人慎用。

（3）胆结石。人参具有雌激素样作用，可以抑制胆道排泄出胆汁，且会让胆汁变得黏稠，如果长期大量服用，会让胆结石的情况加剧。

（4）血黏度增高。人参可以促进红细胞的生长，而如果体内红细胞增多，血的黏稠度就会随之升高。

中老年朋友在购买和服用人参的时候一定要留心，最好有专业医师的指导，否则可能既浪费了钱财，又收不到太好的效果。

枸杞，药食两用的佳品

枸杞，又名血杞，与人参、何首乌并称“益寿中草药三宝”，是中老年人经常用来滋补、美容、增寿的佳品。在我国第一部本草著作《神农本草经》中就有对“枸杞”的记载，并将其列为“上品”。明代著名的医药学家李时珍也曾在他的著作《本草纲目》中，详细地描述了枸杞的作用。

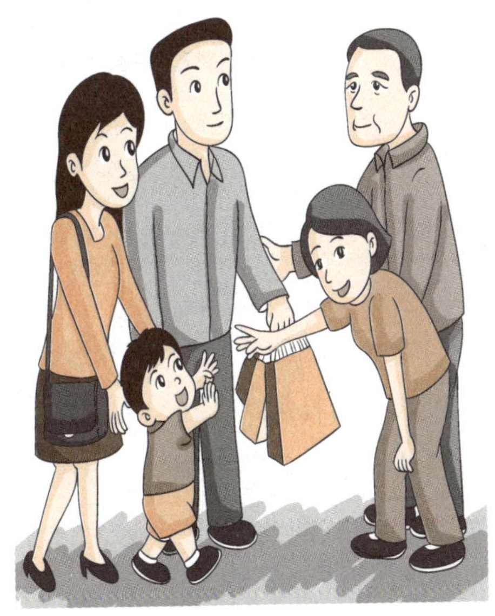

历代的医学家、养生家都很看重枸杞的补养功效。早在《神农本草经》中就指出枸杞“久服坚筋骨”，《食疗本草》也记载枸杞

"能益人，去虚劳"，《名医别录》也提到枸杞擅长"补益精气"。

枸杞中含有14种氨基酸以及大量的胡萝卜素，还含有烟酸、甜菜碱、B族维生素、维生素C、牛黄酸以及钙铁、磷等物质。现代的医学研究更是证明，枸杞不仅可以用于防治高血脂、糖尿病、肿瘤及肝病，在眼疾方面起到的作用更是不容忽视。这源于枸杞中所含的大量胡萝卜素，这种物质在进入人体之后会在酶的作用下，转化成维生素A，而维生素A向来都被看作是能够保护眼睛、防止视力退化的特效维生素，因此我们可以看出枸杞对眼睛会起到怎样重要的作用。

中医认为枸杞性味甘平，可以滋补肝肾、益精养血、软化血管、降低血液中的胆固醇、甘油三酯水平、增强人们的免疫力。对于现代人来说，枸杞最实用的功效莫过于治疗虚痨精亏、腰膝酸痛、眩晕耳鸣、内热消渴、血虚萎黄、目昏不明及其所引起的不适和疾病。

除此之外，枸杞对脂肪和糖尿病也具有一定的疗效，临床医学验证，枸杞还可以用来治疗慢性肾衰竭。

中老年人身体各个部位的功能都已经开始衰退，眼睛也逐渐变得视物不清，就更有必要在日常生活中多食用一些枸杞。但是，枸杞毕竟是一种药材，怎样吃才最合理，对身体最有益呢？在这里，就给中老年朋友一些建议。

枸杞作为一种药食两用的进补佳品，有很多种食用的方法。

专家提醒

枸杞可以长期服用，夏季的时候适宜泡茶，最好的饮用时机是在下午，这样有助于中老年人改善体质，提高睡眠质量。不过在作为茶饮的时候要注意，枸杞泡茶不适合同绿茶搭配，适合与胖大海、金银花、贡菊和冰糖一起泡。当代实验和临床应用的结果已经表明，枸杞代茶常饮，可以显著提高和改善中老年人的免疫功能和生理功能，具有强壮机体和延缓衰老的作用，对癌症患者配合化疗，还具有减轻毒副作用、防止白细胞减少等疗效。

冬季食用枸杞，煮粥就是非常适宜的吃法，在这一方面，它可以和各种粥品搭配。

枸杞还可以在做菜的时候使用，例如枸杞炖羊肉就非常适合冬天食用。而家常炒菜加入枸杞后也会变得口感颇佳，如枸杞炒蘑菇、枸杞玉米羹等，都是色香味俱佳的素菜，不仅鲜香可口，而且色泽美观。对于女性而言，经常吃枸杞还有助于美白养颜。

任何滋补品都不要过量食用，枸杞也不例外。一般来说，健康的成年人食用枸杞最佳的量是每天吃20克左右。现在很多关于枸杞毒性的动物实验已经证明，枸杞是非常安全的一种食物，不含任何毒素，因此中老年人可以长期食用。

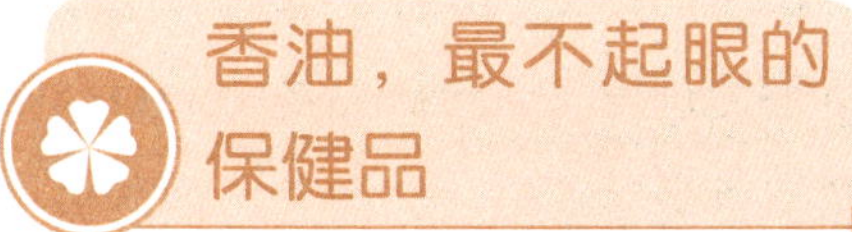

香油，最不起眼的保健品

香油，又称为“芝麻油”，或者是“麻油”，它是从芝麻中提炼出来的，具有非常特别的香味，因此称为香油。当中老年朋友在对五花八门、琳琅满目的保健品不知作何种选择的时候，可别忽视了生活中再平常不过的香油。

说香油是保健品，很多人可能感到不可思议：香油不就是饮食中偶尔加入的作料吗，而作料通常情况下不是只为了调味，对人体并没什么特别的益处吗？话虽这么说，但是事情总有特殊，像醋，就对人的身体很有好处，而香油，也是其中的一种。

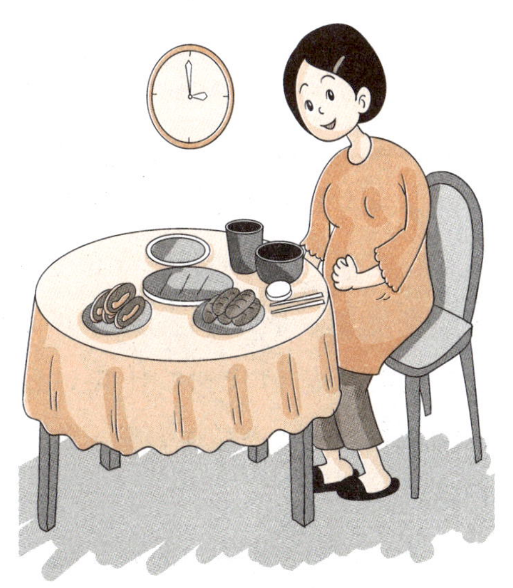

概括来说，香油对于中老年人来讲，会有以下若干好处：

（1）香油具有浓郁的香气，这对于消化功能已经逐渐减弱的中老年人来说，不仅可以帮助增进食欲，还有利于对食物营养成分的吸收，并且香油本身非常容易消化吸收，香油中98％的成分可以被人体吸收。

（2）香油中含有大量的油脂，这对于容易发生便秘的中老年人有很好的润肠通便作用，对习惯性便秘的中老年朋友来说，早晚空腹喝一口香油，就可以达到润肠通便的功效。

（3）香油中含有丰富的维生素E，这有利于维持细胞膜的完整及其正常功能，也可减少体内脂质的积累，对保持血管弹性和软化血管均有较好的效果。而且香油中含有40％左右的棕榈酸、亚油酸等不饱和脂肪酸，这种成分非常容易被人体所分解、吸收和利用，从而起到促进胆固醇代谢的作用，还有助于消除人体动脉血管壁上的沉积物。

（4）香油中含有的卵磷脂不仅能起到滋润皮肤的作用，还可以祛斑，因此对于想要祛除老年斑的朋友来讲，实在是一个不错的选择。

（5）中老年人持续食用香油，还可以预防过早出现白发和脱发。

（6）香油还有预防牙龈萎缩、保护牙龈和口腔的功能。对于经常吸烟的中老年人来说，经常喝点香油，就可以减轻一些香烟对口腔黏膜、牙齿、牙龈的直接伤害，还可以改变口中由于经常吸烟导致的难闻的气味。而且能够在一定程度上阻止肺部对于尼古丁的吸收，从而减少肺部烟斑的形成，并促使尼古丁黏附在香油层中随着痰液而咳出体外。

（7）对于喜欢饮烈酒的人，在饮酒之前喝点香油，可以对口腔、食管、胃贲门以及胃黏膜起到一定的保护作用。

（8）香油中含有大量的抗衰老的维生素E。它可以促进细胞分裂并延缓其衰老过程，因此每天坚持喝一点香油对身体非常有益，尤其是中老年人，只要坚持数年，定会看到效果。

（9）中老年人很容易患有肺气肿或支气管炎，如果能够在睡前喝一口香油，第二天起床后再喝一口，咳嗽就能明显减轻，久而久之，病症就会有很大的改善。

蜂蜜，中老年人的特殊“牛奶”

根据统计分析，蜂蜜中被检测出的物质已经达到180余种。在这些成分中，最主要的成分是容易被人体所吸收的葡萄糖、果糖等单糖，以及人体细胞组织和器官所需要的各种营养物质。除此之外，最重要的一点就是它产生的是大量的热量而不是脂肪，因此它是很重要的滋补品以及天然药品，对体弱多病的人以及中老年人尤其适宜。德国人一直都把蜂蜜称为“老年人的牛奶”。

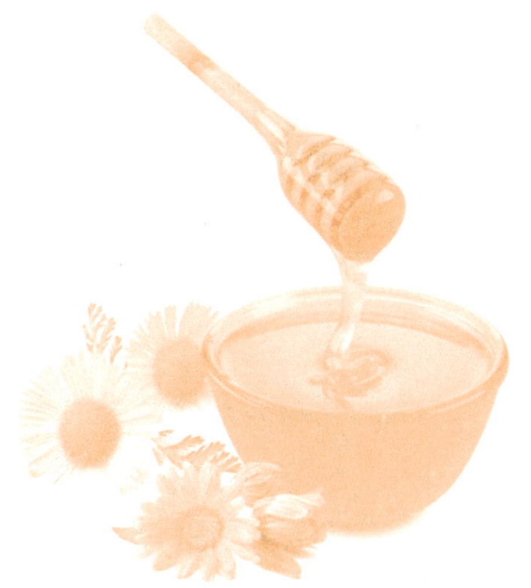

世界上很多国家在很早已经出现关于利用蜂蜜来治疗疾病的记录。蜂蜜中含有大量的单糖，可以很快被人体所吸收利用，蜂蜜所产生的能量比牛奶要高出5倍，可以很快地补充人体所需要的能量，消除人体的疲劳和饥饿，并且蜂蜜中不含有脂肪，富有氨基酸、矿物质、维生素、酶类等，经常服用可以让人精神焕发，精力充沛，记忆力得到提高。目前为止，蜂蜜已经被广泛地用于多种疾病的治疗。例如利用蜂蜜来滑润胃肠的溃疡。可以调节胃酸分泌，使其正常化；神经衰弱的人，每天临睡之前，口服一汤匙的蜂蜜，就可以起到促进睡眠的作用。因此，那些身体虚弱、四肢无力、缺乏锻炼、精神不佳的中老年人，应该经常服用蜂蜜，这会对身体大有裨益。

中老年人一般不适合过多地食用糖类，因为容易引起血糖过高，从而导致动脉粥样硬化、高脂血症、糖尿病等疾病。而吃蜂蜜却不会出现这种情况，因为蜂蜜中最主要的两种糖——葡萄糖和果糖，都是单糖，并且比例也非常合适，在人体服用之后，其中的葡萄糖就会被迅速吸收，果糖则相对缓慢，从而会对血糖的高低起到一个维持平衡的作用。美国芝加哥大学的舒茨和克诺博士曾经做过一些实验：在一系列的营养食品中，对蜂蜜所做的实验结果最令人满意，在食用后最初15分钟之内，葡萄糖就被人体所吸收，也就是说蜂蜜中不会有过剩的糖分在人体的血管内循环，血糖也以非常缓慢的速度下降至最初水平。因此，得出结论，蜂蜜要比含葡萄糖比例高的普通糖类好，因为普通糖会让人的血糖增加过高，而蜂蜜就不会产生这种情况，这也是蜂蜜能成为“老年人牛奶”的重要原因。

除此之外，蜂蜜还有润肠胃、护肝、安眠、杀菌和促进新陈代谢的作用，经常用来治疗便秘、胃溃疡等病症。另外，蜂蜜还有营养心肌的作用，对于治疗心功能不全等问题，都能起到非常好的治疗和预防的作用。

此外，蜂蜜还可以增强中老年人的抵抗力与免疫力，并对老年性疾病有防治作用。由于它含多种营养素，如氨基酸、维生素、矿物质、钙、镁、铁、锌等，能够增强中老年人对疾病的抵抗力。

那么，怎样吃蜂蜜才最合适呢？怎样的蜂蜜质量会比较好呢？相信这也是中老年朋友所关注的问题，在这里，我们就来分析一下。

一般情况下，中老年人食用蜂蜜没有什么需要禁忌的地方。食用蜂蜜最常用的办法就是用水来冲服。或许很多人也听说过，冲蜂蜜的时候，不可以用开水，这是有一定道理的，因为开水的高温会破坏蜂蜜中一部分的活性酶及维生素C，从而降低蜂蜜的营养成分。中老年人在冲服蜂蜜的时候，要注意把烧开的水凉透后，然后再放入蜂蜜。除此之外，吃早餐的时候把蜂蜜涂抹在面包上或馒头上也是不错的吃法，能够完全地保留住蜂蜜的营养。

那么，市场上品种繁多的蜂蜜，中老年朋友又该怎样识别呢？有的人买回蜂蜜后，会发现瓶底下

专家提醒

目前市场上的蜂蜜品种繁多，除了常见的槐花蜜、紫云英蜜等，还有许多价格很高的枸杞蜜、当归蜜等。那么，是否这些采自药材植物的蜂蜜就是非常好的呢？从理论上讲，不同的植物采摘的蜂蜜，成分和特性确实可存在一些差异，但其保健功效尚未完全得到研究证实，所以说，采自某种药材的蜂蜜会与该药材具有相同或相似的药物作用这种说法并不科学。因此，中老年朋友在购买时也不需要一味追求价格高的蜂蜜。

有结晶，于是就怀疑自己买到的是掺了白糖的假蜂蜜。其实，蜂蜜中的果糖成分在低温的情况下可能会沉淀，形成结晶，这是正常的现象，所以不要一看见蜂蜜有沉淀就怀疑是假货。不过，市场上也的确存在蜂蜜中掺加白糖的现象，所以中老年朋友在购买时还是尽量到正规的大商店去。

猪蹄，民间的熊掌

提起熊掌，很多人知道它的营养价值很高，但是它不菲的身价也会让大部分人只能望其兴叹。其实在生活中我们常常不屑一顾的廉价猪蹄，是完全能跟熊掌媲美的“宝贝”，其中所富含的营养价值并不比熊掌少。

猪蹄又称为猪脚、猪手。分前后两种类型，前蹄肉多而骨少，形体直，后蹄则是肉少骨稍多，形体较弯。中医理论认为，猪蹄性平，味甘咸，是一种类似于熊掌的美味菜肴以及治病“良药”。此言不虚，猪蹄味道可口，营养丰富，不仅是家常菜肴，还是滋补身体的佳品。据食品营养专家分析，平均每100克的猪蹄中就含有脂肪26.3克、蛋白质15.8克、碳水化合物1.7克。此外，猪蹄中还含有钙、磷、铁及维生素A、B族维生素、维生素C等营养物质，尤其是猪蹄中所含有的蛋白质在水解之后所产生的精氨酸、胱氨酸等11种氨基酸的分量充足，因此，中老年人多食用一些猪蹄对身体十分有好处，猪蹄对于中老年人的作用犹如熊掌般可贵。

猪蹄中含有丰富的胶原蛋白，这是一种由生物大分子所组成的胶类物质，是构成肌腱、韧带及结缔组织中最主要的蛋白质成分，它在烹调过程中会转化成明胶，能够结合大量的水。猪蹄中的胶原蛋白被人体吸收后，能促进皮肤细胞吸收和贮存水分，从而有效地从内部改善中老年人机体的生理功能以及皮肤组织细胞的储水功能，从而防止皮肤过早地出现干涩、褶皱，延缓中老年人的皮肤衰老，还会使面部皮肤显得丰满光泽。汉代的名医张仲景就有一个“猪肤方”，在这个方子中指出猪蹄上的皮有“和血脉，润肌肤”的作用。此外，胶原蛋白还可以促进人体的毛发、指甲生长，同时保持皮肤细腻、柔软，指甲有光泽。

据分析，人体内部，胶原蛋白的分量约占蛋白质的三分之一。一旦胶原蛋白合成发生了异常，就会引起所谓的“胶原性疾病（结缔组织病）”。骨骼最初形成时，必须要有充足的胶原蛋白纤维做骨骼的框架，所以胶原蛋白又是“骨骼中的骨骼”。如果缺少胶原蛋白，就会影响到我们骨骼的健康。

通过以上分析，中老年朋友应该知道了猪蹄对我们身体的重要营养作用，那么，猪蹄怎样烹调最有营养呢？常见的猪蹄菜式又有哪些呢？①猪蹄一般用于烧、卤、炖汤。②购买猪蹄之前要检查好是否有局部溃烂现象，这是为了防止口蹄疫，然后再去毛剁碎或者剁成大段骨，肉骨一同与配料入锅。③猪蹄还可以做成缠蹄、煮熟切片凉拌。④带皮煮猪蹄的汤汁最后还可以煮面条，不仅不浪费，而且味道鲜美，另外，汤里还含有益皮肤的胶质。

专家提醒

猪蹄可以减缓中老年妇女骨质疏松的速度，经常食用猪蹄，还可以有效地防止进行性营养障碍，减少四肢疲乏、麻木、腿部抽筋的现象，防治消化道出血、失血性休克等疾病，改善全身的微循环，从而预防或减轻缺血性脑病和冠心病。对于手术及重病恢复期的老人，食用猪蹄非常有利于组织细胞正常生理功能的恢复，加速新陈代谢。

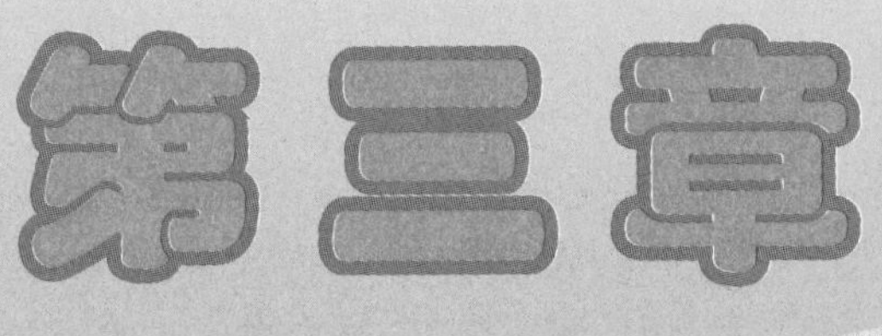

中老年人的运动与睡眠

生命在于运动，经常运动可以保持体力不衰；适当用脑可以保持脑力不衰。“流水不腐，户枢不蠹”，运动是延缓衰老、防病抗病、延年益寿的重要手段。

良好睡眠能消除全身疲劳，使脑神经内分泌、体内物质代谢、心血管活动、消化功能、呼吸功能等能得到休整，促使身体各组织生长发育和自我修补，增强免疫功能，提高对疾病的抵抗力，所以有“失眠是睡眠的天敌”“睡眠是天然的补药”的谚语。

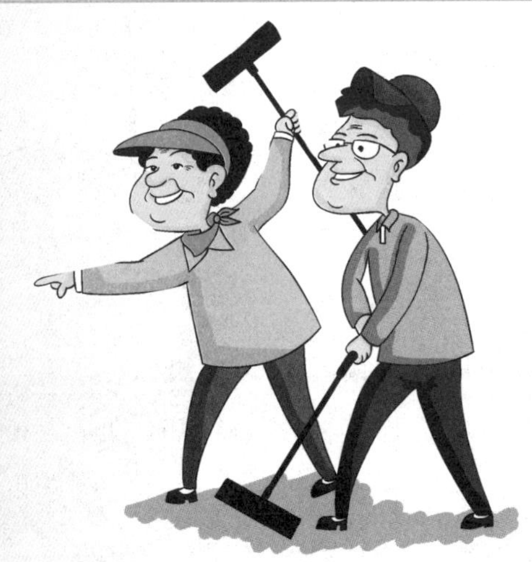

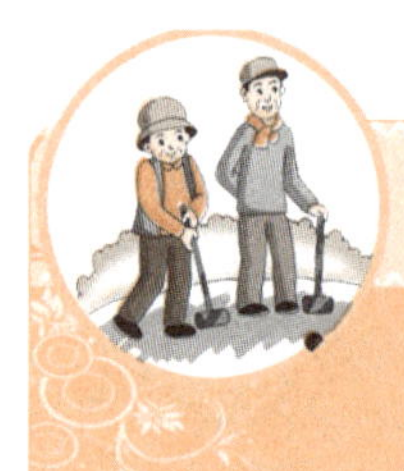

第一节 适度运动益健康

运动给身体带来什么好处

“生命在于运动”是法国哲学家伏尔泰的名言，揭示了生命的一条规律——动则不衰。正如“流水不腐，户枢不蠹”。运动是强健身体、延年益寿的基本条件。

不爱运动的人往往容易产生消化功能紊乱，特别是由于肠蠕动无力而引起便秘。运动可以促进胃肠蠕动和消化液分泌，肝脏、胰腺功能也会随之改善。

经常运动，可以增强心肌的力量，使心脏每分钟的搏动次数减少，每次的搏血量增加。这既有利于全身的血液循环，又有利于改善冠状动脉对心肌的供血。

运动可改善呼吸。人体在运动中需要吸入更多的氧气，排出大量的二氧化碳，因而肺活量增大，残气量减少，肺功能即可增强。

人到中年，脂肪往往会在体内过多地堆积，肌肉却会逐渐萎缩。运动可以改善这一状况。

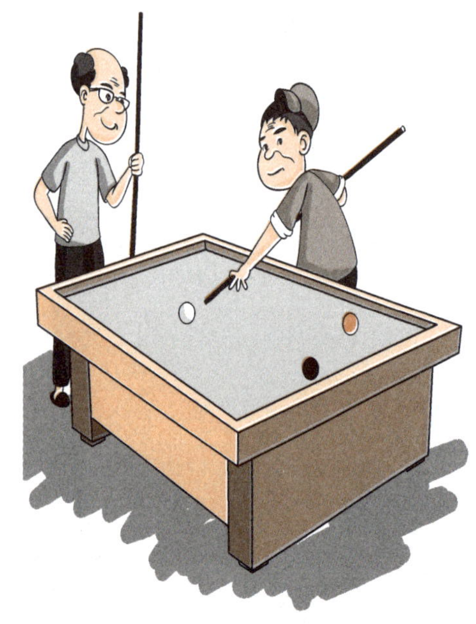

有轻度糖尿病的中老年人只要经常进行适当的运动，再加以膳食的调节，就可以保持血糖正常。对于需要用胰岛素治疗的患者，运动可以减少胰岛素的用量。

骨质疏松是老年人骨质退化的结果，运动可以延缓退化进程。

运动可改善神经系统功能，提高机体对外界活动的适应能力，协调大脑皮层兴奋和抑制过程，对脑力劳动者既是“安眠药”又是“兴奋剂”；运动还可使紧张用脑之后的神经细胞得到恢复，营养物质得到补充，提高神经细胞的工作效率，消除大脑皮层的紧张和焦虑，有助于休息和睡眠。

运动也可以使老年人容貌俊美，减少面部皱纹。适当的运动，会使全身血液循环加速，皮肤血管充盈通畅，大量的营养和氧气被输送到皮肤细胞。运动时流汗，有利于废物的排除；皮肤温度的升高，有助于胶原蛋白产生。老年人通过运动，可促进皮肤的新陈代谢，从而防止皮肤起皱。

除此之外，运动还可以使脑组织释放一种化学物质，使人产生愉快的感觉，精神愉快，就会增强对外界的适应能力。这种愉快和适应能力反过来又可以促进身体健康。

当前，国内外学者一致认为，体育锻炼可以调动人体免疫系统的应激能力，使免疫器官延缓衰老，增强免疫功能。他们从实践中得到这样一条规律：机体的衰老——免疫功能下降——体育锻炼——提高免疫——增进健康延缓衰老。

可见运动与人类健康长寿有着十分密切的关系。

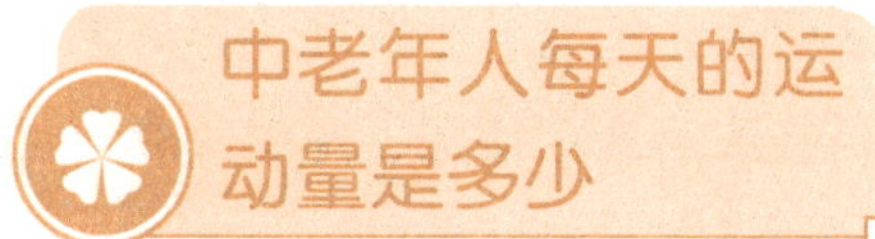

中老年人每天的运动量是多少

对于肌肉力量训练项目，中老年人适宜的运动量应是每次训练所引起的肌肉酸痛在24小时内基本消失；而增加关节柔韧性的训练则应做到数小时内韧带的不适能完全消除。

对于有氧运动训练，最简单的运动量计算方法就是用年龄来预计必须达到的心率，一般可在运动结束后立即数脉搏计算心率。运动中的心率保持在（220−年龄）×60％至（200−年龄）×85％的范围之内，即可认为是运动量比较合适。

也有人主张用更为简单的方法，直接用（170-年龄）作为运动中适宜的平均心率，如60岁的人平均心率应在110次/分上下。身体健康者运动后的最高心率（次/分）可为（180-年龄）。但对于有心肺疾患的老年人而言，为确保运动安全，必须做一些医学上的运动负荷试验以指导并选择适宜的运动量。

运动量的大小也可用中老年人的主观感受来衡量。如在锻炼中感到心胸舒畅、精神饱满，虽有轻度疲劳但无气喘、心跳加快等现象，在锻炼后食欲增加、睡眠改善、血压与体重正常等情况，都是身体对运动的良好反应，说明运动量适中。否则，应根据情况及时调整运动量和运动强度。

专家提醒

中老年人适宜的运动量也可用心率恢复到运动前水平的时间来评估：运动结束后在3分钟内心率恢复者表明运动量较小，在3～5分钟之内恢复者表明运动适宜，而在10分钟以外才能恢复者表明运动量太大。

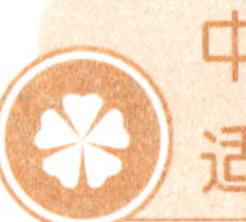

中老年人为什么要适度运动

中老年人运动健身一定要适度，因为中老年人如运动量过低，达不到运动锻炼的目的，机体会加速老化；如运动量过高，即超负荷的运动不仅极易使人疲劳，而且对身体也不利。已有研究表明，激烈的、过度的运动能使儿茶酚胺和促肾上腺皮质激素分泌增多，并能抑制某种淋巴细胞的生物活性，降低人体免疫力，致使中老年人的身体素质下降。为了让中老年人正确地理解运动健身的适度问题，建议中老年人遵循运动金字塔的具体内容，做到五个层次的运动：

第一层：生活中的运动。每天数次，累计30分钟以上，强度应适中。主要包括走路、爬楼梯、骑车、园艺活动、家务、逛街、购物等。

第二层：伸展运动。每周5～7次，每次6～10个动作，每个动作持续30秒左右，伸展至有拉紧感为宜。主要包括瑜伽、拉筋动作、柔软体操等。

第三层：有氧运动和休闲运动。每周3～5次，每次20分钟以上，强度为中等偏高。有氧运动如慢跑、骑车、游泳、登山、跳舞或健身操等，休闲运动如打高尔夫球等。

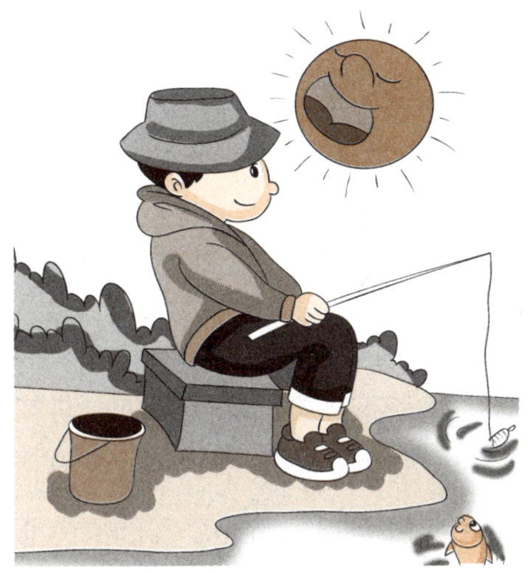

第四层：肌肉运动。每周2～3次，每次做1～3组动作，每组10个动作，强度为略超肌肉负荷。包括重量训练、仰卧起坐、俯卧撑和拉力带等。

第五层：静态活动。不要连续超过60分钟，包括看电视、玩电脑和工作等。

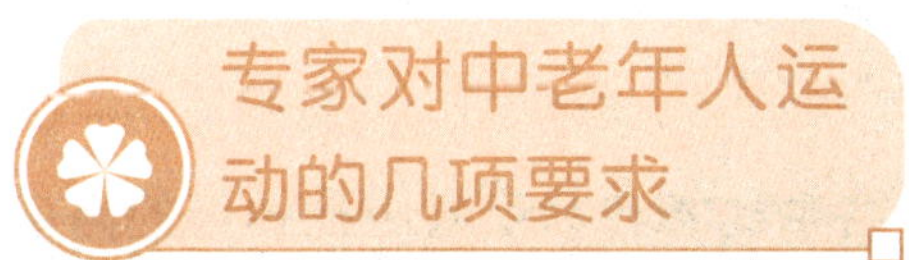

专家对中老年人运动的几项要求

1. 锻炼要符合科学性和整体性

老年人参加体育锻炼要使整个身体各个部分都参与活动，不宜采用局限于某一肢体或器官、局部负担很重的运动。特别指出，不能以体力劳动来代替运动。因为体力劳动一般都具有专业性质，动作单调、重复，无法使机体得到整体的锻炼，容易使身体的某些部分畸形发展，或导致局部过度疲劳或劳损。锻炼应使机体的力量、速度、灵敏、耐力等项素质都得到全面的发展。这才是锻炼的科学性。

2. 锻炼要注意做到舒适自然、循序渐进

为健康而进行的锻炼，应当是轻松愉快的、容易做到和丰富多彩的。运动的速度和力量要适宜，不能要求过高。健身运动不应追求外在的成绩，而应注重内在的效果。这样的锻炼就消除了竞争心理，没有精神压力，不会因要求过高而产生运动过度的危险。

3. 行之有素，持之以恒

三天打鱼，两天晒网，不但会使锻炼的效果得而复失，而且会因身体不能适应突然的运动，造成意外损伤。健身运动，也需要锻炼自己的决心和毅力。中年人每次能坚持30分钟的锻炼，每周坚持3～5

次，坚持数月，必有成效；但也要坚持下去才能保持、巩固和发展已经取得的成果。持之以恒，天长日久，慢慢就会形成条件反射，如果不去锻炼，总会感到若有所失，不锻炼反而不舒服了。但愿你能达到这种境界。当然，患病或身体不适时，也不要勉强。

专家提醒

锻炼效果的取得，需要点点滴滴、日积月累。因此，健身运动不要急功近利，要逐渐增加活动量，必须遵守适应定律，循序渐进地制订健身计划。要切记，在健身运动上，疲劳和痛苦是不必要的，盲目地增加强度是冒险的。

4. 自我监护，注意适度

运动后，应以察觉不到肌肉酸痛或疲乏反而觉得全身爽快为准。如运动后感到气喘、肌肉疼痛、无力，甚至头昏、恶心、吃不下、睡不好，精神萎靡不振，对运动厌倦冷淡等，那就是运动过度。这时就应停止运动，待身体情况好转，再以小运动量重新开始。如感到一切良好，那就按循序渐进的原则，逐渐递增运动量，直到适度为宜。

5. 准备和放松

每次运动前应做准备活动，运动后不要立即停止，要做放松活动。

（1）忌做过于突然的活动。老人不要做突然蹲起、低头旋转等难度较高的动作，以免脑动脉血压升高，而出现头晕、眼花等现象，或发生脑出血等意外事故。

（2）忌做憋气的运动。憋气运动会使肺泡内氧压突然降低，供氧减少，对身体健康不利，并容易造成呼吸肌受损，引起肺部和支气管出血等现象。

（3）忌做速度太快的运动。老年人因肺通气量减少，进行快速运动时，易引起严重缺氧，导致头昏、昏厥等现象。

（4）忌做举重或负重运动。进行举重或负重运动，易使肌肉、韧带、关节损伤，如果用力不当，还容易引起骨折。

（5）忌参加运动竞赛活动。因各种比赛容易引起中枢神经的高度兴奋，使老年人心跳加快，血压升高而发生意外。

中老年人自己需要注意的事项

中老年人要根据自己的特点和条件，以锻炼为主来选择合适的运动项目，合理安排时间和场地，以便获得良好的运动效果。

要按照各人的身体健康状况、运动负荷、使用的器材和练习场地来选择适当的项目。

一般地说，老年人的运动可以大关节、大肌群参与为主。因为只有大肌群运动，才能对心肺功能有较大的影响，并促进新陈代谢，调节神经活动。这类活动主要包括髋、膝关节，肩、肘关节和腰背等部分的活动，如广播操、散步、慢跑、太极拳、五禽戏、八段锦、游泳、跳舞等。但老年人应避免快速动作和变化过猛的运动，如冲刺、跳跃、憋气、倒立、滚翻等，这些运动易损伤老年人的筋骨，还可能使心血管系统负担过大，甚至会发生意外事故。

运动是否适当，可通过自我感觉确定。通常在锻炼后身体感到有些发热，微微出汗，无疲劳感，感到轻松、舒畅，食欲和睡眠都很好，就说明运动量恰当，效果良好；如果运动后感到头昏、胸闷、气促，食欲与睡眠不好，有明显的疲劳，则说明运动量过大。

老年人在锻炼中要做到循序渐进，持之以恒。应由较小运动强度逐渐到中等强度，以中为度，不要做大强度运动。练习时间应由短逐渐加长。可以用检查脉搏次数来测定运动强度是否适度。估算公式是：170－年龄=心率（心率即每分钟脉搏数）。身体健康的人，可用常数180作被减数。

要注意合理安排锻炼的时间间隔，做到劳逸结合，动静相适。这样才能在运动时精神百倍，运动后体力得到很快恢复。对于一般老人来讲，每周锻炼3～4次即隔日一次为宜；经常锻炼并能适应的老年人，以每日一次为好。

老年人在体育锻炼前，最好请医生全面地检查身体，做到充分了解自己，然后选择合适的锻炼方法。在锻炼中要善于自我观察，防止不良反应，并定期体检，以便调整自己的锻炼方法，提高锻炼效果。

遇到下列情况之一者应暂停锻炼：

专家提醒

老年体育运动可以全面多样，但不要剧烈。可以做到以下四个多样化：练习项目多样化（如气功、太极拳、健身操、走、跑等），练习器械多样化（徒手的或持轻器械的），练习方式多样化（动、静或动静结合），练习环境多样化（日光、空气、水、室内外等）。老年人也可适当地参加一些体育竞赛活动，但要从实际出发，以“练”为主，在普及的基础上，进行表演赛。要有老年人专门比赛的规则、场地、器材和注意事项，并要有全面的医务监督，绝不可不顾老年人的生理、心理特点，轻率地进行，“最大限度地发挥运动能力”的剧烈运动。剧烈运动会引起老年人情绪的过度激动，心理上的过度紧张，血液循环、呼吸、内分泌等急速改变，这些都容易诱发事故。

（1）体温升高，如感冒、急性扁桃体炎等病症；

（2）各种内脏疾病的急性发作阶段；

（3）身体某一部位具有出血倾向；

（4）运动器官外伤未愈时（功能恢复锻炼除外）；

（5）各种传染性疾病未愈时。

户外锻炼要注意环境和气候变化

中老年人较青年人的体质和生理功能弱些，对自然环境的适应能力也较年轻时降低了。因此，中老年人体育锻炼时要选择适合自己的运动项目和环境，以获得良好的锻炼效果。

体育锻炼时，人的呼吸次数增加，吸入的空气数量增多。如果人们经常在没有污染、空气新鲜、氧气充足的环境中锻炼，就可延缓大脑皮层神经细胞的老化，有益于心、肺等内脏器官的运动，推迟衰老的进程。相反，空气污染会使人吸入更多的有害物质。一般地说，许多人喜欢早晨运动，早晨的空气最新鲜，最好是黎明即起，到室外林木繁茂、空气清新的地方锻炼。繁华的街道上，空气污染比较严重，在这种场所跑步锻炼既不卫生，又不安全。在工厂、住宅区锻炼，要选择宽敞、通风、周围绿化比较好的环境锻炼。

在气温大幅度下降、风势大、下雨、地上有积雪、路面湿滑或烈日炎炎、气温很高、空气流通差的情况下，不宜在户外锻炼，可适当增加室内活动。春天是一年中身体锻炼最好的季节，应比较多地在户外锻炼。

什么是有氧运动

有氧运动是指人体在氧气充分供应的情况下进行的体育锻炼。有氧运动可以提升氧气的摄取量，更好地消耗体内多余的热量。在运动过程中，人体吸入的氧气与需求相等，达到生理上的平衡状态。因此，它有强度低、有节奏、持续时间较长的特点。一般要求每次锻炼的时间最好30分钟左右，每周坚持3～5次。通过这种锻炼，氧气能充分酵解体内的糖分，还可消耗体内脂肪，增强和改善心肺功能，预防骨质疏松，调节心理和精神状态，是锻炼身体的主要运动方式。常见的有氧运动有：步行、慢跑、游泳、骑车、太极拳、健身舞、体操等。

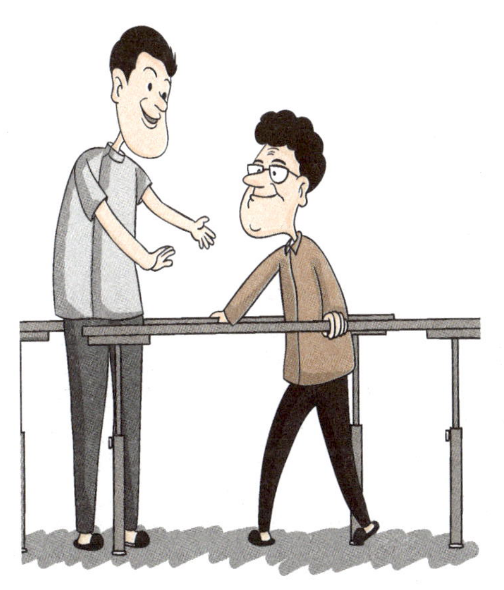

无氧运动是指肌肉在缺氧的状态下高速剧烈的运动，大部分是负荷强度高、瞬间性强的运动，所以很难持续太长时间，而且疲劳消除的时间也慢。运动时氧气的摄取量非常低是无氧运动最大的特征。由于速度过快及爆发力过猛，人体内的糖分来不及经过氧气分解，而是依靠“无氧供能”。这种运动会使体内产生过多的乳酸，运动后感到肌肉酸痛，呼吸急促。常见的无氧运动项目有：赛跑、举重、投掷、跳高、跳远、拔河、肌力训练等。

而当今科学家最新研究成果表明，“生命在于调节自身的生理平衡”，轻微而适当的有氧运动有助于健康长寿；而过分剧烈的无氧运动会催人早衰早逝。

有氧运动有什么好处

经常进行有氧运动可以使人体内氧气的吸入、输送和利用的功能进一步增强，心肌收缩更加有力，心脏每分钟排出的血量因此变得更多。它还能增加全身的循环血量，特别是肺部的血量，增加氧气的输送能力。

有氧运动可调节物质代谢。经常进行有氧运动可使高血糖患者血糖降低，脂质异常症者血脂减少。同时它还能提高血液中对冠心病有好处的高密度脂蛋白的含量，增强骨骼密度，防止骨钙流失，预防骨质疏松症。

有氧运动可增强人体免疫力。大家知道，血液循环是靠着心脏的功能来实现的，而人体的淋巴系统没有运输动力，淋巴液只能在肌肉运动的带动下在身体里流动。因此，身体锻炼对于淋巴循环更加重要。淋巴液畅通，淋巴细胞才能正常工作，免疫功能才能实现，坚持做有氧运动可降低病毒性感冒、呼吸道传染病以及各种癌症的发病率。

有氧运动可以使人体内碱性增强。有氧运动可以使人体肺部大量吸进新鲜空气，并使肺部内的二氧化碳大量呼出。众所周知二氧化碳是酸性氧化物，它的减少可使人体血液的碱性提高。

第二节 选择适宜的运动项目

散步，简便易行的方法

俗话说“饭后百步走，活到九十九”。这表明散步对健康有益。绝大多数寿星，都有长期散步的习惯。

饭后散步可以改进消化腺的功能，促进胃肠有规律的蠕动。

散步是一种和缓、轻松的运动，它能够活动筋骨，锻炼肌肉，强健腿足。而足部的气血通畅，又关系到全身气血的通畅，使五脏六腑能更好地受到气血的滋养。双腿肌肉有节奏地舒展伸缩，可以促进血液循环，改善心脏功能，加快新陈代谢。

散步也是一种怡情抒怀的活动。在乡间小道上漫步或在林荫大道上信步，那广阔的空间和新鲜的空气，会使人神清气爽、心旷神怡。紧张的脑力劳动后散散步，可以消除大脑的疲劳，缓解神经紧张状况。散步中呼吸均匀和神情悠然，使人在轻缓的动作中收到养神舒心的功效。

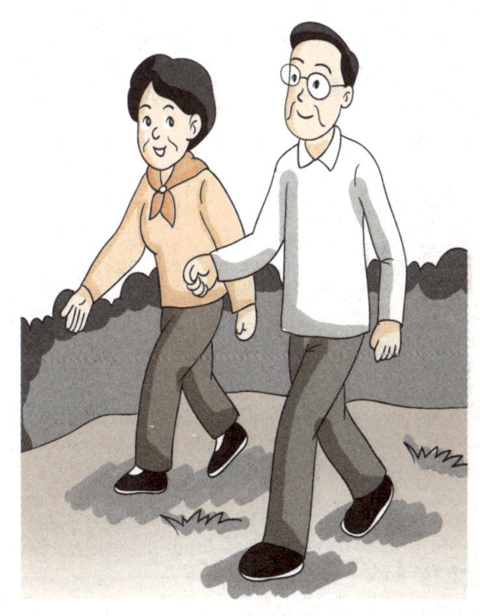

散步还是一种简便易行的医疗手段。对年老多病的人以及有心脏病而不宜进行大运动量活动的人来说，是战胜疾病、增强体质的好办法。对于神经衰弱引起的失眠，睡前散步，有助于安眠。对于肠胃功能紊乱引起的便秘，散步有助于通便。散步对于患心肌营养不好、器质性心脏病、高血压、肥胖症等病的人，都有良好的辅助治疗作用。

散步虽是和缓运动，也应注意量力而行。重点在于“散”，不宜疾行，而且要注意选择较好的天气和散步的时间，一般以早晚为宜。行走的距离因人而异，以自我感觉良好而定。

散步主要是下肢肌肉的活动。“人老先从腿上老”，腿脚灵活至关重要。老年人散步应将前脚放平再起后步，要平稳扎实。如果步履蹒跚，不妨手拄一根拐杖，以助步行。

古往今来，不少名人以散步、远游作为陶冶性情、锻炼身体的好办法。李白曾抒怀：“手持绿玉杖，朝别黄鹤楼。五月寻仙不辞远，一生好人名山游。”

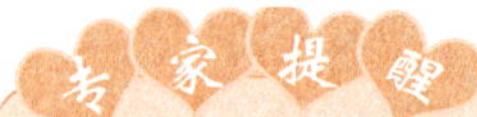

许多喜欢散步的老年人总喜欢背着手。专家指出，这个看似简单又很随意的动作其实使散步的效果打了很大的折扣。背着手走路不能充分活动身体各部位，手“固定”在背上，不能活动也就不利于身体放松，因此不能达到最好的运动效果。从安全角度来考虑，如果遇上有石子及坑洼路面，背手走路不能迅速平衡身体，还很容易摔伤。老年人摔伤可不像中青年摔伤那么容易治疗，由于骨质疏松及器官老化等各方面原因，不但难以治疗，甚至极有可能“一摔不起”。因此，散步时一定不要背着手，要保持正确的姿势，挺胸、抬头、摆臂，有利于全身运动和身体协调。

游泳，强心益肺好处多

1. 增强心肌功能

人在水中运动时，各器官都参与其中，能量消耗较大，血液循环也随之加快，可以供给运动器官更多的营养物质。经常游泳的人，心脏功能也会优于其他人。一般人安静时心率为70～80次/分，每搏输出量为60～80毫升。而经常游泳的人心率可达50～55次/分，每搏输出量却明显高于一般人的水平，运动中的每搏输出量则更高。游泳能够使老年人的心脏更加适应运动的刺激，心功能得到很好的锻炼。

2. 增强抵抗力

游泳池的水温常为26~28℃，老年人在水中浸泡散热快，耗能大。为尽快补充身体散发的热量，以供冷热平衡的需要，神经系统便快速作出反应，使人体新陈代谢加快，增强人体对外界的适应能力，抵御寒冷。经常参加游泳的人，由于体温调节功能改善，不容易患伤风感冒，适应气候变化能力明显提高。游泳能调节人体的内分泌功能，提高了对疾病的抵抗力和免疫力。

3. 加强肺部功能

老年人呼吸肌力量减小，游泳运动的刺激能够有效提高肺活量。游泳时，人体胸部受到水的压力，迫使人必须加大呼吸深度以吸入更多的氧气供给机体的需求。游泳使得老年人肺活量增大，呼吸能力增加，对健康有很大益处。

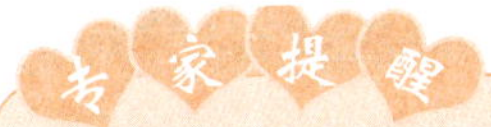

运动后不宜吃酸性食物。在体力劳动或大运动量后，身体会觉得很疲惫、酸痛，这是因为人体内产生了大量乳酸。而在肌肉酸痛的情况下，如果继续食用酸性食物，如含有丰富蛋白质和脂肪的鱼类、肉类、蛋类、海产类、粮食类、糖类、花生、啤酒等食物，就会增加血液酸化，减缓酸性代谢产物的分解，从而加重疲劳的程度。

最适宜于在劳动和锻炼之后吃的当然是碱性食物，比如豆腐、豆腐干、菠菜、莴笋、萝卜、马铃薯、藕、洋葱、海带、苹果等。此外，将芝麻与黄豆炒熟，加生姜丝和少许盐，用开水冲泡着吃，止渴又充饥。芝麻、黄豆、生姜都是很好的碱性食物，吃了以后对降低血液中的酸度和消除疲劳，同样是很有益处的。

4. 保护关节、肌肉不受损伤

缓慢而持续的水下运动方式

能有效地保护关节，防止运动对关节的损伤。老年人常因关节退行性病变而不能参加健步走、慢跑、跳绳、爬山、郊游等项目，而游泳受关节疾病的限制大大减少。

打乒乓球，能让身体更健壮

老年人可以选择乒乓球作为健身的有氧运动。对于中老年人来说，打乒乓球能够对人体的四肢起到保健效果，使身体器官和系统组织在运动中达到舒筋活络、血流加速的健身作用。可以增强体质，使人充满活力，产生一种越活越年轻的感觉。

（1）使头脑反应灵活，有利于预防中老年痴呆。在打球时，对每一个接、发球，都要用脑去分析，因此大脑需要经常转动，不停地分析问题、解决问题，这对预防大脑的老化可以起到积极的作用。经常进行打球锻炼能改善人的心血管、脑血管系统的机能，使人的反应加快，身手敏捷，动作协调。

（2）使四肢灵活、柔韧，形体健美。进行乒乓球锻炼时，脚步不停地移动，可使腿脚变得特别灵活，走起路来也非常地轻盈。打乒乓球可以使“将军”肚明显减小，肥胖者体重有所减轻。

（3）使眼神更灵活，有利于防治眼睛疾病。经常打乒乓球能提高视觉的敏锐性和神经系统的灵活性，使人心情舒畅，想象力丰富，利于提高学习和工作效率。打球时眼睛始终要跟着乒乓球，远近、快慢不停地转动，这是一项极好的眼保健操运动，对防止老年人眼神呆滞、老花眼都有着积极的作用。

其实，打乒乓球还有不少的好处。比如，它可以帮助患者控制病情，提高控制情绪的能力及培养机智果断、勇敢顽强、勇于进取和敢于拼搏的优良品质。促进老年人养成良好的心理素质，保持自信心和稳定情绪，能有效地激发老年人积极的生活态度。此外，生活、工作中产生的不良情绪，也可在打乒乓球锻炼中得到缓解和宣泄，起到积极的心理调节作用，提高社会的适应能力。可以说，打乒乓球是一种极好的强身、养生、益寿的方法。

爬山，能提高身体机能

俗话说“人老先从腿上老”。老年人腿有劲，能跑能跳能走，就不容易衰老。爬山可以增强心肺功能，有利于全面提高身体机能。对于中老年人锻炼脚劲和心肺功能，爬山要比长跑和游泳更有效果，更容易实行，也更安全。

为了安全起见，中老年朋友在爬山时要注意：

1. 因人而异

患有癫痫、高血压、心脏病、眩晕症、肺气肿的中老年朋友，最好不要爬山。

2. 做好爬山前的准备

要选择好爬山路线，路线不宜太难，山峰不宜过高。另外，还要根据自己的年龄和体质进行选择。

应该选择在风和日暖的天气进行爬山。冬天最好等太阳出来后再去爬山。可以通过天气预报了解当天的天气情况，避免遇到大风、下雨等恶劣天气。

爬山活动一般以近距离为主，当天可返回为好。但需要携带必要的生活用品及其他物品，如食品、水壶、毛巾、草帽、照相机、望远镜和娱乐用具等。穿衣要注意保暖，鞋要合适跟脚。还要根据自身身体条件，准备常用的药品，以备急用。

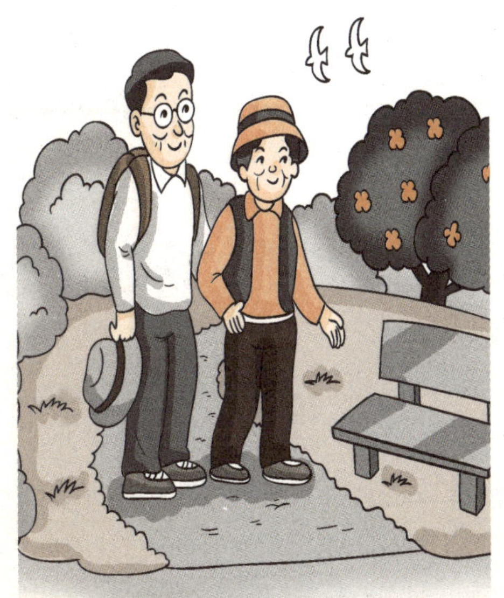

3. 保证水分充足

在爬山时应当注意随时补充水分，可尽快恢复体力，稀释血液，以免运动时缺水。

4. 掌握好速度

速度不应该太快，步子要缓慢、均匀，可以边游览边爬山。一般是每隔15～30分钟休息一次，每次以10～15分钟为好。

5. 爬山的要领

爬山的姿势——上山时，身体要向前倾，身体重心前移；爬山时，步子宜小不宜大，膝盖要抬得高一点；下山时，身子向后仰些，身体重心后移，膝盖略弯，千万不可跑，避免发生危险；山的坡度较陡时，可侧着身子，沿着“S”形，迂回下山。

6. 科学休息

休息时应该长短结合，长少短多。长休息先站一会儿再坐下休息，短休息以站着休息为主。

7. 循序渐进

爬山前应该先做热身，然后根据呼吸频率，逐渐加大强度。速度不应过快，以喘气不明显、没有不良反应为标准。

8. 不要迷路

不要去没有人迹的地方，最好带上通信工具，如手机，在发生意外时方便同外界联系求助。

爬一爬楼梯亦健身

因爬楼梯进行体育锻炼简单、易行，故已经成为很多中老年人选择的健身方式。但实际上，人在平地上站立行走时，两腿膝关节各负担身体重量的一半；而用一条腿站立时受力腿膝关节就要承受身体的整个重量，对膝关节的压力明显增大，下楼梯时，下肢的承重加大，重复一个动作，就会使膝关节的活动量在这个过程中人为地加大了，膝关节受到磨损的次数就会增多，膝关节受压的强度也会增加。因此，有“上楼健身，下楼伤身”的说法。

其实，在爬楼梯进行锻炼时，对关节软骨和半月板的压力及磨损是客观存在的，但不要因此因噎废食，科学的锻炼确实能使腿脚越来越活络。那么，爬楼梯锻炼过程中，我们应注意些什么？

爬楼梯是一项较激烈的有氧锻炼形式，锻炼者须具备良好的健康状况，要结合自己的实际情况进行锻炼。中老年朋友大都存在不同程度的骨质疏松，特别是身体较肥胖并伴有心、肺疾病，整体活动不很协调的人，上下楼对关节的作用力更大，更易发生意外情况。因此，这些人一定要掌握“循序渐进”的原则，不要急于求快，一开始就采用大运动量。

锻炼开始时，应采取慢速、长持续时间的锻炼原则。随着锻炼水平的提高，可以逐步加快速度或延长持续时间，但是不能过于剧烈，否则会增加心、肺的负担。在锻炼的过程中若出现胸闷、心悸伴大汗淋漓及关节酸痛加重，甚至出现关节肿胀不适的症状，应立即停止锻炼。

这里特别需要说明的一点是，双下肢、髋、膝、踝等关节有陈旧性损伤的人，应谨慎进行爬楼梯的锻炼，更要掌握正确的锻炼方法。因为，此时双下肢肌肉的力量及协调性均会有不同程度的减弱，一旦摔倒、滚落或是发生扭伤，往往再次损伤后果较为严重，这在骨科临床上屡见不鲜。

下楼时，为了防止摔倒，应前脚掌先着地，然后过渡到全脚掌着地，以缓冲膝关节的压力。锻炼活动前应针对膝、踝关节先进行热身活动，避免出现关节活动不协调的现象发生。平时最好经常做做下蹲、起立等练习，使关节得到充分的运动，防止其锻炼开始时出现僵硬强直，也就是人们常说的“流水不腐，户枢不蠹”的道理。只要注意这些原则，爬楼梯锻炼的确是中老年人一种非常好的健身方法。同时，爬楼梯锻炼应与步行、慢跑等健身锻炼相结合，不要以此取代其他锻炼方法。

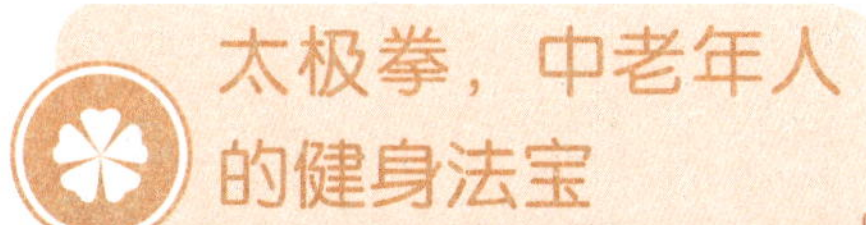

太极拳，中老年人的健身法宝

太极拳风靡于大江南北，它是一种动作较缓慢，动中求静、柔中带刚的运动项目，其强度、力度、节奏、时间均可由练习者来调控，是一种无压力的、艺术化的运动方式，特别适合中老年人及慢性病患者，是中老年人健身的最佳选择。

1. 打太极拳的好处

太极拳是一种重要的健身和防治疾病的手段。汉代名医华佗创编了“五禽戏”作为健康运动，他认为：人身常动摇则谷气消，血脉通，病不生，犹如户枢不朽是也。练习太极拳，除全身各肌肉群、关节需要活动外，还要配合呼吸及意识活动。这样对中枢神经系统起了良好的影响，从而给其他系统与器官功能活动的改善打下了良好的基础。

练习中国传统太极拳可降低体能较弱的老年人跌倒的危险。经研究发现，70~90多岁的老年人练习太极拳48周，其跌倒危险降低了25％。太极拳速度缓慢，动作柔和，从而使人体的微循环得以扩张，使血液能够流向各处，从而得到物质和能量的交换，改善身体内部的循环。

专家提醒

练太极拳能使呼吸自然、细长、慢均。这种有节奏的呼吸可使横膈肌和胸腹运动增强，相对加大了肺部气体的交换容量，加快了新陈代谢。肠胃蠕动的加强能够提高消化系统功能，对防治消化不良、慢性肠炎等慢性疾病效果良好，膈肌活动范围增大，使胸部呼吸肌和横膈肌力量增强，可加速静脉血液的回流，改善心脏的血液循环。膈肌活动范围增大，还能对内脏起到一种自然按摩的作用。所以，太极拳中自然的深呼吸法对防治一些神经衰弱、心脏病、高血压、关节炎及消化系统疾病都有不错的疗效。

2. 打太极的注意事项

首先，练习太极拳时要选择一个好的时间和好的地点，如清晨选在一个空气新鲜清净的地方，环境幽静更容易做到精神集中、情绪镇定。这对初学者尤为重要，因为初学者最容易受外界事物的干扰。同时，衣着也要松紧适宜，过紧或过松都会限制动作，影响效果。

其次，初学打太极拳时，最好是从简单的入手，先学简化的太极拳，经过一段时间的练习掌握了动作要领后，再过渡到学习传统的太极拳。练习时要注意保持呼吸自然，不必苛求呼吸与动作一致，更不能憋气或喘气。待到动作熟练后，再调整呼吸，起吸落呼、开吸合呼、练做腹式呼吸等。

最后，打太极拳时要注意用意不用力，不能用拙力和僵劲，要放松；保持动作连贯、柔韧、缓和、轻灵、圆活；体态保持舒松自然，肌肉放松，做到“含胸拔背”、“沉肩坠肘”。

打太极拳是一个缓慢的修身养性的过程，只要做到心无旁骛，就可达到健康养生的功效。

健身球，健脑益智灵活指关节

健身球是我国民间的传统健身保健器具之一，由山核桃演变而来，古人置山核桃于手中运转，来祛病健身。目前健身球有空心铁球、石球、玉球等，均有不同的型号。锻炼时，手持两个健身球，沿顺时针或逆时针方向有节奏地转动，每次可练十多分钟，每天可练数次。健身球之所以有益于强身健体，在于玩球时指掌的适度运动，调节了肌体经络。一般来说，玩健身球有以下好处：

首先，通过指掌运动，使手指、手掌、手腕弯曲伸展灵活，促进指、腕、肘等上肢肌肉的运动，对预防中老年人手抖及指关节和腕关节僵直颇有好处。

其次，健身球刺激手掌第二、三掌骨，有利于调节中枢神经的功能，有镇静怡神的功效，同时还有舒经活血、强筋健骨、强壮内脏的功效，发挥“动则不衰”的生理效应。

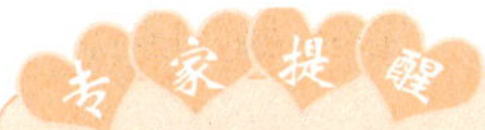

手部运动可健脑益智，这已是不争的事实。玩健身球的时候，可以使人的思想集中于手上，排除各种杂念，消除紧张状态，使大脑得到放松，起到消除疲劳的作用。戏玩健身球时，球体规则旋转发出柔和的音响，犹如悦耳动听的“乐曲”，这无疑将会使大脑神经的兴奋与抑制得以适度平衡，张弛相宜。而且手部的运动能使脑部的供血更加充足，因此，常玩健身球能有效保健大脑，减缓脑部的老化速度，还能避免老年痴呆症的发生。

玩健身球要有耐心、信心，做到持之以恒，并尽可能地与散步、练气功、打太极拳等传统健身项目交替进行，以增强健身效果。

瑜伽，舒筋活骨兼美体

如今，走进健身房或瑜伽馆，能看到不少年轻人在练习瑜伽。其实，在瑜伽的故乡——印度，不论什么年龄段的人，都在练习瑜伽，中老年瑜伽练习者更多。瑜伽练习不仅仅针对年轻人，中老年人完全可以用它来修身养性。

中老年瑜伽的健身作用，主要体现在以下几个方面：首先，练习瑜伽能较好地帮助中老年朋友们疏活筋骨、增强力量、增加肌肉弹性；其次，瑜伽不仅追求身体的健康与和谐，还追求心灵统一与完美。中老年朋友经历过许多坎坷，心境不易平和，练习瑜伽可起到一定的调节心境的作用，达到精神与身体的联合。最后，瑜伽中的姿势对于很多慢性病有辅助治疗作用，如对高血压、心脏病等都有较好的效果。

下面介绍几种简单且非常适合中老年朋友练习的瑜伽姿势：

第一式树式：身体正直，单腿站立；非支撑腿弯曲，脚面尽量贴近支撑腿；两臂上举过头，双手合十。常做这个动作可改善人体的稳定与平衡，起到稳定情绪、平和心境的作用，还能锻炼大脑，预防老年痴呆症。

第二式三角式：两腿分开站立，身体向一侧倾斜；两臂张开，一臂上扬，一臂下探；目视前方，它可以增加身体柔软度，活动髋关节和腿部肌肉，预防腰腿痛。

第三式扭转式：身体坐在瑜伽垫上，双腿蜷曲，一手臂支撑于地面，另一只手臂触到对侧脚踝。练习者在保持基本坐姿前提下，可以反复扭转身体。这个姿势可按摩腹内脏器，增强内脏的功能，治疗中老年便秘。

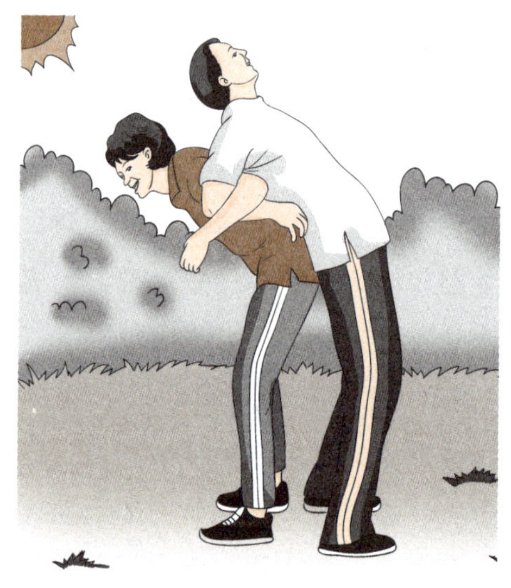

第四式束角式：盘坐在瑜伽垫上，脚心相对；双手扳住脚背，上身尽量前压。这个动作可帮助中老年人把双腿向外部打开，促进血液流通，预防静脉血栓。

第五式双腿背部伸展式：平坐在瑜伽垫上，上身挺直、下压，双手尽量去够触脚尖。这个动作主要对中老年背部、腿部疾病有疗效，可以增大练习者流向背部的血液量，滋养脊柱神经，并能按摩心脏，挤压腹内脏器。

中老年朋友们练习瑜伽时要打消顾虑，不要认为瑜伽是年轻人的运动项目。而且，中老年朋友在练习之前最好跟教练说一下自己的身体状况，这样教练就可以有的放矢地指导。在锻炼时动作必须缓慢、柔和，有些动作做不了，也不要刻意强求；在练习过程中可用毛巾或者皮筋做辅助工具，以免拉伤肌肉。同时，中老年人在做从下往上起身动作的时候，要先抬头，然后再缓慢提升身体，防止起身过快发生脑出血。

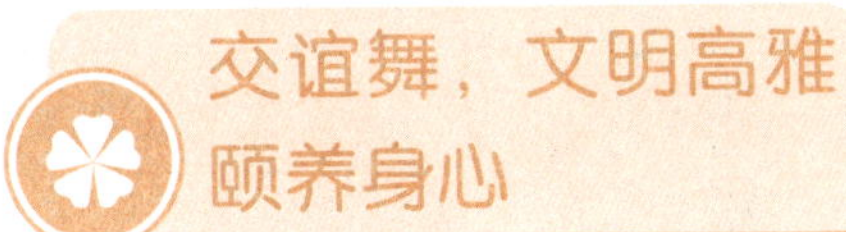

交谊舞，文明高雅颐养身心

交谊舞是一项颐养身心的活动，中老年朋友可从中得到适当的活动和充分的愉悦；它是一项既能锻炼身体，又能使精神放松，心理得到正确调整的运动。

跳交谊舞可延缓生理机能衰退，对防止机体早衰有很好的功效；可以刺激机体免疫系统，使免疫系统中的天然杀伤细胞、淋巴细胞、T细胞、巨噬细胞的活性明显的增强，从而起到抵抗病毒、细菌的感染，抑制体内突变癌病细胞的作用；同时，此项活动可以加速体内新陈代谢，提高心肺的功能，减少外周血液循环的阻力，预防心脑血管疾病。而且，交谊舞可使人的心情愉悦，情绪高涨，精神振奋，可以缓解压力，为生活增添情趣。

专家提醒

跳舞最好选择露天舞厅或空气较流通的舞厅。学习跳交谊舞的时候，应该注意：努力提高节奏感，舞蹈是音乐的灵魂和身体语言的优美结合；舞姿雅致，要做到上体保持自然直立，若不能做到上体保持直立，在远处的灯光下一看，好似塌陷的雪雕，根本谈不上优美；舞蹈魅力的传达有两种形式，一是舞者的眼神，二是舞者的肢体语言。充分领略舞伴的眼神和扶在你腰间的手，眼睛会示意你如何跟随，两者相辅相成，要点是时刻与对方的眼神保持一致，在一条线上。

所以，跳交谊舞是健身的好方式。它融“俏”“跳”“放”“笑”“唠”健身五字诀于一体，是治病康复的良药，有利于健康长寿。

它是文明高雅生活的乐园，人们在优美的音乐旋律里，翩翩起舞，如醉入迷，焕发青春，忘记了疲劳与烦恼。人的一生要有所期盼和追求，就要善于走出心理低谷。“夕阳”无限好，想留住“青春的光彩”，应当用生命的余热，加强自娱性，共同去创造美好的新生活。

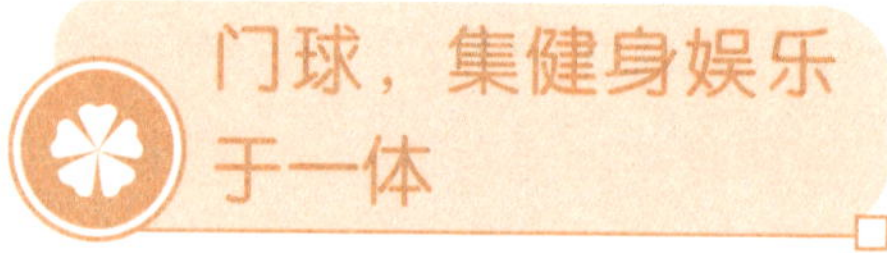

门球，集健身娱乐于一体

门球是一项集健身、娱乐、趣味、联谊性于一体的活动，因其具有场地小、规则易懂、运动量小、安全、战术多变等特点，因此颇受中老年朋友们的青睐。

门球运动是用槌击打小球过小门的一种运动，通过走步和屈体击球等动作，使臂、腿、腰得到锻炼。门球比赛两队队员轮流攻门得分，每队各5人，分红白两方，红方先攻，白方后攻，比赛中讲究技战术的配合，要求队员除了要有一定的技术功底外，还要讲究战术，根据场上局势的变化不断调整战术，双方你来我往，追、守、躲、撞，趣味无穷。实践证明，门球活动可以健身健脑，促进全身血液循环和新陈代谢功能，促进消化吸收，祛病延年，在运用技术和战术时，可以增强和保持脑细胞的活力，调节情绪，磨炼性格。它不仅对肢体健康有益，而且能愉悦参加者的情绪。打起门球来，妙趣横生，心醉神达，可忘却生活中的种种烦忧，老年人的孤独感、失落感也消失了，同时还增多了朋友之间的交往和友谊，对老年人心理保健起到重要作用。

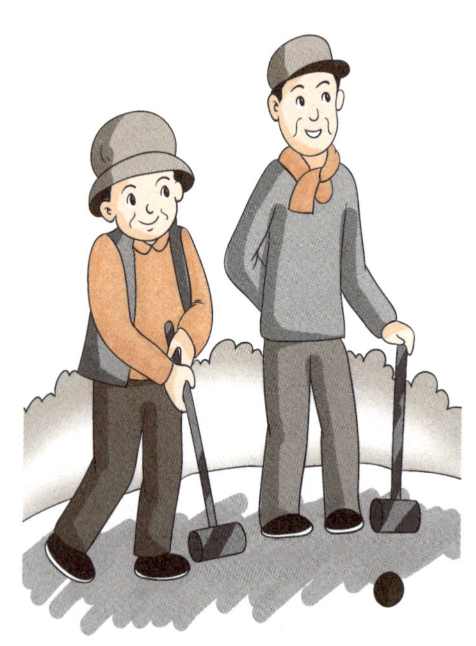

门球既有台球运动之妙，又有高尔夫球之趣，还有棋类运动之精。其基本运动特点是：“运动而有闲，用力而有节，快乐而不激，用心而不苦。”由于门球运动具有这种动静相间、强身怡神的特点，所以它是最适合于中老年人的健身活动之一。

打门球应注意：参加门球活动前应让臂、腿、腰以及相应的关节充分活动开，而且打门球时最好穿带齿而不滑的鞋。尤其对老年人来说，若绊倒或滑倒很容易出现摔伤事故，冬季冰冻天参加户外门球活动更应小心。另外，门球活动的体力消耗虽然不大，但是一旦着迷，容易兴奋，此时中老年人应注意控制自己不要超过自己适合的步伐或跨度活动的幅度，以免扭伤筋骨，从未打过门球的人也可以先自己练或与朋友、家人同练。中老年人有充足的时间打门球，而门球运动能使参加者长时间活动，因此，中老年人应把打门球安排在作息制度中，使生活、锻炼更有节奏；中老年人参加门球活动，以安全适度、确保实效，能得到快乐感和满足感为原则。

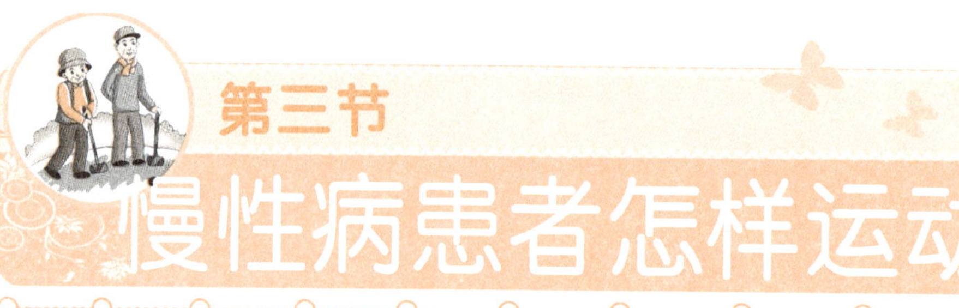

第三节 慢性病患者怎样运动

冠心病患者怎样运动

大量研究证明，通过体育锻炼可改善肥胖、高血压、高血脂和糖尿病等冠心病的危险因素，降低冠心病的发病率和死亡率。适度的运动可以提高心肌对缺氧的耐力，促进病变冠状动脉的恢复，增加心脏排血量，使全身重要器官的供血量、供氧量增加。但在体育锻炼时应注意以下几点：

（1）首次运动前做一次体检。为了安全，开始运动前，冠心病患者应做一次常规静息时的心电图，如果平时静坐过多的应做活动后心电图的监测与记录，征得医生同意后方可实施运动计划。

（2）坚持有氧代谢运动。例如，慢跑、快走、做体操、打太极拳、骑自行车等。运动中有力而加快的呼吸可使肺吸入更多的氧气供心血管利用，从而促进新陈代谢，加速冠状动脉和心肌病变的恢复。不宜进行激烈、竞争性的体育活动，如球赛、举重、游泳等。

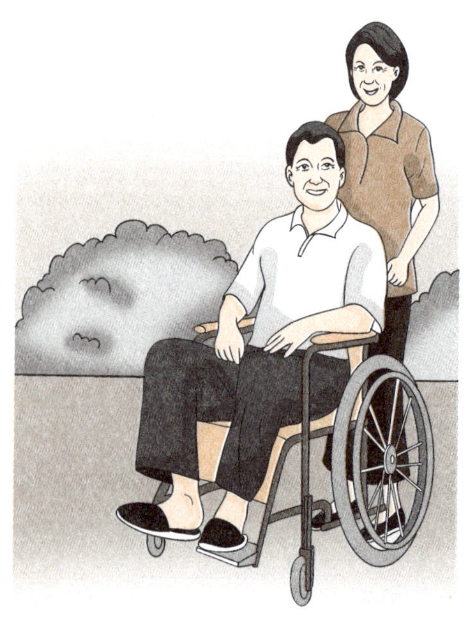

（3）运动强度不宜过大，时间不宜过久。运动强度以不出现心慌、胸闷为宜，运动中心率一般控制在110次/分以下，运动时间以每天30分钟为宜。刚开始锻炼时应循序渐进，从小运动量开始。

（4）运动前后避免精神紧张。因精神紧张可使血液中儿茶酚胺增加，降低心室颤动阈，有诱发心室颤动的危险。情绪激动还会导致冠状动脉痉挛，诱发心绞痛。

体育锻炼是冠心病综合治疗的组成部分，有助于减少心肌梗死的发生和死亡率。可进行中等强度的步行、慢跑等有氧训练。有人观察，16分钟跑3000米或26分钟跑5000米，可使血中的胆固醇降低350毫克/升。还可配合太极拳、气功等活动，心率一般控制在130次/分左右。千万注意，在心绞痛发作和心肌梗死病灶尚未修复时期不要运动。老年医学研究者提出：清晨3～8点是老年心脏病发作的危险期，此时血压最高，易中风猝死，如果这时候进行不恰当的锻炼，特别容易发生意外，因此，在上午10时左右锻炼最好。每次外出锻炼时，应随身携带急救药盒。

高血压患者如何运动

据调查，无论何种职业的人，体力活动程度越高，高血压的发病率越低。除因病重卧床者外，各种高血压患者均可进行室外体育锻炼。

体育锻炼可以缓解脑力劳动的紧张度，降低交感神经的兴奋性，从而有利于稳定血压。一般情况下，长期坚持体育锻炼可以降低高血压的发病率；血压高患者如能进行科学的体育锻炼，病情可得到较好的控制，高血压并发症也少得多。

高血压患者进行体育锻炼时，首先应进行必要的医学监督，运动前后要记录并对照血压、心率变化，根据这些指标来分析自己的运动量，从而不断调整运动强度。凡血压太高（高于200/100毫米汞柱）并伴有头晕、恶心、视力模糊等症状时，不宜进行体育锻炼，即使缓缓散步也不合适。此时应该卧床休息，采取治疗措施，待血压降低且基本稳定后再逐步进行运动，以防止出现各种并发症。高血压病患者运动时应该选择柔和的、运动幅度不大的小强度运动的项目，如散步、静气功、太极拳、太极剑、保健操等，并从严控制运动量，每次运动后以无明显的疲劳、无特殊不适为度。切忌做鼓劲憋气、快速旋转、用力剧烈和深度低头等作。

高血压病患者进行科学的体育锻炼可以促进高血压病的康复。但是，不适当的体育锻炼则很容易引起脑出血及其他急性心血管疾病的发生。

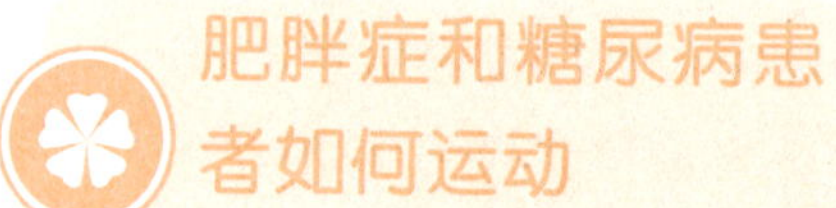

肥胖症和糖尿病患者如何运动

肥胖是促使糖尿病发生和发展的重要因素之一。适当运动是治疗糖尿病的一种重要手段，通过肌肉运动增加脂肪和糖的消耗，从而减轻肥胖，使血糖和尿糖降低。实践证明，运动对2型糖尿病（非胰岛素依赖型糖尿病）的治疗作用要比药物更直接、更安全有效，而且这种作用不受年龄限制。

治疗糖尿病与肥胖病的体育锻炼的共同原则是：体力锻炼与控制饮食二者结合应用。方法有散步、慢跑、打太极拳等。一般速度的散步，每小时可消耗能量837千焦，加快速度，则每小时可消耗能量1255～1506千焦。每消耗14644千焦，可使体内脂肪减少450克。在饮食不增加的情况下，隔天走1小时，1个月可减脂肪650克，一年可减少800克。

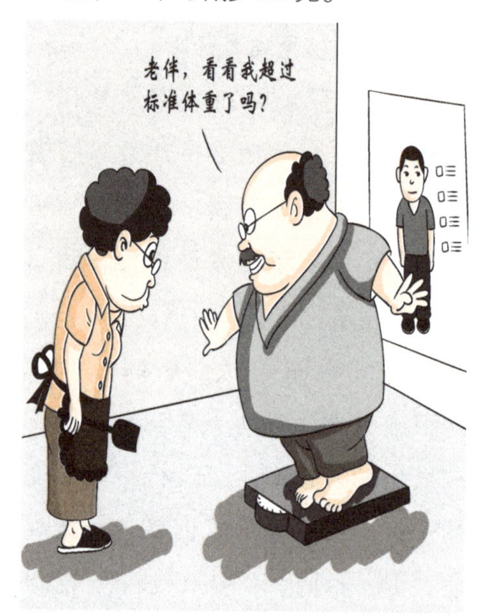

中老年糖尿病患者所选择的运动项目大体和一般人相似，重型糖尿病患者或出现心血管、脑血管及神经系统并发症时，应该仅以散步和气功为主，避免重体力活动。糖尿病患者在饭前或应用胰岛素后不宜立即运动，通常在饭后1～1.5小时进行为宜，有助于防止低血糖的发生。运动前适当加餐，或于身边备些糖果、饼干，对防治低血糖也有益。但是应采用中等强度运动量，避免因剧烈运动引起血糖大的波动。

专家提醒

慢性支气管炎患者可通过锻炼提高对外界温度变化的适应性，增强抗病能力。要特别坚持耐寒锻炼，其方法是从春季开始，先用手摩擦头面部及上下肢暴露部分，每日数次，每次数分钟，到皮肤微红为止；夏天用凉水浸泡毛巾拧干后作全身摩擦，每日1～2次，并用手捧凉水冲洗鼻腔；秋后用冷水洗脸、擦身或进行冷水浴，要持之以恒。

肺气肿患者如何运动

慢性支气管炎患者很容易继发阻塞性肺气肿，久而久之则形成慢性肺源性心脏病。不少中老年人因此过早地丧失了劳动能力，长期咳喘，痛苦万分，而且往往对疾病悲观失望，有的甚至对人生丧失了信心。因此，肺气肿患者往往很少考虑进行运动。

其实，患有肺气肿的人如能进行合理运动，可以收到改善症状的明显功效。合理的运动能改善心肺功能、提高机体的抗病能力，尤其可以预防感冒、上呼吸道感染等疾病。所以说，肺气肿患者的运动尤其重要。

肺气肿患者应争取多在室外活动，能散步则散步，能快速行走则快速行走，即使在室外太阳光下坐一坐也有好处。平时每天坚持做保健按摩，在迎香穴（鼻翼两侧）、人中穴、风府穴（枕后正中凹陷处）、合谷穴按逆时针方向各按摩60次。冷水洗脸、洗鼻有益于人的健康，在肺气肿患者中更值得提倡。

练习腹式呼吸是肺气肿患者的主要运动之一。肺气肿患者呼吸时，为了求得足够通气量，往往扩大胸式呼吸。但是，由于肺气肿患者多年高体弱，胸部肋骨钙化，胸廓活动范围有限，常常动用辅助呼吸肌参加工作，因而出现呼吸时耸肩、伸颈动作，甚者吸气时收缩腹肌，这样横膈则上抬，不仅通气量不能增加多少，反而加快了呼吸频率，从而加重了缺氧。如果患者能放松紧张的辅助呼吸肌肉（上胸部和腹部肌肉），学会腹式呼吸，可以提高呼吸功能。进行腹式呼吸训练可以增加膈肌的上下活动，使呼吸深长缓慢，明显地改善通气及换气功能，对肺气肿患者是十分有利的。患有肺气肿的人只要持之以恒地练习，就会收到显著的效果。

1. 腹式呼吸训练法

一手置于上腹部，呼气时使手随腹部下陷，并轻轻加压，以增高腹压，推动膈肌上抬；吸气时上腹部对抗此手所加的压力，徐徐隆起。反复练习，可促进膈肌收缩，增加其活动范围。

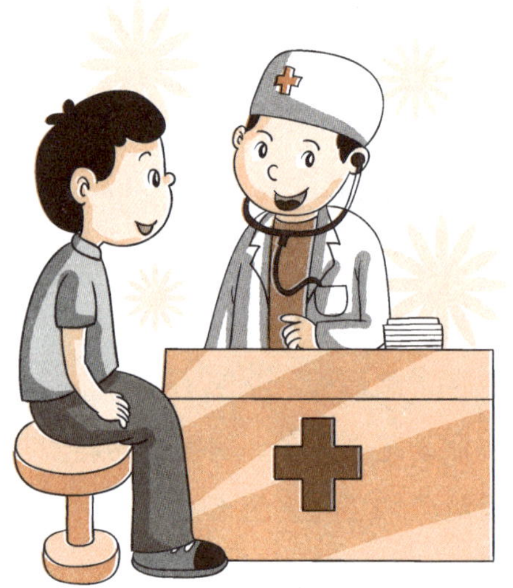

2. “吹笛”呼气法

将嘴唇缩成吹笛状，使气体通过缩窄的口形徐徐呼出，这样可提高支气管腔内压，从而防止支气管过早闭塞。

3. 呼气步行训练

步行时轻缓地呼吸，按三步一呼、两步一吸的节律进行。每日步行500～1500米，最初用慢速（60～80步/分），以后可逐渐加快步速至中速（80～100步/分），甚至更快。开始时可多休息几次，以后逐步减少休息次数和时间。

4. 胸部按摩法

适用于慢性气管炎及肺部抵抗力低下常有炎症感染的患者。按摩方法有三种：

（1）胸部震颤法：患者取坐位，两手置于胸廓两侧，距腋下3～4厘米，从上至下极快速地做震颤动作，操作时需稍用力，但要轻巧。自我按摩时，左手按摩右胸侧，右手按摩左胸侧，合做8～10遍。

（2）胸部拍打法：患者取坐位，右手五指并拢，用手指和手掌拍打右胸部，如此反复然后换左手用同样的办法拍打左胸。轻轻拍打3～5遍。

（3）胸部轻擦法：用右手掌轻擦左胸部，左手掌轻擦右胸部，以乳房为中心做环行按摩，两侧各10～20遍。

哮喘病患者如何运动

患有哮喘病的中老年人选择一些较轻松的运动项目，如慢跑、骑车、游泳等，避免竞争性强的项目，如排球、篮球等。参加锻炼时最好有人陪伴，以免在运动过程中出现不适时没有人照应。

哮喘患者尽量不要在空气污染严重时进行体育锻炼，更不要在交通拥挤的公路旁进行锻炼。若对花粉过敏，在“花粉”季节尽量不要外出锻炼。

避免在寒冷干燥的地方锻炼，包括冰上和雪上运动。必要时应戴上口罩或围巾，以温化和湿化吸入的空气。

在运动锻炼之前，要进行约10分钟的准备活动，如散步放松等。运动结束时，还应再做10~15分钟的放松活动，不要骤然停止运动。

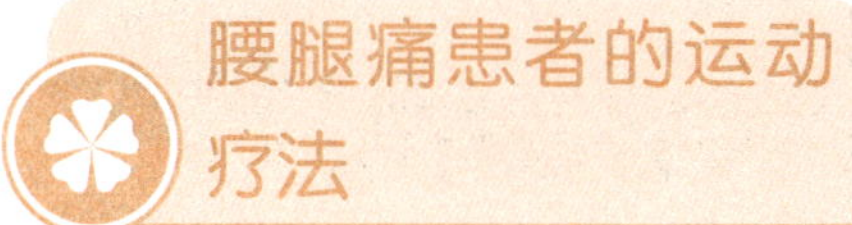

腰腿痛患者的运动疗法

慢性腰腿痛是一种症状，许多疾病会因此而生。适用于运动治疗的有：腰、臀肌肉筋膜炎（纤维组织炎），腰椎间盘突出症及其后遗症，职业性腰肌劳损，腰、腿部骨关节软组织损伤后遗症等。这些病症只要不在急性发作期，都可按运动处方进行治疗。

1. 前弯后伸

两脚分开与肩同宽，脚尖向内，慢慢向前弯腰，使手逐渐接触地面，然后再向后弯腰到最大限度。反复做10次。

2. 站立扭髋

两脚分开与肩同宽，双手叉腰，两侧髋关节向左右两侧扭动，同时上身也随着向后微微倾斜，左右共做100次。

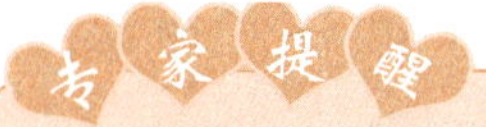

慢性腰腿痛主要是由于腰椎骨关节退行性变化和腰肌的慢性劳损以及肌无力等引起的。活动时应以锻炼腰、背和腿部肌肉为主，如太极拳、五禽戏、体操、散步、慢跑、门球以及退步行走等。退步行走能通经活络、壮腰健身，每日坚持2次，每次5~10分钟，对于腰肌劳损疗效尤著。运动中不应超量负重锻炼，以免引起新的损伤。

3. 飞燕式

俯卧（可以趴在床上），两臂靠在身体两侧伸直，然后头和肩以及双臂向后上方抬起。与此同时，双腿伸直向上抬高，使整个身体像一只飞燕，反复做10次。

4. 交叉扭腰

两脚分开与肩同宽，两臂伸直，一手在体侧，一手举过头。如果左手在上，先向右侧后方摆，然后右手在上，向左侧后方摆，腰部也随着扭动，左右各做20次。

5. 深膝蹲

两脚分开与肩同齐，下蹲的时候脚跟不要离地，臀部靠近小腿，同时双手握拳前伸。开始时动作要慢，站起来时伸腰收回双拳。动作由慢到快，反复做10次。

6. 前挺腿

仰卧在床上，尽量屈膝，然后脚跟用力慢慢向斜上方蹬出伸直，再把伸出的腿收回成屈膝姿势。两腿交替做20次。

适合便秘患者的运动

"活动活动，大便自通。"从这句话可知，经常从事运动锻炼的人很少便秘。大便的排出需要膈肌、腹肌、肛提肌、会阴部肌肉的力量协调舒缩，才能顺利完成。适当的体育锻炼，如散步、慢跑、打太极拳、仰卧起坐、腹式深呼吸及提肛锻炼等，可增强体质，使腹肌、肛提肌、肛门外括约肌等收缩能力增强，刺激结肠蠕动，从而发挥良好的预防和辅助治疗便秘的作用。下面介绍几种具保健强身效果的排便动作及功能训练方法。

1. 揉腹

揉腹可通和上下，分理阴阳，去旧生新，充实五脏，驱外感之诸邪，清内生之百病。方法如下：

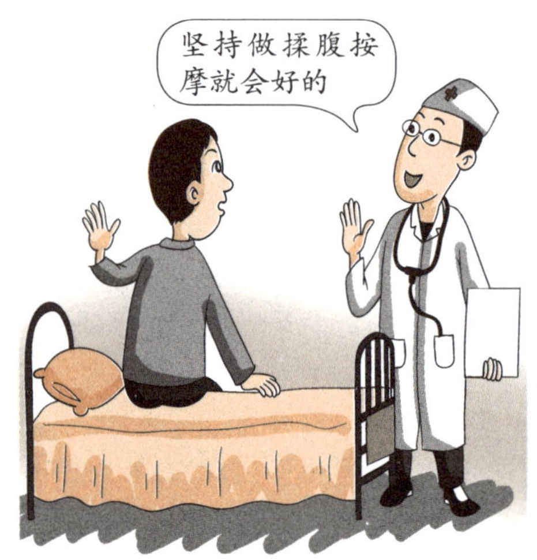

仰卧位，腿稍屈曲，膝下用枕垫住，按照环行路线按摩腹部，即两手相叠推按，从右下腹部起向上推，接着在脐上方横过腹部至左下腹，在该处做深而慢的揉按，然后推到原处。按摩完毕后坐起。

2. 保健操

仰卧床上，全身放松，头平颈

直，两眼微闭，舌抵上腭，两手平放左右两侧，手心向下，两腿屈起，以舒适为度。开始时两腮不断鼓动，如漱口的样子，直到唾液满口，然后分数次徐徐咽下，咽时用意念指引到直肠，接着排除杂念，使之渐入静境，做深呼吸3次。吸气时用力提肛，沿着背脊内侧直下肛门；呼气时提收肛外部肌肉3次后即意守肛门，然后自然呼吸，可感到肛门有跳动感。最后，两手擦热，按摩下腹部，一手按摩肚脐周围，两手交换各数次。

3. 提肛锻炼

凝神，用力收缩肛门和会阴，持续一两秒钟后放松，有节律地交替进行，反复30～50次为1组，每天做2～3组。这种锻炼简便易行，不受环境场地的限制，任何时候都可以进行。

4. 膈肌锻炼

仰卧或直立，吸气时鼓起腹部，放松肛门和会阴，把气吸足；呼气时收腹，收缩肛门和会阴，把气呼尽，稍停顿后再进行。反复8～10次为1组，每天做2～3组。

5. 锻炼腹肌及骨盆肌

站立，进行高抬腿原地踏步、深蹲起立、腹背运动、踢腿运动和转体运动等。

仰卧，双腿轮流抬起腿或同时抬起双腿，稍停顿后再放下，每次1～2分钟，连做3～5次。

肩周炎患者怎样运动

肩周炎又称“漏肩风”、“冻结肩”或“冰冻肩”，多发生在50岁以后，所以也叫“五十肩”。

已经患了肩周炎，无论是急性还是慢性，只要坚持锻炼，加之治疗，都能在一定时间内收到显著效果。健身运动疗法如下：

（1）两脚分开，与肩同宽，两肘自然抬起，手背距脸面30～40厘米，两手从里往外画圆圈30次，手指不高过头顶。

（2）背靠桌边站立，两手倒握桌沿，两臂绷直，身体稍向后倾斜20度左右，随之身躯往下坠，两膝稍屈，两臂做支撑动作20次。

（3）两脚分开，与肩同宽，两脚不动，手指稍弯曲，使患侧用劲向后上方甩手，并逐渐提高甩手的位置，慢慢使患侧上肢练至手指能达到对侧肩胛骨内缘为最佳。锻炼时不要操之过急而动作剧烈，否则不但收效不大，而且有害。久病者可适当配合中药草和西药等辅助治疗。外伤性肩周炎应以理疗为主，配合放松性的肩部活动，效果较为理想。

（4）预防老年性肩周炎的几种方法：耸肩（旋肩），向前、向后旋肩各20～30次；两臂轮流伸直前推20～30次；两手相握提至头上，超过头顶放下，连续做30次；两臂用力向前后有节律地摆动30次。

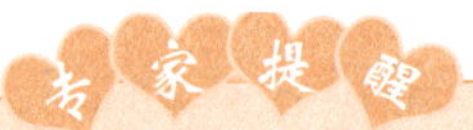

肩关节周围炎简称肩周炎在50～60岁的人中多见。发病时肩部周围疼痛剧烈，夜间更加明显；后期肩关节活动受到限制，临床上治疗疗程长，效果不明显。

锻炼方法以活动关节为主，其关节活动的幅度要由小到大，最后做到最大可能的范围。如用健肢同患肢做头上举的动作、用患侧手摸背以及用患侧肢顺墙向上爬摸等。另外，跳交谊舞也能预防和辅助治疗肩周炎，对中老年患者来说是再适宜不过的了。

颈椎病患者怎样运动

颈椎病是危害健康的常见病、多发病，近年来患病人群大有年轻化的趋势。主要表现为颈背疼痛、酸胀、上肢无力、手指发麻，甚至可出现头痛、头晕目眩、恶心呕吐、耳鸣、视力和记忆力下降、行走不便、突然跌倒等症状。如果你患了颈椎病，抑或感到颈椎不舒服，就请按照以下8节动作进行锻炼，并且坚持每天做，不久就会发现，颈椎疾患已离你而去。

（1）按揉后颈：坐或站立位，用一只手的手掌覆盖在颈后，拇指与其余四指分开，分别放在颈椎的两侧，五指自上而下均匀用力按揉，往返20～30次。这对缓解颈肌紧张、改善局部血液循环有良好的作用。

（2）双手托颅：站立，头微后仰，双手交叉托于头后方（相当于枕骨粗隆部），向上提托头颈，一张一弛，重复30～50次。可同时配合胸部后仰，以活动脊柱的上部及胸廓、肩背等部位，达到放松关节的效果。

（3）活动颈项：站立，双手叉腰，两脚分开与肩同宽，反复做抬头看天、低头看地动作。它能增强颈部肌力、改善颈部血液循环、缓解颈肌痉挛。练习时，胸部应保持不动，抬头时应尽量上抬，以能看到头顶上方的物体为宜；低头时，下颏尽量内收，使下巴与胸部相触。抬头时深呼气。动作幅度由小及大，由慢到快。若感到头晕站立不稳，也可坐着做。

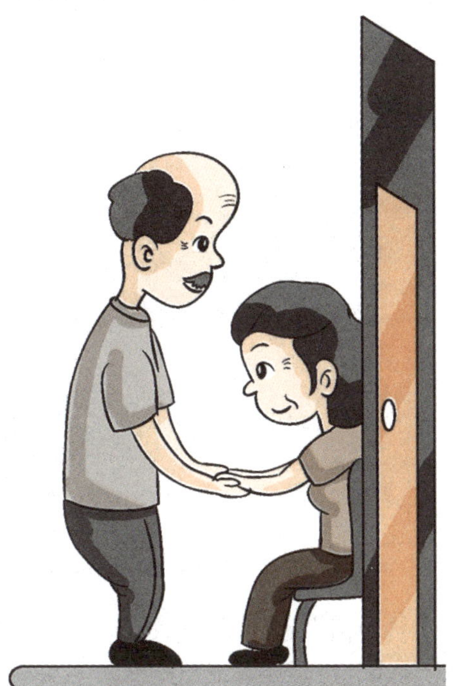

（4）往后观望：站立，双手叉腰，两脚分开与肩同宽，两眼平视，头颈部反复向左及向右转动。活动范围自小而大，但不可强求增加幅度，次数也不要太多，一般20～30次即可。患有椎动脉型颈椎病患者不宜做此锻炼，否则会跌倒。

（5）颈项侧屈：站立，双手叉腰，两脚分开与肩同宽，分别做颈椎左右交替的侧屈活动，重复20～30次。活动时，动作不要大，以舒适为度。

（6）前伸探海：站立，双手叉腰，两脚分开与肩同宽，颈前伸并侧转，窥探前下方，犹如在海底窥探物体一样，左右交替，反复进行。练习时动作要自然、连续、和缓，头颈始终保持前屈位。

（7）回头望月：站立，双手叉腰，两脚分开与肩同宽，头颈转向身后，如观看身后天空中的月亮。左右交替，重复20～30次。

（8）金狮转头：站立，双手叉腰，两脚分开与肩同宽，头颈先按顺时针方向环绕数周，再按逆时针方向环绕数周。转头的速度不能快，动作不能大，以免跌倒。椎动脉型颈椎病及颈椎手术后的患者慎用此法。患有高血压、脑栓塞、贫血、内耳眩晕者禁用此法锻炼。

适宜神经衰弱患者的运动

体育运动对患有神经衰弱的中老年人来说，是一种动员身体内部的生理机制来调节大脑功能的好办法。在进行体育活动时，来自肌肉和关节的神经感受器的冲动传到中枢神经系统，有助于调整神经系统的功能活动。

体育锻炼治疗神经衰弱，一般以健身性锻炼项目和放松性锻炼项目为好。常用的方法有太极拳、气功、按摩、散步、健身跑、冷水浴等。

太极拳和气功是治疗神经衰弱最为有效的运动疗法。气功要求全身放松，要“入静”，练功时的入静状态就是大脑皮层处于抑制的状态，依靠这种抑制过程的保护作用，可以促使衰弱的大脑细胞恢复正常功能。神经衰弱患者练气功以坐式练“强壮功”为主，如体力太弱可以卧式做“放松功”，体力好也可练“站桩功”。每天练1～2次，每次20～30分钟。太极拳则是“动中求静”，这样能使大脑有限部位处于兴奋状态，使其他部位得到较深的抑制，从而得到充分的休息来恢复大脑功能。

对神经衰弱的人来说，长跑是最好的锻炼项目。有节奏的步伐，对神经系统能起到良好的调节作用，有助于神经兴奋和抑制过程的正常交替。同时还能逐步建立起兴奋和抑制过程之间比较巩固的联系，使神经系统对外界反应的灵活性提高，控制能力增强，使失眠、头痛等各种症状逐步减轻或消失。

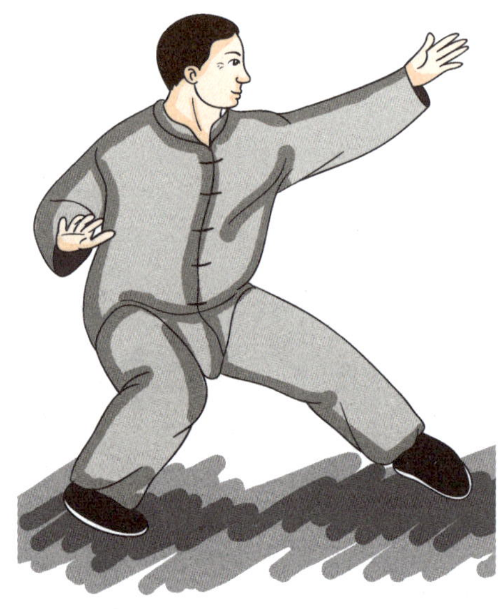

因此，得了神经衰弱的人最好是药物治疗加长跑锻炼。刚开始锻炼的一周，要注意观察身体的反应，比如，神经衰弱症状的轻重，睡眠质量等，如果反应良好，一周后可以加大些运动量。刚开始锻炼的时候可能会有些腰酸腿疼或症状稍微有些加重，这是正常现象。至于什么时间锻炼，可以灵活掌握，但是不要在睡前1小时之内锻炼，以免锻炼的兴奋作用影响睡眠。

神经衰弱的人大部分睡眠不好，因此神经衰弱的另一个锻炼项目是练“睡功”。

下面介绍的是我国晋代葛洪的睡功法，可以分为侧、屈、俯、仰。在此基础上，中医按摩专家曹锡珍又增加了一个“垫”法。

“侧”就是右侧卧睡功，又称为“鹿眠”。因为这一卧势跟鹿卧的姿势差不多，是很舒展安适的，故又叫“睡神仙觉”。其姿势要领是：右侧卧位，屈右肘，手心向上放在脸前，左手自然放在左髋部，右下肢自然伸直，左膝屈曲放在右腿前方。

“屈”就是仰卧于床，两膝、髋屈曲使双股部靠近腹部，并用两手合抱双膝，呼吸要缓吸缓呼，量力而行。

“俯”就是伏俯于床，用两手或一手放在腹部。用鼻深缓吸气，贯满周身，再深缓呼出浊气。每呼吸一次，放松休息一会儿，量力而行。

“仰”就是仰卧在床，脸朝上，将两臂向上伸张一会儿，用两手掌由胸部向腹部推摩或左右伸张，两下肢伸直，松劲内息，缓吸缓呼。

“垫”就是仰卧伸足，两手握拳，自己在背部从上而下，用拳垫在背部各俞穴上。呼吸3～5次向下挪移一拳，至腰部必须用两拳垫腰窝，呼吸10次后再向下移至尾骨而止。

以上5种睡功，每天睡前各练一遍，最后以右侧卧式入睡。

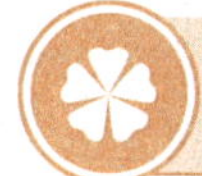

脑卒中后如何运动

脑卒中后的老年人应把运动融入生活习惯中，不仅是为了治疗和减轻脑卒中所导致的后遗症，而且良好健康的生活方式可以对脑卒中的复发起到很好的预防作用。

1. 最佳时间段

脑卒中后的前6个月为最佳恢复时期，故应把握好这时间段，在医院或是康复机构进行系统全面的康复训练。一天中最佳运动时间段，以下午或晚上为宜。运动与进餐至少间隔1小时以上。

2. 运动强度

以不引起痉挛加重的中小强

度为好。在医疗机构进行康复训练的老年人，运动强度由医生及其康复治疗师根据其自身具体情况来控制。回归家庭后的运动锻炼应在专业医生的指导下进行。

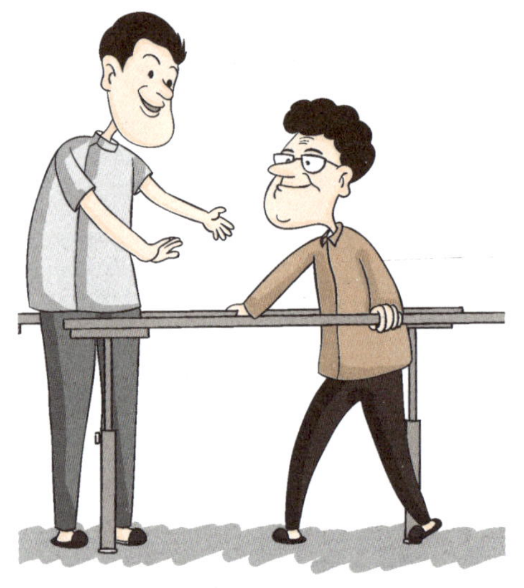

3. 运动方式

脑卒中后的老年人，除了在医疗机构进行康复训练外，可在家中进行康复治疗师推荐的简单训练。一般以有氧运动为主要的运动方式。例如：散步、跳华尔兹等。此外，还可以进行一些下棋、唱歌之类的文娱活动。注意脑卒中的老年人忌讳做弯腰低头运动，要避免需要屏气、憋气的运动。

4. 运动环境

运动时推荐风景优美，场地开阔，安静的环境，有助于老年人的心情愉悦，舒畅平静。脑卒中后的老年人，在运动时最好有家人陪同。若无人陪同，则应随身带手机，在人多车少，路面平整的环境中进行锻炼。

眼力不行的老人如何运动

1. 最佳运动时间

因为视力障碍，老人更应选择白天进行运动，可以方便周围人群对其保护及关照，但要避免中午强光的照射。

2. 运动强度

运动强度以中小强度为好。开始时可由亲友帮助在室内及户外进行练习，循序渐进，直至老年人可单独活动。单独活动不仅能改善老年人的生活质量，而且能提高他们的生活信心，对老年人独立活动的练习要由易到难，由小范围到大范围。对老年低视力患者进行康复训练时，一方面要鼓励，另一方面要细致、耐心，这样才会收到良好的效果。

3. 运动方式

以有氧运动为主。可去康复机构着重训练一下触觉、位置觉，平衡训练等，以减少视力障碍带来的不便。

4. 运动环境

老年低视力患者应该尽量独立地活动与行走，这对患者的身心健康都十分有益，生活得更加幸福愉快。由于低视力势必对其行走与活动产生不利影响，在他们比较熟悉的环境中进行运动。

专家提醒

听力障碍的老年人不能因为听力障碍的原因而不愿意出门，应该多出门，找朋友们一起散步、做老年健身操、太极拳、下棋等，都是很好的运动。但患有听力障碍的老年人出家门后应该注意安全，对自己的听觉障碍做到心里有数，尽量避免出现在有车辆行驶的路段，也可在专门的康复机构练习视觉广度、反应等训练。听力障碍老年人以选择无车辆行驶的公园为佳。

骨质疏松患者如何运动

1. 最佳时间段

选择光线充足的时间段。

2. 运动强度

在安全范围内，运动强度越大，对骨的应力刺激也就越大，也越有利于骨密度的维持和提高。一般每周3～5次，运动强度大，时间短一些；运动强度小，时间长一些。

3. 运动方式

大负重、爆发力的运动对骨骼的应力刺激大于有氧运动，但单纯采用此方式会对患者循环系统不利。美国运动医学会所推荐的预防运动方案是力量训练、健身跑和行走。每周3～5次，每次30～60分钟。

4. 运动环境

选择光线充足的地段。

肿瘤患者如何进行运动

癌症患者在参加体能锻炼之前，应请医生较全面地检查一次身体，做到充分了解自己，然后根据自己的情况，选择自己喜欢的且适合自己状况的运动项目，在参加体能锻炼的过程中，要善于自我观察，防止出现不良反应，并定期复查身体，以便调整锻炼方法。另外，如果遇到体温升高，癌症病情复发，某些部位出现出血倾向，白细胞低于正常值等情况时，最好停止锻炼，以免意外发生。

1. 最佳时间段

经过临床综合治疗以后。

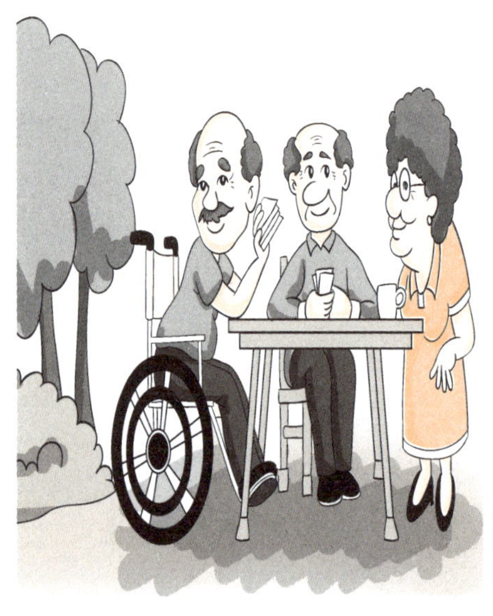

2. 运动强度

癌症患者不可参与过激、过猛的运动。在体育锻炼中要掌握运动量，锻炼后身体感到发热，轻微出汗，无疲劳感，身心感到轻松、舒畅，食欲和睡眠良好，说明运动恰当。否则，则应调节运动量，使身心处于最佳状态，以利于康复。癌症患者的康复期是一个相当长的时期，参加锻炼要做到循序渐进，从小的运动强度开始，逐渐达至中等程度即可。注意合理安排锻炼间隔时间，做到劳逸结合、动静相宜。每周锻炼3～4次，或以1次为佳。总之要量力而行。

3. 运动方式

不同类型的肿瘤患者选择的锻炼方式也不同。呼吸系统肿瘤如肺癌患者，可以通过吹气球或做腹式呼吸，来恢复或增强肺功能。运动系统肿瘤，如骨癌等患者，往往因病情做过截肢手术，术后锻炼应以恢复运动功能为目的。可多练习单手料理生活等以健侧肢体来补偿患侧功能。而消化系统肿瘤，如胃癌、肠癌、肝癌等患者的锻炼则应以适应新的生活习惯为目的，可以通过适量运动改善消化功能。乳腺癌患者在术后更应尽早进行肢体功能锻炼，尽快恢复患侧肢的关节、肌肉功能，解除术后患肢的关节活动受限、肌肉萎缩、瘢痕挛缩、水肿等引起的功能障碍。可逐渐由手指和手腕屈伸、握拳运动过渡为坐位肘关节屈伸、患侧上肢伸直、抬高、内收、屈曲等。在锻炼身体的同时也要有目的地进行心理锻炼。锻炼时要始终有一个良好的、积极的自我暗示，想象自己身体最佳时的情景，尽量体验那种美好的情绪，并保持这种情绪。

骨性关节炎患者如何运动

1. 运动强度

低强度，多组数，多次数，平缓伸展练习。一般骨性关节炎患者无须卧床休息。当负荷关节或多关节受累时，应限制其活动量。急性期关节肿痛症状严重，应卧床休息，病变关节局部需夹板或支具短期固定。

2. 运动方式

应视患者情况而定，选择大关节、多关节的屈伸运动。早期可进行肌肉等收缩练习，或在轻微帮助下的主动运动，以缓解疼痛，防止肌肉萎缩及粘连，保持关节正常活动度。体重超重的老年人要防止下肢各承重关节长时间超负荷。经常练习关节操，能够促进关节内外的血液循环，增加关节内滑液的代谢，防止关节囊及其韧带的挛缩粘连，从而保持关节的活动范围，并增强周围肌肉、韧带组织的力量，维持其功能与形态的正常关系。还可根据具体情况选择医疗体操、太极拳、踢毽等适合的运动。

3. 运动环境

应注意选择暖和的环境，积极改善阴暗与潮湿的运动、工作和居住环境。

失眠患者如何进行运动锻炼

适合于失眠患者的运动项目多种多样，如走步、跑步、游泳、骑自行车、滑冰、游戏、做操等。一般说来，不经常运动的人开始不宜从事剧烈的运动，运动量也不宜太大，以免过度疲劳，身体不适应，反而影响睡眠。对多数人来说，还是应先从走步、做操开始。睡前2～3小时进行一定的运动，可以促进并加深睡眠。不过，晚上运动的

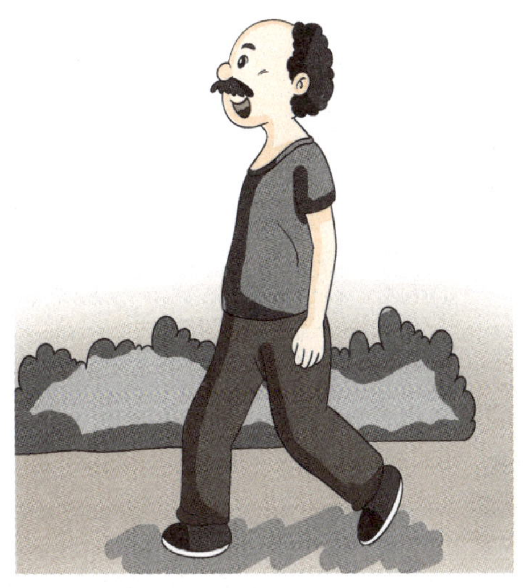

时间也不要离睡眠时间太近，否则将适得其反。

走步要尽可能走得远些，而不是散步，要逐步加快速度，以使肌肉、心脏和肺脏都能得到充分的锻炼。选择锻炼的时间以下午4～5时或晚间9时前为宜。一般认为，16～20时运动效果最好，轻中度运动比大运动量效果好。

除走步、做操以外，也可根据自己的爱好选择游泳、骑自行车、打太极拳等运动方式。这些运动都能排遣有害的紧张情绪，使身体恢复正常的状态，易于入眠。

锻炼要根据每人的体质、体能，选择适量的体育活动。肌体经活动后适度疲劳，需要以睡眠得以恢复和补偿。锻炼后，若能再用温水泡脚并按摩，然后喝一小杯温牛奶，对防治失眠颇具功效。

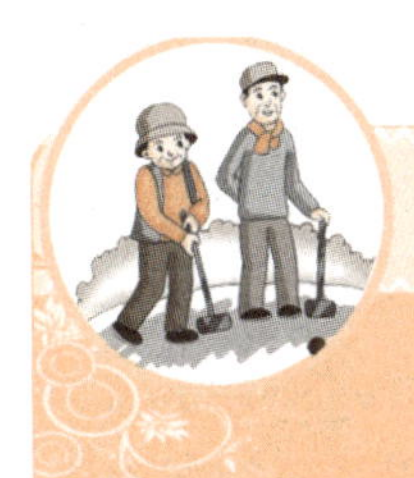

第四节 中老年人的睡眠

我们的身体需要睡眠

睡眠是一种在哺乳动物、鸟和鱼中普遍存在的自然休息状态，甚至在无脊椎动物（如果蝇）中也有这种现象。最初，人们认为睡眠只是身体内部需要的反映，感官活动及身体的物理运动在睡眠时会停止，但若给予合适刺激便可使其苏醒。现代医学界则普遍认为，睡眠是中枢神经系统产生的一种主动调节过程，目的是为恢复精力而做出适当的休息，由专管睡眠及觉醒的中枢神经管理。随着生物化学技术的发展，目前已经明确5-羟色胺、去甲肾上腺素和乙酰胆碱等神经递质参与睡眠及觉醒的调节过程。另外，免疫因子、激素和肽类等亦参与睡眠及觉醒的调节过程。

其实，在睡眠时大脑并没有停止工作，只是换了工作模式。睡眠的特征包括减少主动的身体运动，对外界刺激反应减弱，增强同化作用（生产细胞结构），以及降低异化作用（分解细胞结构）水平。睡

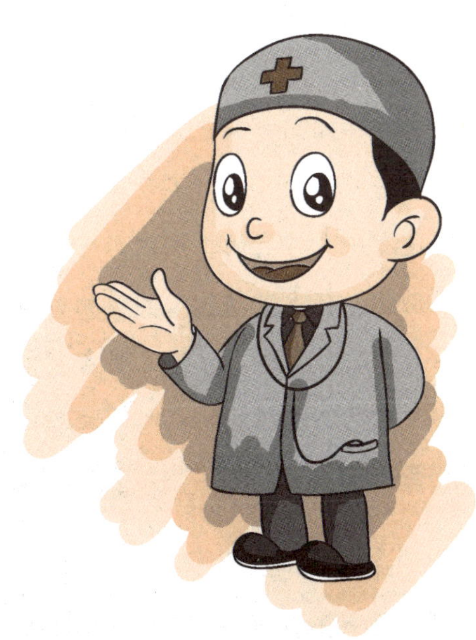

眠中的脑电图显示，在快速眼动期脑电图会出现类似清醒期的快波，提示此期的脑电活动增加。另外，研究还发现处于此期睡眠的人被唤醒后，约80％的人叙述正在做梦。因此，认为睡眠中大脑停止工作是不成立的。

专家提醒

每种哺乳动物每天的睡眠情况都不一样，有些哺乳动物，比如蝙蝠和负鼠一天可以睡18～20小时，而大象和长颈鹿则只需要睡3～4小时。也许有人认为，同一物种不同个体间的睡眠情况会差不多，因为它们的遗传、行为和解剖学等各个方面都非常相似，但实际情况却并非如此。个体间的差异无法充分解释它们睡眠上的差异。灵长类动物并没有一个特有的，足以与啮齿类动物、食虫目动物及其他物种区分开的睡眠模式，但人类与其他杂食动物相比，睡眠时间要短一些。

为什么要睡眠呢？大脑就像一台持续运转的计算机一样，每天繁杂的事情就像打开的程序，程序开得太多，中央处理器的运行就会出问题，适当地关闭一些程序，做一些休整是提高运行效率的前提。正是通过睡眠过程，身体可以更有效地储存所需能量，并对精神和体力做出补充；可以说睡眠是最好的休息方法，既能保持身体健康和补充体力，亦可提高工作能力。在人、哺乳动物及其他很多已经被研究的动物（如鱼、鸟、老鼠、苍蝇）中，规律的睡眠是健康生存的前提。而从睡眠中苏醒过来则是一种保护机制，也是健康和生存的必需。

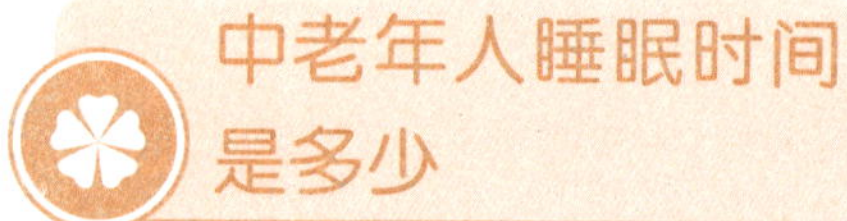

中老年人睡眠时间是多少

成年人的睡眠时间平均为8小时。男女性别略有差异，男性需7～9小时，女性稍长一些，为9～10小时。话虽然这样说，男女性睡眠时间的差别实际上还得看主客观条件而定。比如在女性的妊娠期，由于维持妊娠的内分泌激素黄体酮大量增加，妊娠女性就会比平时睡得多些。平时女性的睡眠也比男性为浅，易被叫醒，所以容易患失眠。

到了绝经期，失眠的现象更为突出，成为更年期综合征的一大特点。

成年人夜间睡眠结构有相应的变化，深睡眠的总的时间继续减少，出现的周期也减少，一般只占全部夜间睡眠时间的1/6左右。

人们总认为老年人只需少量的睡眠时间就够了，这种看法并不完全正确。的确，老年人深睡眠明显减少，有时甚至没有深睡眠，只有浅睡眠，而且凌晨易早醒，每夜总睡眠时间只有5~6小时。但这并不说明老年人只需要较少的睡眠时间，因为24小时睡眠脑电图检查发现老年人常在白天有浅睡，也许他们是以这种方式来补充夜间睡眠的不足。我们经常会发现，正在读报、看电视、听音乐的老年人逐渐低下了头，闭上了眼睛，有时甚至轻轻地打鼾，流口水，这就是老年人的浅睡，他们正在弥补夜间的睡眠不足。

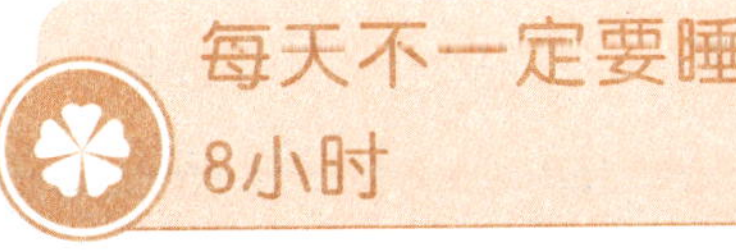

每天不一定要睡满8小时

尽管人类离不开睡眠，但每天必须睡满8小时是没有科学依据的。在日常生活中，经常有人会问这样的问题：我一天睡十几个小时还觉得困，白日嗜睡、疲倦，而有人只睡四五个小时就精力充沛，这是为什么呢？其实答案很简单，就是睡眠质量的问题。评价睡眠质量好坏的标准，不是睡眠时间的长短，而在于看第二天的精神状态，只要第二天感觉精力充沛，没有觉得不舒服，这就表明睡眠质量高，是健康的睡眠。

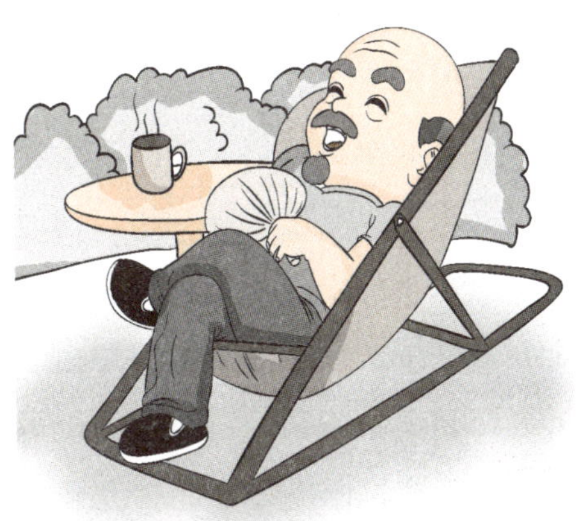

睡眠是人的生理需要。通常儿童比成人所需睡眠时数多，而具体到每个人则由遗传决定。人体正常的睡眠时间为6~10小时，成年人平均每晚睡7.5小时。每百人中有1~2人每晚只需睡5小时，其他少数人则需睡10小时。

每天晚上睡不满6小时的人称

为“短眠者”，睡足9小时的人称为“长眠者”。大量的研究表明：短眠者入睡速度快，其睡眠程度为深睡眠，第三和第四阶段的慢波睡眠居多；而长眠者入睡慢，入眠程度较浅。分析短眠者的睡眠结构时发现，他们的恢复性睡眠时间（深睡眠）与长睡眠者一样多，但他们的浅睡眠却大大地缩短了。他们把睡眠浓缩在了更短的时间内！

进一步的研究还发现：长眠者睡眠时间变长往往是从少年时期或青年时期开始，更多的是一种习惯，甚至完全是偏好。这跟饮食差不多，有人咀嚼慢，吃一顿饭的时间长达半小时以上，而受过训练的士兵，往往在5分钟之内就可以解决问题。因此，如果经过正确的引导和锻炼，提高睡眠质量，提升睡眠效率是完全可行的，这样可以把更多的时间和精力用于学习、工作和生活，使人生更加丰富多彩，富有意义。

研究表明，睡眠质量的好坏主要取决于第三、四期深睡眠的多少。如果您的第三、四期睡眠很短，或几乎没有，主要是第一、二期浅睡眠，在这种情况下，即使您睡十几个小时，也会感到疲乏无力、嗜睡；如果您的第三、四期深睡眠时间很长，第一、二期浅睡眠少，即使只睡四五个小时也会感到精力充沛。所以说，睡眠重在质量而不是时间长短。

请别认为你必须躺8小时，若5小时可使你充足电，那么暗自庆幸吧。你不是失眠患者，而是天生的短时睡眠者。

深度睡眠十分重要

低等动物没有深睡眠，到了大脑新皮质发育后的动物才开始有深睡眠，3个月以前的婴儿深睡眠很少。提示深睡眠与新皮质发达程度密切相关，有人把深度睡眠称为“脑睡眠”。

深睡眠的脑电波波幅高，节律很慢，表明大脑皮质细胞完全处于休息状态。此时意识消失，与世隔绝，真正起到了充分保养皮质细胞的作用。只有通过这段睡眠期，使人精力得到恢复。有的人虽然睡的总时间不多，但是精力非常充沛，朝气勃勃，实际他们的深睡眠时间不少于一般人，也就是说他们的睡眠质量很高。有的人睡的时间不少，但是深睡眠时间不多，则他们的睡眠质量不高，白天头脑不会清醒。

同时深睡眠期人体各种生命活动降低到最低程度，基础代谢维持在最低水平，消耗能量最少。此时副交感神经活动占优势，代谢加强，有助于能量的贮存。充足的睡眠能使人消除疲劳，恢复体力。

深睡眠期脑垂体的生长激素分泌和释放增多，生长激素能促进儿童骨骼生长，影响物质代谢，加强蛋白质的合成、脂肪分解、抑制组织对葡萄糖的利用；有利于成年人体力恢复并维持人体的新陈代谢处于“年轻”状态。长期睡眠不足的人往往面容憔悴、眼睑松弛，显得苍老。从此意义上说，深睡眠还有养颜的作用。

年龄大了睡觉为什么容易醒

（1）睡眠减少是大脑细胞早期老化的生物指标，并且年龄越大，睡眠越浅。夜间深睡时间随着年龄的增长而缩短，75岁以后的老年人深睡期基本消失，由于夜间睡眠以浅睡为主，对周围环境的声音非常敏感，所以容易惊醒。

（2）患有睡眠呼吸暂停综合征的老年人，伴随呼吸暂停的出现及暂停呼吸时间过长，因低氧血症引起运动兴奋性增强，睡眠中惊叫、躁动，可出现身体不自主运动甚至突然坐起。

（3）患有不宁腿综合征也叫不安腿综合征（restless legssyndrome，RLS）的老年人，夜间睡眠时，双下肢出现一种自发的、难以忍受的异常痛苦的感觉，如酸胀、撕裂感、烧灼感、疼痛、刺疼、瘙痒及虫爬等。以小腿最常见，大腿或上肢偶尔也可以出现。病人在床上辗转反侧，坐卧不安，致使在睡眠中惊醒。

（4）患有睡眠期周期性肢体运动综合征（PLMS）的老年人，下肢在睡眠中反复发生周期性的一种异常运动，常扩展到膝盖和髋部，有时甚至涉及腕部和肘部。此病随着年龄增加而发生率逐渐增高，特别是50岁以后，29％的人群存在睡眠期周期性肢体活动现象，周期性肢体活动一夜可发生数百次，下肢的异常运动容易造成觉醒。

老年人为什么容易失眠

人到老年后，失眠就成了一个困扰老年人的大问题，很多老年人就诊时，常把睡不着觉或梦多作为主要症状诉说。

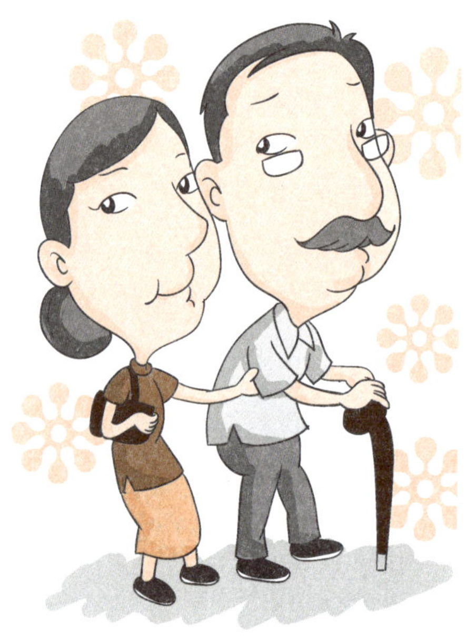

老年人睡眠障碍，主要表现在入眠时间延长，睡眠不安定、易醒、觉醒次数增加，使睡眠呈现阶段化，深睡眠时间减少。引起老年人睡眠障碍的原因有以下几种。

1. 脑部器质性疾病

老年人随着年龄的增长，脑动脉硬化程度逐渐加重，或伴有高血压、脑出血、脑梗死、痴呆、震颤麻痹等疾病。这些疾病的出现，都可使脑部血流减少。引起脑代谢失调而产生失眠症状。

2. 全身性疾病

年老以后全身疾病发生率也高。老年人多患有心血管疾病如冠心病、心功能不全等；呼吸系统疾病如肺气肿、肺心病等；其他如类风湿关节炎、痛风、肾功能不全、糖尿病、全身瘙痒症、颈椎病、四肢麻木等病。这些病，可因为疾病本身或其伴随症状而影响睡眠，加重老年人的失眠。

3. 精神疾病

据有关部门统计，老年人中，有抑郁状态及抑郁倾向的比例，明显高于青年人。抑郁症多有失眠、大便不畅通、心慌等症，其睡眠障碍主要表现为早醒及深睡眠减少。随着患者年龄增长，后半夜睡眠障碍会变得越来越严重。主诉多为早醒和醒后再难入眠。失眠严重程度与抑郁症的程度有直接关系。

此外，老年人所处外界环境的改变，在发病上仍是一个不可忽视的客观因素。如老年人能够和家庭保持密切关系，感情融洽，接触亲密，不脱离家庭的温暖，心理活动基本正常，因而也不易产生失眠症状。相反的，由于某些原因导致环境变化，经济收入减少，或本身日渐衰弱，这样都能不同程度地限制了他们的活动范围，就有可能使老年人与社会疏远，地位也随之退后。年轻时工作积极、生活愉快，到老年，处处需要别人照顾不可避免地损害了他们的自尊心，使他们陷于窘境，产生自卑感。有的体弱多病，难免思想沉重，很容易产生失眠症状。除了失眠外，还常伴有抽象思考能力和适应新环境的能力减退，创造性思考能力减弱，学习能力下降，主动性与抱负性减少，兴趣范围缩小，注意力不易集中，不易耐久，精神萎靡。甚至发展为感情冷漠、固执、兴趣狭隘、出现疑病倾向等，产生消极退缩心理或渐趋保守。有时因年轻人的尊重，更加重了他们的行为僵硬、教条和眼光短浅的倾向。

对老年人的失眠原因，除了发现器质性病变外，还要注意其精神、心理、性格方面的变化，才能更好地防治失眠。

做梦是否影响睡眠

人在睡眠时，自身感觉和意识减退，对环境反应减弱甚至消失，似乎除了呼吸和心跳，其他功能都处于休息状态，因此人们通常据此认为，睡眠是一种完全的静息状态。但是，如果这个过程中做了梦，岂不就说明大脑还在工作，怎么能休息好呢？可能还有人有过这样的经历：睡前琢磨一个问题，梦中还在继续思考，早晨起床时会抱怨“做了一夜的梦，醒来时头晕脑胀，累死了”！

做梦是否会影响睡眠？这要从睡眠的进程说起，在睡眠时，人的大脑存在周期性变化——从浅睡眠到深睡眠，再到一种称为“快速眼动睡眠（REM）”。在这个阶段，眼睛会在眼皮下快速运动，而此时脑电波的活动频率更接近人清醒时的脑电波表现。梦就发生在快速眼动睡眠阶段，处于快速眼动睡眠阶段的人体各方面功能相对活跃，更容易醒来或醒来时留有记忆。研究表明，人如果在其他阶段醒来，则不记得梦境或根本不认为自己做过梦，但如果一夜有一次或几次在快速眼动睡眠阶段中醒来或接近苏醒的状态，就会觉得整夜都在做梦了。

很多研究表明，快速眼动睡眠可以使人恢复脑力，而其他几个阶段的睡眠主要使人恢复体力。睡眠中快速眼动睡眠阶段和其他阶段在什么时间出现，分别持续多长时间，是由人体的生理功能调控的。做梦是正常睡眠的一种表现，不会影响睡眠质量，不必为此担心。

专家提醒

人的大脑要思维清晰、反应灵敏，必须要有充足的睡眠，短期的睡眠不足会导致注意力涣散，就会影响大脑的创造性思维和处理事物的能力。长期睡眠不足，大脑得不到充分的休息，则会出现记忆力、空间定向、言语能力等一系列脑认知功能下降，会造成社会功能和家庭功能受限。

如何预防多梦

造成多梦的原因很多。精神紧张、兴奋、抑郁、恐惧、焦虑、烦闷等精神因素常可引起多梦；工作和学习压力过重、环境改变、噪声、光和空气污染等社会环境因素是另一类重要原因；晚餐过饱、睡前饮茶和咖啡这些不良生活习惯也会造成多梦。

那么如何才能有效地预防多梦呢？这里为大家提供以下几种有效的方法。

（1）多吃清淡而富含蛋白质、维生素的食品。

（2）多参加一些体育运动，如打太极拳、跑步等。

（3）养成规律的生活习惯。早睡早起，晚餐不宜太丰盛，睡前不要喝刺激性的饮料等。

（4）放松心情，不要刻意地去关注梦的内容。睡前的半小时，尽量不要去看书或思考问题，可以适当地做一些体力劳动。

（5）多吃一些可以促进睡眠的食物，如水果、牛奶、糖水、小米粥等，不可轻易使用催眠镇静的药物。

（6）睡觉时不要将手放在胸前，也不要放在生殖器上。

（7）被子最好不要过暖或过重，枕头也不宜过高过硬。

（8）入睡时，要保持卧室的通风和适宜的温度。

（9）每天都按时睡觉，形成一定的规律，过早、过迟都不好。

（10）入睡时不要穿过多的衣物，最好穿睡衣或汗衫、短裤。

专家提醒

梦有预示疾病的可能，但也不可否认，这种预示作用有其不足之处，它应用的象征物缺乏统一规范，准确性也较差，只是大体符合，而且在数量上都有程度不同的放大。关于梦究竟能否帮助疾病诊断尚待深入研究，古往今来，还没有谁能够根据梦境来诊断疾病。因此，研讨梦的预示功能只是提醒做梦者注意，同时也为医生临证提供一些参考而已。

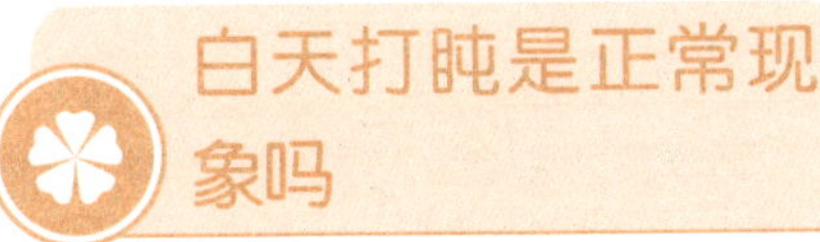

白天打盹是正常现象吗

白天累了，就坐在沙发上小睡片刻，这样有助于提高你的记忆力。据英国《每日邮报》报道，德国一项最新研究发现，白天打个盹不仅可以使人恢复体力，还能帮助人们提高记忆力。研究由德国杜塞尔多夫大学的奥拉夫·拉赫尔博士主持，他让一些学生志愿者记单词，然后让他们玩一个小时的扑克牌。

在试验的一开始，拉赫尔博士将学生分成了两批，一批可以先睡5分钟，再记单词；另一批则必须保持清醒。结果发现，与那些必须保持清醒的学生相比，先睡了5分钟的学生记住的单词明显要多得多。

"这表明，初始睡眠中发生了很多事情，比我们之前认识到的要多。"拉赫尔博士说。美国哈佛大学医学院的罗伯特·斯蒂克戈尔德说，睡眠研究者低估了打盹和小睡的重要性。他认为正是在深睡眠之前，大脑将最近的事情重演，并具有梦幻般的感觉和"疯狂"的想象，这就是功能性睡眠的好处。

其实，世界上有许多名人有白天打盹的爱好。英国"二战"时期的首相温斯顿·丘吉尔、英国前首相撒切尔夫人及美国前总统比尔·克林顿都喜欢白天小睡片刻，并因此增强了记忆力。

英国"二战"时期的首相丘吉尔，据说每天吃了午饭后都会去床上小睡片刻。他就是这样才每天保持旺盛的精力，领导着英国军队取得了一场又一场胜利。

英国前首相撒切尔夫人的秘书回忆说，撒切尔当政时，每天下午2：30～3：30总是在办公室打盹。这时候，无论有什么重要的事，秘书都会等到3：30以后，才进去找她。

美国前总统比尔·克林顿也是每天午饭之后小睡半个小时。

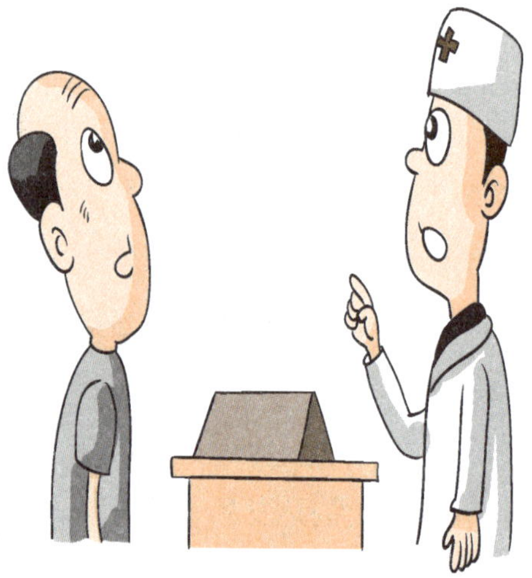

每天白天小睡的名人还有美国前总统约翰·肯尼迪、罗纳德·里根，英国护理学先驱弗洛伦斯·南丁格尔，德裔美国科学家爱因斯坦及英国政治家威灵顿公爵，等等。

美国一本健康杂志曾刊登过一篇文章，讲的是一项经过6年的研究表明，白天有小睡习惯的人，死于心脏病的风险明显较小，白天小睡被证明是抵御心脏病致死的重要武器。

研究者们还注意到，在中国、希腊、意大利和西班牙，人们都有白天小睡的习惯，而这些国家的人患心脏病的概率较低。研究发现，中老年人白天有小睡习惯的人死于心脏病的风险，比没有的人低30％。最为明显的是，白天小睡对男性上班族的身体健康最为有益。那些白天小睡的男性上班族，比不小睡的男性上班族死于心脏病的风险低64％。

选择合适的枕头、床

睡眠作为生命所必需的过程，是机体复原、整合和巩固记忆的重要环节，是健康不可缺少的组成部分。适宜的枕头有利于全身放松，保护颈部和大脑，可以促进和改善睡眠。

枕头的高低要合适。“高枕无忧”在科学上是不成立的，因为高枕妨碍头部血液循环，易造成脑缺血和落枕，出现颈部酸痛、头痛、头晕、耳鸣及失眠等脑神经衰弱等情况，如果睡觉醒来时感到手麻脚麻，那可能就是你的枕头太高了。

低枕使头部充血，易造成眼睑和颜面水肿，并且下颌会因此向上抬，易张口呼吸出现打鼾的情况。如果颈部与肩部在一觉醒来后有酸痛的感觉，那就是枕头太低了。枕头的高度以仰卧时枕高7～10厘米为宜。枕头不易过宽，过宽则超过头颈部关节，肌肉易紧张。

老人经过一天的坐、立之后，如果在夜间睡觉时仍然不能让腰部得到休息，那么，腰部病情会更加严重。因为老年人的腰椎功能会随着年龄的增长而退化，甚至出现腰肌劳损、腰椎间盘突出、腰腿痛等病症。所以最简单的方法就是要睡适合老年人的床。

（1）硬度适中的床，可以保持脊柱维持正常生理弯曲，使肌肉不易产生疲劳。过硬的床，腰部和背部得不到均衡的承托，脊椎骨无法维持正常弧度，增加肌肉压力，使人腰酸背痛；过软的床，则造成脊柱周围韧带和关节负荷增加，肌肉被动紧张，时间长了就会引起腰背疼痛。

（2）床铺面积大，这样便于睡眠时自由翻身，有利于气血流通，筋骨舒展。合适的长度应为身高加40厘米左右。

（3）床的高度适宜，略高于就寝者的膝盖，即一般在0.4～0.5米，这种高度便于上床、下床。

专家提醒

枕头的软硬度要适中，稍有弹性。枕头太硬，头颈与枕接触的相对压力增大，引起头部不适；枕头太软，难以维持正常的高度，使头颈部得不到一定支持会产生疲劳感；太强的弹性会产生振动，刺激耳朵，长期下去，也会引起不适，影响睡眠。适当的枕头应稍具硬度并且透气。因此，一般枕芯多选用稻谷壳、荞麦皮、木棉、羽毛片、散泡沫胶等，软硬适宜，略有弹性，对睡眠和健康都有益处。

自己制作一个催眠药枕

药枕治疗法主要通过药物的作用、机械刺激及心理调节作用等，达到改善睡眠的目的。药枕中有芳香挥发、磁性成分的药物，借助人体头部与药枕的长时间接触，可通过皮肤、呼吸道进入人体，渗入血脉之中，同时刺激头部颈部的穴位，通过经络的传导作用，调理气血，调整脏腑功能，养血健脑，安神定志，改善睡眠，缓解头晕头痛、心烦急躁等症状，达到祛病延年的目的。药枕中的许多药物含有大量挥发油或磁性成分，可直接作用于局部皮肤黏膜，起到消炎杀菌，镇静止痛、活血化瘀的作用。药枕疗法可使就寝的枕具、气味等局部小环境发生一些改变，从而使患者的身心状态产生一些变化，起到良好的心理调节作用，使情绪放松，心情安定，有助于改善睡眠。

1. 药枕的制作

药枕的制作并不复杂，只要有经加工处理的天然药物及布料、针线等，经过缝制做成枕套和枕芯即可。枕芯用以装盛药物，枕套则便于拆洗和更换枕芯。

（1）制作工具及材料。准备好制作药枕所需的针、线、剪刀、布料及塑料袋等工具，缝制枕芯宜选用松、柔、薄、透气性能良好的棉布、纱布，而不用化纤类布料，以利于药物有效成分的挥发。

（2）药物的选择。根据病情选用不同药物（包括矿石类与植物类药物）。药物的选择多以芳香类药物为主，如选用花类药物以芳香浓郁的为好；叶类以清绿气爽的为优；矿石类须光泽明亮。

（3）将选用的药物进行加工处理。做好制作药枕所需药物的加工处理，是保证药枕安全有效的前提和基础。凡制作药枕的中药，应注意其加工、防霉及防蛀处理。一般来说，花、叶类晒干后搓碎即可；根茎、木本及藤类需晒干或烘干后粉碎为粗末；角质及矿石类应打碎成米粒大小易挥发的结晶，用纱布包裹，名贵之品入囊装枕。

（4）药枕的形成。所选用药物应充分混匀，要求摊放平坦，枕之柔软富有弹性。药枕可分厚型、轻便（薄型）两种，厚型与普通枕芯一样大小，可直接作枕芯或装入枕；轻便型的厚度一般为普通枕的1/3，可置于普通枕上面，睡时枕用。在药枕的制作中，通常是将诸药混匀后用纱布包裹缝好，再装入枕芯，制成药枕，药枕底层一般应加垫塑料布，以防药物泄漏弄脏床单。药枕可根据需要制成圆形、方形、三角形、扁形等，一般以制成长60～70厘米、宽20～30厘米的长方形为好。枕高应控制在7～10厘米。

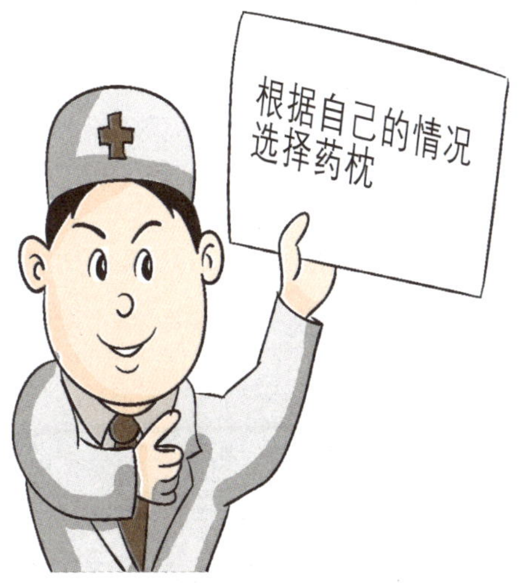

2. 治疗失眠常用的药枕

（1）菊丹芎芷药枕：菊花1000克，川芎400克，牡丹皮、白芷各200克。

（2）灯芯草药枕：灯芯草1000克。

（3）镇心药枕：生磁石、生铁落、海蛤壳各500克，远志300克，石菖蒲200克。

（4）蚕沙药枕：蚕沙适量。

（5）决明子药枕：石决明、草决明各1500克。

（6）滋肾平肝清热枕：夜交藤、菊花、虎杖、艾绒各100克，白芷、枸杞子、牡丹皮各30克，小海螺20克，樟脑3克。

（7）菊花杞子珍珠枕：菊花、决明子各30克，枸杞子50克，珍珠母100克，灯心草250克。

（8）磁石远志蛤壳枕：磁石、海蛤壳各500克，远志300克，荞麦皮适量。

（9）当归药枕：当归1200克，黄芪1000克，甘松、白芍、茯苓、干地黄各500克，葛根100克，大枣200克。

（10）养血安神药枕：黄芪500克，当归、白芍各300克，酸枣仁、芝麻各200克。

（11）竹茹麦皮药枕：竹茹800克，荞麦皮1000克。

（12）安神保健药枕：柏子仁、夜交藤、酸枣仁、山茱萸、薄荷、远志、合欢花、菊花、白芍、川芎、益智仁各20克，龙骨、牡蛎各60克。

睡觉打呼噜的危害

以前大家认为打呼噜（打鼾）表示睡得香，但现在人们已经逐渐认识它可能是一种病态。打鼾是睡眠呼吸障碍的主要临床表现，在我国的发病率大约是15%，而且随年龄的增加发病者明显增多。睡觉打鼾的人有时会出现频繁的呼吸暂停，医学上称为睡眠呼吸暂停疾病。如果呼吸暂停一夜发生30次以上，或平均每小时发生5次以上，患者就会反复从睡眠中憋醒，医学上称之为睡眠呼吸暂停综合征。

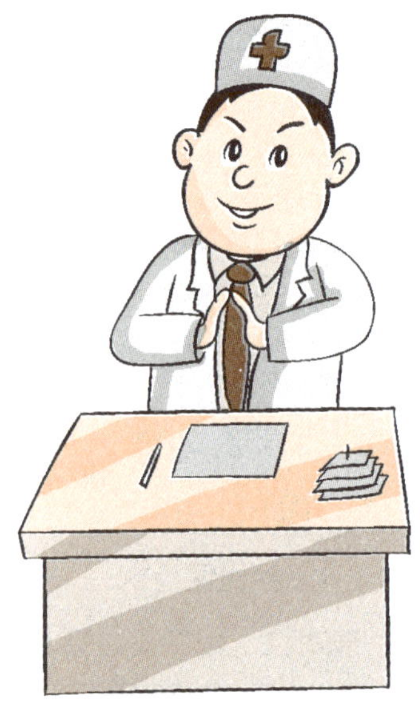

我国目前约有4000万人患有睡眠呼吸暂停疾病，差不多每5个睡觉打呼噜的人里，就有1人患这种病。这种病被喻为“夜间杀手”，因为它可以造成全身多系统的功能损害。在睡眠呼吸暂停的人里有60%～90%的人伴有血压升高，这些人又容易发生脑梗死、心肌梗死、脑出血。

打鼾者的气道通常比正常人狭窄，白天清醒时咽喉部肌肉代偿性收缩使气道保持开放，不发生堵塞。但夜间睡眠时神经兴奋性下释，肌肉松弛，咽部组织堵塞，使上气道塌陷，当气流通过狭窄部位时，产生涡流并引起振动，从而出现鼾声，严重时呼吸可以暂时停止，影响人的身体健康，甚至发生睡眠中猝死。

睡眠呼吸暂停综合征的主要临床表现有睡眠打鼾，张口呼吸，时常出现呼吸暂时停止，睡眠中容易反复憋醒，睡眠不宁；有的患者经常发生夜间心绞痛及心律失常；醒后头痛，头晕，晨起后血压高；白天疲乏无力，困倦、嗜睡，记忆力下降，反应迟钝。如果出现以上症状，就应考虑睡眠性疾病或者睡眠呼吸暂停综合征，及时就医，及早

专家提醒

爱打呼噜的人适宜采用侧卧位睡眠。侧卧位睡眠可以防止咽部组织和舌后坠堵塞气道，还可以减轻腹部、胸部、颈部的额外重量造成的气道压力。基于上述原因，侧卧位睡眠有助于减轻打鼾，对睡眠呼吸暂停有缓解作用。

到耳鼻喉科检查。

在该病的治疗中，生活调整非常重要，它可以使病情减轻，甚至使轻度患者痊愈。酒精和某些药物（如镇静剂、安眠药及抗过敏药等）会使呼吸变得浅慢，还使肌肉比平时更加松弛，会加重鼾症和睡眠呼吸暂停。有打鼾习惯的人睡前最好不要饮用含有酒精的饮料。

更年期妇女失眠应该怎样治疗

如果你是一位40～50岁的中年女性，近来常被失眠所困扰，正准备上街自己买点药以缓解症状，那么我劝你且慢，先判断一下自己的失眠是不是与更年期有关，再决定采取什么样的治疗及吃什么样的药，因为更年期失眠在45～55岁的女性较为常见，且具有一定的特殊性，因此，治疗上不同于一般的失眠治疗，如果治疗不当，反而会适得其反，甚至出现严重的不良反应。

什么样的失眠是更年期所致的呢？如果你是一位45～55岁的女性，月经已经不规律或已经停经，近来反复出现夜间觉醒，无法一觉睡到天亮，而入睡困难现象却不十分明显，同时具有阵发性颜面潮红和夜间盗汗等停经综合征的表现，那么，十有八九患上了更年期失眠症，当然，最好还是去医院请医生帮助最后确诊一下。

如果已经明确自己的失眠与更年期有关，那就应该采用针对更年期失眠的治疗方法了，其具体方法如下：

（1）控制卧室温度在感到舒适的范围内，使用轻盈舒服透气的床单（通常是棉质）；

（2）白天尽量减少咖啡因、糖及酒精的摄取量；

（3）潮热和出汗症状严重者，可采用雌激素替代疗法；

（4）停经后妇女因没有黄体酮的保护作用，罹患睡眠呼吸暂停综合征的概率升高，由此引起的失眠应慎用苯二氮䓬类催眠药。有时抗抑郁药的效果较好。

慢性病自我调养

中年以后人的器官功能逐渐下降，抗病力减低，患病是很自然的，患上慢性病就更是自然了。我们对待任何疾病都要防重于治，中老年人应掌握一些常见慢性病的病因、预防、治疗和调护的基本知识，在没有病时知道如何预防，有病时知道如何治疗和如何护理，病后知道如何调养，这就有可能不生病或少生病。即使生了病也能较快康复，减少自己心理上的很多压力和肉体上的痛苦。

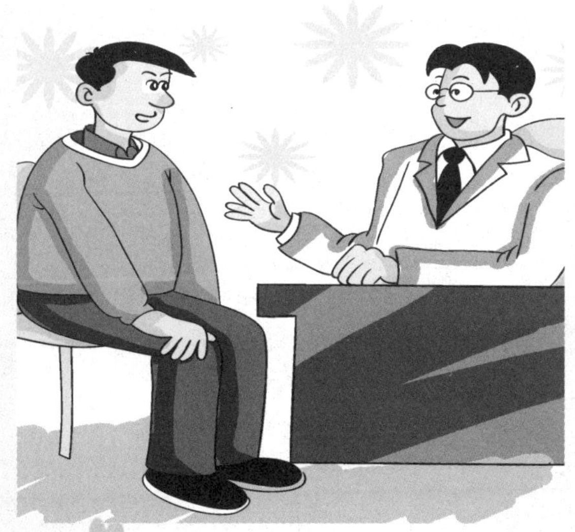

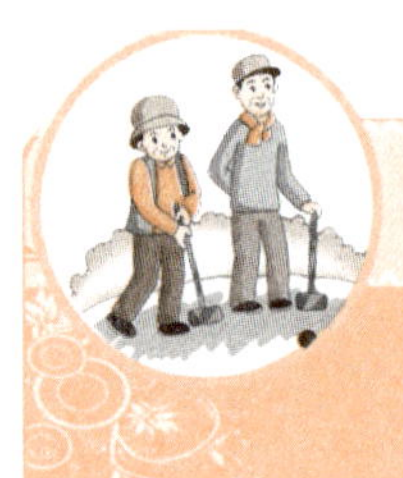

第一节 脑卒中预防和调养

如何预防脑卒中

脑卒中突然昏倒是以突然晕倒、不省人事，伴口角歪斜、语言不利、半身不遂，或突然昏倒但仅以口歪、半身不遂为临床主症的疾病。因发病急骤，症见多端，病情变化迅速，与风之善行数变特点相似，故名中风、卒中。本病发病率和死亡率较高，常留有后遗症；近年来发病率不断增高，发病年龄也趋向年轻化，因此，是威胁人类生命和生活质量的重大疾患。

（1）高血压是发生脑卒中最危险的因素，也是预防脑卒中的一个中心环节，应有效地控制血压，坚持长期服药，并长期观察血压变化情况，以便及时处理。

（2）控制并减少短暂性脑血管缺血发作（即脑卒中先兆，出现一过性偏肢麻木、无力或眩晕、复视、吞咽困难、走路不稳等症状）是预防脑卒中关键的一个环节。一旦脑卒中先兆发作，须立即予以系统治疗，就有可能避免发生完全性脑卒中。

（3）重视脑卒中的先兆征象，如头晕、头痛、肢体麻木、昏沉嗜睡、性格反常时，就应采取治疗措施，避免脑卒中的发生。

（4）消除脑卒中的诱发因素，如情绪波动、过度疲劳、用力过猛等。

（5）及时治疗可能引起脑卒中的疾病，如动脉硬化、糖尿病、冠心病、高血脂病、高黏滞血症、肥胖病、颈椎病等。

（6）饮食结构要合理，以低盐、低脂肪、低胆固醇为宜，适当多吃豆制品、蔬菜和水果。应忌烟，少酒，每日饮酒不应超过100毫升（白酒）。定期检查血糖和血脂。

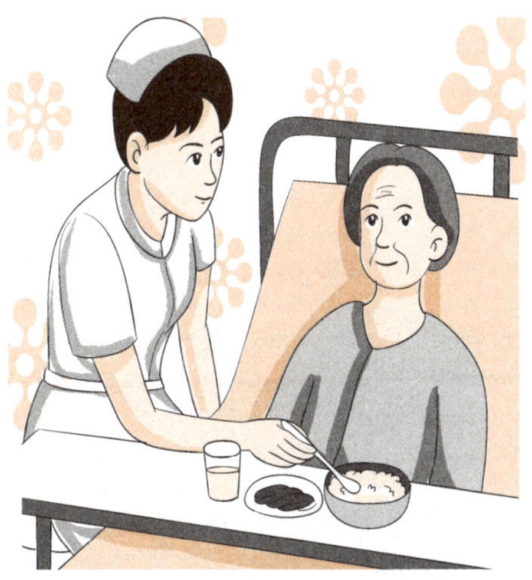

（7）坚持体育锻炼和体力活动，能促进胆固醇分解从而降低血脂，降低血小板的凝集性，并能解除精神紧张和疲劳。

（8）要注意心理保健，保持精神愉快，情绪稳定。做到生活规律，劳逸结合，保持大便通畅，避免因用力排便而使血压急剧升高，引发脑血管病。

脑卒中后家属如何护理

肢体瘫痪的脑卒中患者，经过住院治疗病情稳定后，长期的护理是在家中进行的。给予患者以科学的护理，可促进其早日康复。因此，对瘫痪患者的护理应注意防止以下几种不良倾向：

一防肢体畸形：脑卒中后的早期，约有90％的人偏瘫侧的肢体失去张力，呈软瘫状态，但随着时间的推移，肢体的张力会逐渐增强，而造成手畸形和足下垂，就是所谓的“痉挛性瘫痪”。痉挛性瘫痪一旦形成，将影响以后的功能恢复。故脑卒中早期护理时，要让患者肢体保持功能位置。定时帮助患者做手指、腕及肘关节的被动运动。同时对下肢也要做按摩，以防肢体肌肉失用性萎缩。完全性瘫痪的肢体应避免受压，以防止肌肉缺血、痉挛。

二防血栓形成：患者脑卒中瘫痪后，肌肉松弛，静脉血回流速度减慢，患者血液黏稠度较高，故静脉血栓的发生率较高。因此要做好患者的监护，若患者突然出现脚、腿肿胀，很有可能是下肢静脉血栓形成，应及时去医院处理。预防的方法为定时翻身，抬高下肢，定期进行被动运动，并进行局部按摩。因脑卒中后的患侧感觉减退，这就要求护理时观察患者肢体的颜色、温度，发现异常及时就医。

三防关节脱位：脑卒中早期，病变侧的关节囊及周围肌肉松弛，容易造成关节脱位。肩关节脱位的发生与瘫痪程度平行，鉴于以上情况，在进行关节的被动锻炼时，要使关节保持在功能范围内，不要做超出正常活动体位的运动。

四防烫伤：瘫痪后对热物等不敏感，往往造成烫伤，护理中一定要注意。

脑卒中前的早期信号

脑卒中在发作前1～2天或前几小时，都有一些早期信号，医学上称为“脑卒中先兆”。此时如能及时识别，并进行积极有效的治疗，多能转危为安，防止脑卒中的发生。

1. 一侧肢体乏力

一侧肢体乏力、活动不灵，走路不稳或突然跌倒，突然口眼歪斜，口角流涎，说话不清，吐字困难，不能说话或语不达意，吞咽困难等。这是由于脑血管供血不足、运动神经功能障碍所引起的。

2. 面、舌、唇或肢体麻木

面、舌、唇或肢体麻木，也有的表现为眼前黑矇或一时看不清东西，耳鸣或听力异常。这些是由于脑供血不足而影响到脑的感觉功能引起的。

3. 语言方面

（1）突然讲话不清楚，犹如含水或者大舌头，喝水呛咳。

（2）可以理解他人的言语，但是自己不能表达。

（3）不能理解他人的言语，但是自己讲话正常。

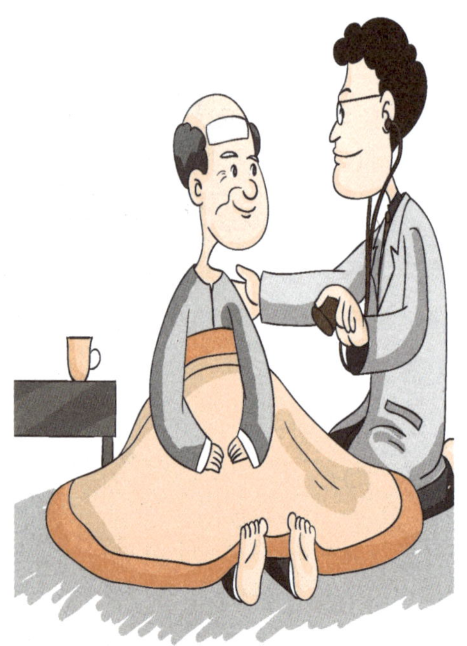

4. 视力方面

（1）发作性天旋地转，看东西

成双。

（2）突然一侧眼睛看不见东西，犹如帷幕突然降下将眼前遮挡，但很快恢复。

5. 突然出现剧烈头痛、头晕

突然出现剧烈头痛、头晕，甚至恶心呕吐，或头痛、头晕的形式和感觉与往日不同，程度加重，或由间断变成持续性。这些征兆所示血压有波动，或脑功能障碍，是脑出血或蛛网膜下腔出血的先兆。

6. 意识障碍

意识障碍，表现为精神萎靡不振，老想睡觉或整日昏昏沉沉。性格也一反常态，突然变得沉默寡言，表情淡漠，行动迟缓或多语易躁，也有的出现短暂的意识丧失，这也和脑缺血有关。

7. 全身疲乏无力

全身疲乏无力，出虚汗，低热，胸闷，心悸或突然出现呃逆、呕吐等，这些是自主神经功能障碍的表现。

当然，上述症状并不一定出现在每个患者身上，但只要有先兆症状出现，就是脑卒中警报，要特别警惕。此时，应嘱患者保持安静，及时卧床休息，避免精神紧张。必要时，应在老人平卧的情况下送医院诊治。

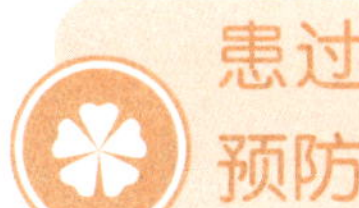

患过脑卒中一定要预防复发

有些人认为，得了脑卒中，只要经过治疗已经痊愈，就可以高枕无忧，不用再担心了，这种观点是非常错误的。据报道约有1/3的脑卒中患者在5年内可能复发。以再发1次者为多见，占74％，再发2次者占21％。脑卒中一旦复发，治疗更困难。有些患者因反复发作而瘫痪卧床，出现血管性痴呆、褥疮、肺部感染、泌尿道感染等并发症，有些患者因不能进食和无法自行排尿而需下胃管鼻饲饮食、导尿等，给患者及家属带来极大的困难，所以对脑卒中来说，预防复发很重要。

脑卒中为什么会复发呢？因为虽然在第一次发病后病情经积极治疗得到了控制，但病因却没有完全消除。引起脑卒中的常见病因如高血压、糖尿病、高脂血症、脑动脉硬化、心脏病等，这些病因依然存在，病情一旦加重，很容易导致脑卒中复发。所以脑卒中的复发问题应予以重视，在恢复期除应积极采取各种康复措施外，还应注意治疗原发病，坚持合理用药积极预防。低盐低脂饮食、戒烟酒、多运动、保持愉快的心情，预防脑卒中的复发。

专家提醒

脑卒中的发生大多没有征兆，突如其来，且病情较重，常伴有肢体活动障碍。即使应用目前最先进、完善的治疗手段，仍有70%以上的脑卒中者生活不能完全自理，给社会和家庭增加了许多负担。所以避免或延迟脑卒中发生尤为重要。在日常生活中，老年人最重要的是应长期坚持健康良好的生活方式：保持正常的体重；健康的饮食习惯包括低盐低脂饮食，多吃水果蔬菜，忌油腻、辛辣、高热量及过咸等食物；戒酒、戒烟和注意休息、坚持运动；保持良好的心态。其次是防治高血压、高脂血症、糖尿病、心脏病和高凝状态等原发病，坚持合理用药积极预防，避免和延迟脑卒中的发生。

脑卒中有遗传性吗

脑卒中有明显的遗传倾向。据报道，父母、兄弟、姐妹、祖父母、外祖父母有脑卒中的人，发病率要比一般人高4倍。据调查研究，发现被调查的患者家属动脉硬化的发生率较高，血管弹性不稳定，脂肪、蛋白质及凝血机制代谢障碍，自主神经中枢调节功能差。因此脑卒中和高血压一样具有明显的遗传倾向，但并不是说脑卒中患者的子女就一定也会患脑卒中。不合理的饮食、吸烟酗酒、缺乏运动锻炼、体重超标、精神焦虑或情绪抑郁等也是重要发病原因。因此，有脑卒中家族史的人应特别注意，采取健康的生活方式，控制发病因素，降低先天遗传不足，减少或避免脑卒中的发生。

得过脑卒中没有后遗症也要吃药

脑卒中的特点之一就是容易复发，所有脑卒中治疗仅仅是让临床症状消失，第一次发病后，病情虽经治疗得到了控制，但病因却没有完全消除。引起脑血管病的常见病因是高血压、脑动脉硬化、心脏病、糖尿病、高脂血症等多种慢性疾病，彻底治疗是不容易的。经过治疗，一些易发因素虽然一时得到控制，但康复后若疏于继续坚持治疗，血压仍会升高；脑动脉硬化仍然缓慢进展；糖尿病、心脏病依然存在，这些都仍然是引起脑血管病复发的危险因素。由于担心药物的不良反应，有些患者不能坚持服用，这样做是错误的。高危患者防治脑卒中应当是一个长期过程。近年来国外的研究显示，脑卒中的存活者如果中断使用阿司匹林，在1个月内缺血性脑卒中的复发危险将会增加3倍以上。因此老年人脑卒中康复后仍需要坚持治疗，控制发病因素，防止疾病复发。

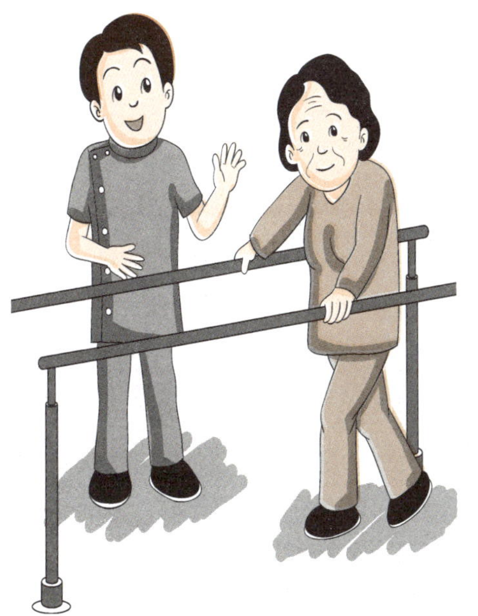

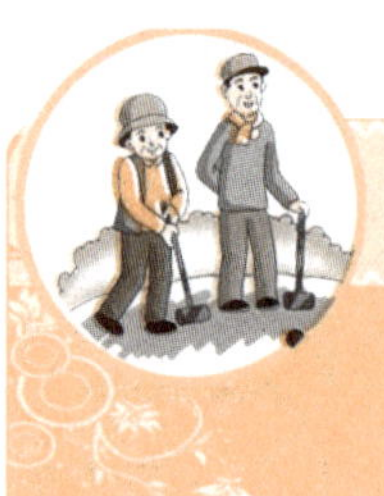

第二节 高血压预防和用药

高血压有哪些主要症状

高血压的主要症状有哪些呢？归纳有以下几点：

（1）头痛、头胀。感到头痛、头胀并不能肯定就是高血压或脑出血的前兆，因为头痛的原因相当多，诸如感冒、睡眠不足、饮酒过量或吸入二氧化碳等。然而，高血压引起头痛的情形颇为常见，同时也是显示高血压进展程度的重要症状。

高血压所引起的头痛，其部位是以全头部的自觉疼痛为主，少见有固定部位的疼痛；其疼痛性质以发胀、冲逆、昏沉、钝痛等特征为主，有时还会感到恶心、想吐。所以患有这些症状的人，一定要去医院检查治疗。

（2）眩晕。高血压引起的眩晕，女性比男性较多。然而，因高血压引起的眩晕，还不至于严重到身体失去平衡。

有时虽为轻度眩晕，却失去平衡感，这种症状若发生在老年人身上并频频出现时，就要特别加以注意。因为这种症状可能是脑卒中的前兆。

（3）耳鸣。耳鸣是很多疾病常见的症状，如中耳炎、贫血、睡眠不足、过度疲劳等，但以上多数为单耳耳鸣，由高血压或脑动脉硬化等引起的耳鸣，往往发生于双耳，并且耳鸣严重，持续时间较长。

（4）心悸、气促。所谓心悸就是自己会感觉到心脏跳动的情形和平常不同，或伴随有气促情形发生。心悸和气促的主因是心力衰竭、慢性呼吸衰竭或血管异常及血液的问题。

由高血压所引起的心肌肥大、心力衰竭，或由冠状动脉粥样硬化所引起的心肌缺血、心肌梗死等，都会使心脏的功能异常。

若心力衰竭、血管狭窄或贫血时，稍稍做运动便会有心悸、气促的发生。

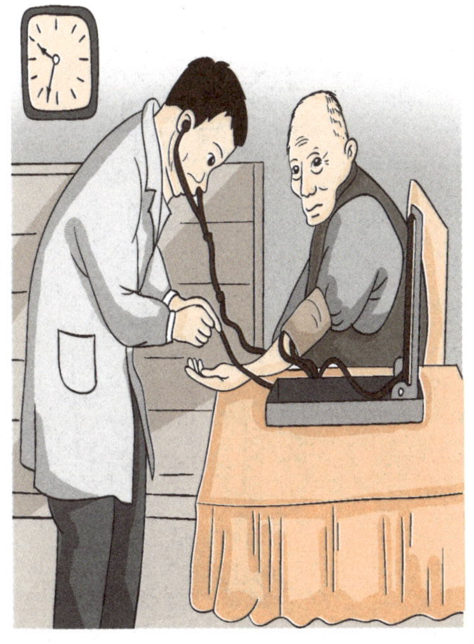

（5）四肢麻木。高血压患者有四肢麻木的现象。所以，有的人在早上醒来或是偶尔有这种现象，就会担心自己是否罹患了高血压。其实，能引起这种症状的，并不只是高血压。所以不能因此就断定是高血压所引起。

这种手脚麻木的现象，有时只是短暂的生理现象而已。因高血压而引起的四肢麻木并不是单纯的四肢麻木，严重时可出现某一部分的运动障碍，当然也会出现轻微的感觉障碍，但绝非是暂时性的。如果四肢经常出现麻木现象，且持续时间很长，就要去医院检查是否患有高血压及并发症的情况。

怎样确诊患了高血压

高血压是指收缩压或舒张压升高的一组临床症候群。血压的升高与冠心病、肾功能障碍、高血压心脏病及高血压并发脑卒中的发生存在明显的因果关系。但人们的血压会受到年龄、性别、种族和其他诸如精神刺激、居住环境等许多因素的影响，正常血压和高血压之间的界线很难明确划分，所以正常血压和高血压的诊断标准多年来一直在修改。目前，我国采用1999年世界卫生组织/高血压专家委员会（WHO/ISH）制定的高血压诊断标准。即3次检查核实后，按血压值的高低分为正常血压、临界高血压和确诊高血压。

（1）收缩压在130毫米汞柱或以下，舒张压在90毫米汞柱或以下，而又非低血压者，应视为正常血压。

（2）收缩压在140～149毫米汞柱和舒张压在90～94毫米汞柱之间者视为临界高血压。

（3）收缩压≥140毫米汞柱或舒张压≥90毫米汞柱。在尽量减轻或排除各种干扰因素后，非同日3次静息血压（静坐5～15分钟）测量的血压≥140/90毫米汞柱则可诊断为高血压。

高血压是动脉粥样硬化和冠心病的重要危险因素，也是心力衰竭的重要原因。一旦发现，应尽快到医院就诊。

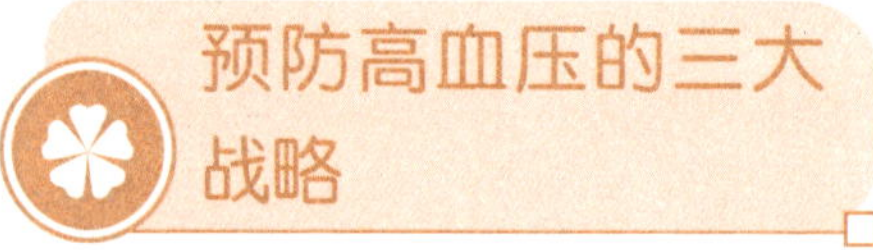

预防高血压的三大战略

1. 自我保健

高血压病是一种顽疾，伴随患者的终生，而且经常随着生活、工作、情绪的变化起伏波动，光靠每周看一次门诊，测一次血压是远远不够的，必须提高自我保健意识和自我保健的能力。

（1）自我检测：每天根据病情变化测1～4次血压。

（2）自我诊治：在医生指导下根据血压变化，灵活调整药物剂量，当病情有突然变化时，应及时求医，以免贻误病情。

（3）自我护理：最重要的是按时服药。

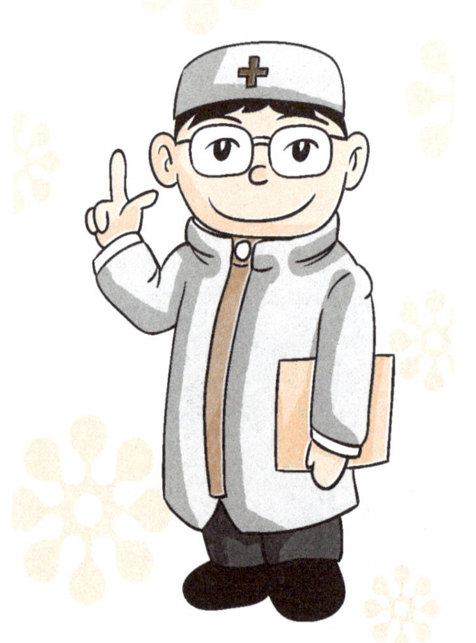

（4）自我康复：若并发脑出血、脑梗死、心肌梗死、肾衰竭时，还要根据不同病情学会自我康复，如按摩、理疗、针灸、功能锻炼等，不断提高生活质量。

2. 全民参与

预防高血压必须要有专家、基层医务人员及广大群众积极参与，要踏踏实实地做好细致工作，普及防病治病的基本知识，提高全民意识，将防治高血压的措施及健康教育具体落实到每一个人身上。

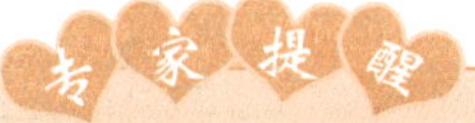

高血压病属心身疾病范畴，精神创伤、大悲、大怒、心理失衡、过度紧张，均可使血压升高。因此，应当学会自我心理调适，自我心理平衡，自我创造良好的心境。做到：谈笑风生心胸阔，宽厚待人朋友多，苦中求乐能解脱，知足常乐笑呵呵。

3. 科学的生活方式

不健康的生活方式是高血压的重要发病原因之一。科学的生活方式就是要严格按照人体的生理卫生、节律及生物钟效应，安排好工作、学习及生活。做到以下几点：生活规律；起居有常；饮食有节，粗细多样，低盐少脂；劳逸结合，适度运动；防止肥胖；戒烟限酒。

临床常用的降压药

随着降压药物的不断发展，降压效果也不断提高。目前降压药物的种类繁多，以下主要介绍6类一线降压药物：

1. 利尿剂

（1）噻嗪类及其类似物。如氢氯噻嗪（双氢克尿噻）、氯噻酮、吲达帕胺（寿比山）等。

（2）髓襻利尿剂。如呋塞米（速尿）、布美他尼、利尿酸等。

（3）保钾利尿剂。如阿米洛利、螺内酯、氨苯蝶啶等。

2. 受体阻滞剂

（1）β-受体阻滞剂。如普萘洛尔（心得安）、美托洛尔（倍他乐克）、阿替洛尔（氨酰心安）、比索洛尔（博苏、康可）、醋丁洛尔、纳多洛尔、噻吗洛尔、波吲洛尔、噻利洛尔等。

（2）α受体阻滞剂。常用的有哌唑嗪（脉宁平）、特拉唑嗪（高特灵）、多沙唑嗪等。

（3）兼有α、β-受体阻滞剂。如拉贝洛尔、卡维地洛等。

（4）作用于中枢的α阻滞剂。如可乐定、甲基多巴等。

3. 钙拮抗剂

（1）二氢吡啶类。如长效硝苯地平（拜新同）、尼群地平、非洛地平（波依定）、氨氯地平（络活喜）、尼索地平、尼莫地平、尼卡地平、拉西地平等。

（2）非二氢吡啶类。如维拉帕米（异搏定）、地尔硫䓬（恬尔心）等。

4. 血管紧张素转换酶抑制剂

如卡托普利（开搏通）、依那普利（悦宁定）、贝那普利（洛汀新）、西拉普利（抑平舒）、培哚普利（雅施达）、福辛普利（蒙诺）、雷米普利（瑞泰）、赖诺普利、地拉普利、喹那普利、群多普利、咪达普利等。

5. 血管紧张素Ⅱ受体拮抗剂

如氯沙坦（科素亚）、缬沙坦（代文）、依贝沙坦（安博维）、替米沙坦（美卡素）等。

6. 血管扩张剂及复方制剂

如肼屈嗪（肼苯哒嗪）、米诺地尔（长压定）、乌拉地尔（压宁定）、复方降压片（复降片）、北京降压0号等。

哪些高血压患者需服降压药

高血压的药物治疗是为了预防心、脑、肾等重要脏器发生并发症与降低病死率。

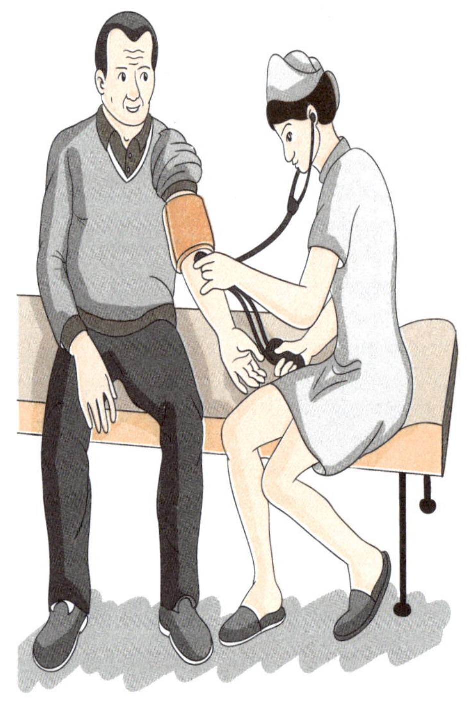

哪些高血压患者必须采用药物治疗呢？

1999年世界卫生组织、国际高血压联盟制定的《高血压防治指南》指出，高血压的药物治疗不仅要根据患者的血压水平，而且特别强调高血压患者是否有心、脑、肾等脏器的损害及是否伴有糖尿病等危险因素。具体地说，以下情况高血压患者应服药治疗：

（1）如果高血压患者有糖尿病和心、脑、肾等脏器的损害，无论什么水平的高血压，甚至正常高限血压（收缩压130～139毫米汞柱或舒张压85～89毫米汞柱）者都应及时服药治疗。

（2）中、重度高血压患者，不管是否伴有心、脑、肾等脏器的损害，或者有无糖尿病，甚至无任何其他危险因素，都应及时服用降压药物治疗。

（3）只有部分轻度高血压和正常高限血压的患者，在无心、脑、肾损害，且无糖尿病时，可长期采取非药物治疗。无任何危险因素也应长期采取非药物治疗。如果有1个以上除糖尿病以外的危险因素，如吸烟、血脂异常、绝经期女性、年龄大于60岁的男性、有心血管疾病的家族史等，在采取1～3个月的非药物治疗后血压控制仍不理想，应及时采取药物治疗。

须在专科医生指导下用药

高血压是一种慢性病，需要长期、耐心的药物治疗。在这个过程中，病人必须听从医生的指导，确保用药安全、有效、合理。

降压药物种类很多，各有特点和不同的不良反应，高血压病人也存在着明显的个体差异，所以，必须在医生的指导下，根据血压水平、年龄、有无合并其他疾病等综合考虑，选择不同类型的降压药物进行个体化治疗。对于是否需要开始服药，服什么药，怎样服药等都必须遵医嘱进行。在药物治疗的过程中，患者和家属还要主动与医生沟通，对一些常用降压药的作用、不良反应应有所了解，用药过程中有什么不适或好转等情况，也应及时与医生沟通，并定期到医院复查检验，这有助于医生根据患者病情的变化调整用药或治疗方案，从而达到最好的治疗效果。

目前治疗高血压病主要从两方面着手：一是针对高血压病的诱因，如精神紧张、高钠盐饮食、高脂血症、酗酒、吸烟、肥胖等采取非药物疗法；二是针对高血压病的病理生理变化采用药物治疗。非药物疗法对各型高血压都有益处，但仅能使部分轻型高血压降至正常，大多数患者仍需采取包括使用药物在内的持之以恒的长期治疗。治疗的目的是将血压控制在正常水平，或者尽可能接近正常水平，以减少与高血压病相关的脑、心、肾和周围血管等靶器官的损害。

医学专家通过多年研究证实，高血压病患者治与不治，后果截然不同。经过专科医生指导，及时而又恰当地、积极地、长期地、规律性地治疗的患者，能减轻因高血压而引起的头痛、头昏、心悸、失眠等症状，减少由于持续性高血压所引起的心、脑、肾等重要生命器官的功能障碍及其可能发生的器质性改变，有利于控制高血压，预防并发症，提高患者的生活质量。同时，在经济上，长期服用降压药的支出也远远低于治疗高血压病所引起的并发症所需的费用。

降压药物的治疗原则

已有证据说明降压药物治疗可以有效地降低心血管疾病的发病率和死亡率，防止卒中、冠心病、心力衰竭和肾病的发生和发展。降压药的共同作用为降低血压，不同类别降压药可能有降压以外作用的差别，这些差别是在不同患者选用药物时的主要参考。

采用较小的有效剂量以获得可能有的疗效而使不良反应最小，如有效而不满意，可逐步增加剂量以获得最佳疗效。

专家提醒

为了有效地防止靶器官损害，要求每天24小时内血压稳定于目标范围内，如此可以防止从夜间较低血压到清晨血压突然升高而致猝死、脑卒中或心脏病发作。要达到此目的，最好使用一天一次给药而有持续24小时作用的药物。其标志之一是降压谷峰比值>50%，此类药物还可增加治疗的依从性。

为使降压效果增大而不增加不良反应，用低剂量单药治疗疗效不满意的，可以采用两种或多种降压药物联合治疗。事实上，2级以上高血压为达到目标血压常需降压药联合治疗。

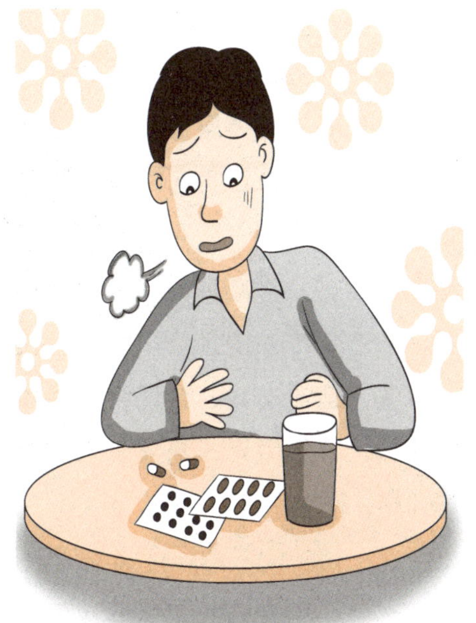

（1）单药治疗：起始时用低剂量单药，如血压不能达标，增加剂量至足量或换用低剂量的另一种药物，如仍不能使血压达标，则将后一种药物用至足量，或改用联合药物治疗。起始用低剂量单药的优点是可以了解患者对各种药物的疗效和耐受性的反应，但需要时间。

（2）联合治疗：起始即联合应用低剂量两种药物，如血压不能达标，可将其中药物的剂量增至足量，或添加低剂量第三种药物，如血压仍不能达标，将三种药物的剂量调至有效剂量。联合用药的目的是希望有药物协同治疗作用而相互抵消不良作用，固定的复方制剂虽不能调整个别药物的剂量，但使用方便，有利于提高治疗依从性。

一旦开始使用降血压药物进行治疗，需终生服药，可根据情况酌情调整药物剂量。

专家指出，高血压的药物治疗不仅根据患者的血压水平，而且特别强调高血压患者是否有心、脑、肾等脏器的损害及是否伴有糖尿病等危险因素。

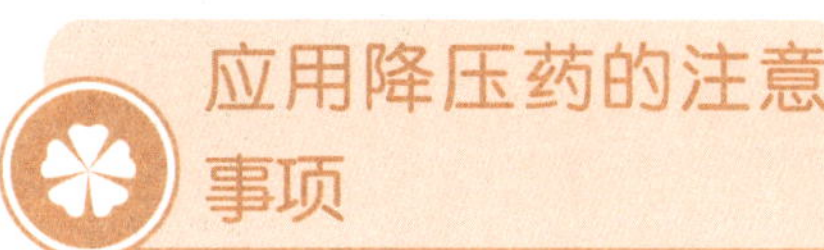

应用降压药的注意事项

抗高血压的药物治疗大多需要一个比较长时间的治疗过程。因此，选择和使用抗高血压药物时必须十分慎重。

（1）应坚持长期服药。高血压病是一种慢性疾病，病程较长。一般来讲，到了2级、3级的高血压往往需要长期服用降压药，在治疗期间血压降到正常，并不是高血压病治愈了，而是降压药物治疗的结果；如果血压正常就停止服药，过不了多久血压就又会升高，甚至有的还会出现血压的“反跳”现象，即停药后血压会超过以前的水平。

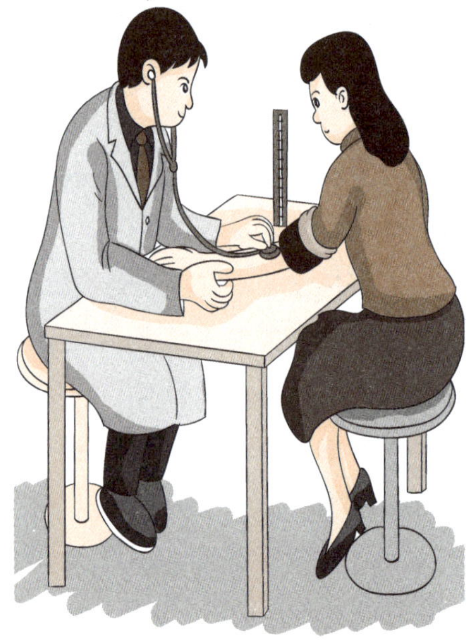

（2）服药应从小剂量开始。降压药物应先从小剂量开始，如果服用一段时间后，血压降不下来或控制不到目标血压，则需考虑两种药物联合用药或加大剂量；当血压降到理想水平后，应坚持平稳一段时间，至少应两个月，若血压一直保持稳定，则可以在医生的指导下减小剂量或是减掉一种药物。直到用“最小剂量”的降压药将血压维持在正常水平。这个“最小剂量”也就是通常讲的维持剂量。

（3）坚持两种方式。在药物治疗的同时，还应坚持非药物疗法，实行科学的生活方式。实践证明，相当一部分轻度高血压患者，经过非药物治疗，可使血压降到正常，有少数患者还可停服药物。而对于中、重度的高血压患者来讲，同时坚持非药物疗法，既可提高降压药物的疗效，又可减少药物的使用剂量。非药物疗法的主要内容是：控制体重、适当运动、合理膳食、思想放松、戒烟限酒、清淡少盐、补钾补钙、情绪乐观。

（4）慎重择药。注意药物的合理选择，重视药物不良反应的影响，否则，不但无法坚持服药，还会因不良反应带来对身体其他方面的不利影响。如对心功能有不利影响的药物、使心率加快的药物、会加重老年人抑郁症的药物、对血钾血糖有影响的药物、对胆固醇有升高倾向的药物、对性功能有影响的药物等。因这些药物的不良反应，不是短期或暂时的，因此，在选择上应当多遵医嘱，慎重使用。

（5）忌同种药物同时服用。在治疗过程中，一定要对自己的病情和所用药物的性能有最基本的认识，如药物的名称和种类。有的药物是同一类药物，如硝苯地平、络活喜、尼莫同都为钙离子拮抗剂，同类药物不应该同时服用；有些药物是同一种药物，而名称不同，如硫甲丙脯酸、卡托普利、开搏通，虽然名字不同，但实际上是同一种药物。有些患者可能会将其当作不同的药物而同时服用，酿成严重后果。对此，一方面要对药物有个最基本的了解，更重要的是一定要按医嘱服药，不要自行服药。

另外，患者要向医生了解所用的抗高血压药物有没有相互作用，特别是当同时服用几种抗高血压药物的时候，如果发现身体有某些异常反应应及时向医生提出并请医生及时调整。

老年患者特别要注意，因为药物在老年人体内代谢慢，更容易产生药物的蓄积中毒。因此，老年人服用抗高血压药物要从小剂量开始，根据患者的情况逐渐增加药量。

患者在服用抗高血压药物之前，应及时向医生说明自己有无药物过敏史，对于过敏的药物，在服用之前最好就能够避开，以免出现药物过敏或其他问题，使病情复杂化。

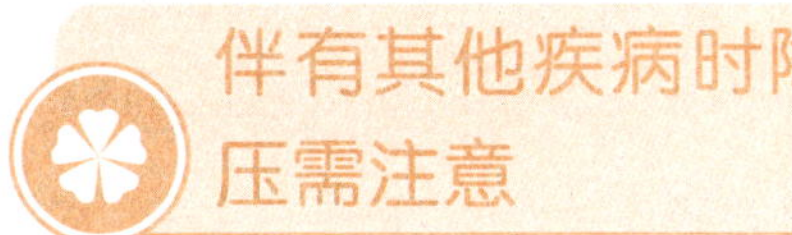

伴有其他疾病时降压需注意

高血压患者中，有相当一部分是老年人，除患高血压外，往往还同时患有其他慢性病，除了服降压药物外，还要服其他药物，这时，降压药的选择就要考虑更多的因素了，由于药物之间的相互影响，有些药物就不宜使用了。常见的有以下几种情况：

（1）伴有糖尿病、高脂血症、高尿酸血症或痛风时，不宜选用噻嗪类利尿剂或含此类药物的复方制剂，如珍菊降压片、开富特、复方降压片等；也不宜选用大剂量α受体阻滞剂，如倍他洛克、阿替洛尔等，以免影响糖脂代谢。

（2）当高血压合并Ⅱ度或Ⅱ度以上房室传导阻滞时，禁用β-受体阻滞剂和维拉帕米（异搏定）、地尔硫卓。

（3）老年人心率较快，如每分钟大于110次，不可选用短效二氢吡啶类降压药，如硝苯地平含化，可诱发心绞痛或心肌梗死。

（4）有便秘、抑郁或直立性低血压者，不可选用可乐定。

（5）有抑郁的患者，不宜使用利血平及含此类药物的复方制剂，如复方降压片。

科学安排最佳服药时间

服药次数与药物性质有关，高血压患者服药的时间主要取决于降压药物和患者两个方面。

在药物方面，主要考虑药物的吸收速度、起效时间和最大效应时间、药物消除时间及药物吸收是否受到食物的影响。

而在患者方面主要看其对药物的反应及血压的昼夜节律性。一般来说，半衰期较长的药物服药次数少，而半衰期短的药物则服药次数多。例如，长效降压药，如非洛地平、氨氯地平，每天可服1～2次；中效降压药，如尼莫地平、尼群地平，每天可服2～3次；短效降压药，如卡托普利、可乐定，每天可服3～4次，以维持有效血药浓度。但是，如果高血压患者的肾功能低下，给药时间要适当延长，以免药物消除慢而引起的蓄积中毒。

至于降压药物是餐前服、餐中服或餐后服，要看进食是否影响药物的吸收和速度，或药物是否有明显的胃肠道反应。血管紧张素转换酶抑制剂，如贝那普利、西拉普利与食物同服时，会减少或减慢吸收。所以，要空腹服药。而其他大多数降压药物的吸收不受食物影响且无明显的胃肠道反应，可以餐后或空腹时服用。

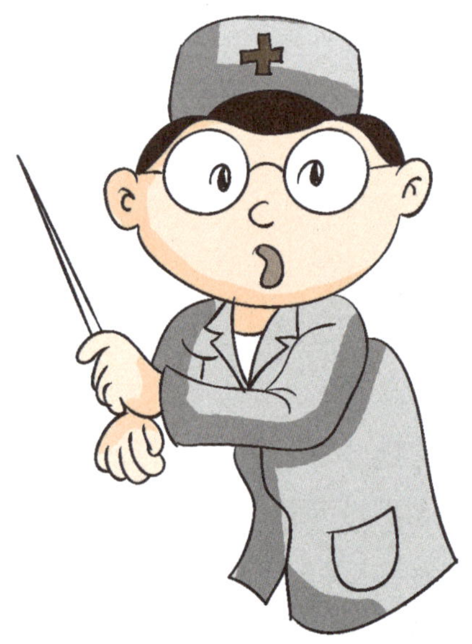

高血压患者一天中什么时间服药最佳，除考虑药物因素外，还要看患者的血压波动性及昼夜规律性。人体24小时血压波动是有规律

的，正常人血压具有“两峰一谷”的昼夜规律性：即晨起6～10时、下午4～8时血压最高而午夜睡眠时血压最低，夜间平均血压较日间低10%。这种规律性适应了白天活动、应激所需的血液供应，还能使心、脑、肾等重要脏器在夜间得到充分的休整。

专家提醒

至于晚上睡觉前能否服用降压药，应视具体情况而定。如果夜间血压过低，有发生缺血性脑血管病的危险，不可服用降压药。但是许多患者的血压昼夜节律消失或夜间血压阵发性升高，在这种情况下，如果仍然不服用降压药物就十分危险了。因此，如自测或动态血压监测发现夜间血压明显升高，可在晚6～8时服用中、短效降压药物。当然，如果夜间血压正常或偏低，则要避免睡前服用降压药。

但是，高血压患者常表现为峰值血压异常增高与脑出血、心肌梗死发生密切相关，或昼夜节律消失（夜间血压偏高），导致心、脑、肾等靶器官的损害。降压药物治疗就是要降低峰值血压，恢复血压的昼夜节律，最终减少靶器官的损害，降低心脑血管疾病的发生。一般降压药物的起效时间为0.5～1小时，最大作用时间为1～2小时，但长效药物最大作用时间为4～6小时或更长。而降压药物的口服时间应在峰值血压来临前1～2小时，所以，降压药服药时间应安排在晨起6时或更早以及午后2时。

服药时间与降血压效果的关系

临床上有些高血压病患者服药不规则，对服药时间不以为然。其实，服药时间与降血压效果是大有关系的，这主要是因为：

（1）不同时间服药对降低血压的影响不同。随着治疗学的兴起，人们已经认识到，将服用药物的时间与人体生物钟的周期性配合起来，就可以使药物的作用充分发挥，并且可以减少药物的不良反应。人的血压在一天当中不是固定不变的，而是随着生物钟的节律来变化的。有的患者表现为白天血压增高，而有的患者则表现为夜间血压增高。因此服用降压药之前，一定要参考患者血压的节律变化，调整用药时间。如夜间血压增高者，可于临睡前1小时服用降压药，而白天降压药的用量可适当减量；反之白天血压高者，可增加白天降压药的用量。这样使血压尽可能地维持在一定的范围，减小血压在24小时内的波动幅度。

（2）预防晨间高血压及心血管疾病的发生。据报道，心肌梗死、猝死、蛛网膜下隙出血、颅内出血和脑梗死等在上午6~12时发生率最高。其主要原因与刚睡醒时有心率、血压、心肌收缩性、血小板聚集增加和纤溶活性降低，交感神经及肾上腺皮质功能的昼夜节律周期性差异有关。不少高血压病患者的晨间血压是24小时中的最高值。为有利于患者按血压波动规律服药，目前提倡晨6时服药，这样既能治疗第一个血压高峰（6~10时），又能保护心脏。晨起服药有如下好处：由于很大一部分患者或轻或重地合并有冠心病，早晨又面临日常生活、赶车、上班劳累等状况，如果在晨6时服药，不仅可降低血压，而且有利于预防心脏病的发作。

为何提倡使用长效降压药物

在降压药物中，长效药物是指那些降压谷峰比值在60％以上，每天服用1次的长效片、控释片和缓释片。这些长效制剂之所以目前处于世界领先地位而得到推荐使用，其主要优势在于：

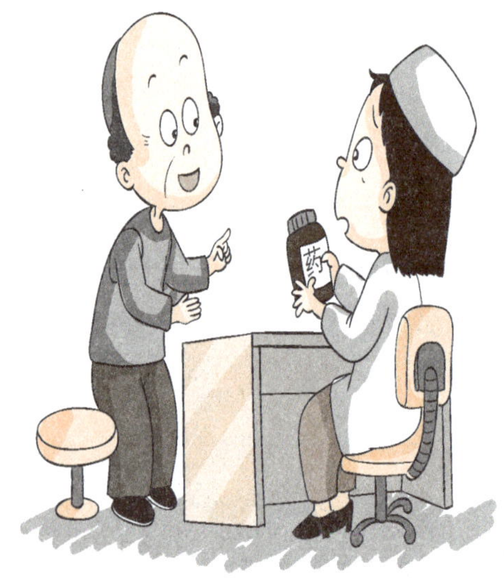

一天1次，服用方便，提高了病人的顺从性。另外，长效制剂带来的不良反应普遍比普通制剂小，也提高了患者的耐受性。

无论是哪一类型的长效剂，均

是使药物成分在人体内缓慢、均衡释放，使24小时的降压趋于平稳，避免了普通片会使血压波动的不良现象，因而能更好地保护心、脑、肾靶器官不受损害。

长效制剂可以避免“清晨高危期”的危害。人体在清晨时，往往心率加快，血压升高，是发生心脑血管事件的高危时间，服用长效制剂，在清晨时，血压也会得到有效的控制。

长效制剂可以避免晚间熟睡期中的脑血管危险期。当人体处于睡眠状态时，血压可自然下降10%～20%，而长效药物一般是在每天早晨服用1次，到了晚间，虽也有降压作用，却不会出现降压高峰，因此，可以减少夜间血压低、血流缓慢、易造成脑血管意外的危险。

需要注意的是，有些药物本身不是长效制剂，也宣传可每天服用1次，对于患者来讲，简单的检验办法就是清晨服药前，检测血压是否能得到有效的控制即可。

原则上讲降压药物是可以长期应用的，但药物的剂量是需要定期调整的。

怎样才能找到好的降压药

降压药物的“好”与“不好”除了看疗效以外，还有一个非常重要的问题，就是根据每个人的实际情况看能否承受。首先，药物对人体有否明显的不良反应，这是涉及能否坚持长期服用的基本保证。有些不良反应可以通过联合用药来消除，如有些钙拮抗剂会引起心跳加快，或脚肿，这时可加服小剂量的β-阻滞剂和利尿药来解除这些症状。有些不良反应则无法消除，如中、短效的钙离子拮抗剂对一些人可引起面红、头痛，血管紧张素转换酶抑制剂会使某些人发生咽痒、干咳，使人忍受不了。遇到这种情况，药物的降压疗效再好，也无法长期应用，对个人来说不能称之为“好药”。但对没有发生不良反应的人却是个“好药”。还有就是个人的经济承受能力。服用络活喜或科素亚，每月要花费200多元的降压费，这对一位普通工薪阶层的高血压患者或是靠种田收入的农民是一种沉重的经济负担！在疗效差不多的基础上，选择能够长期接受的药，也能算是“好药”，这也是个体化治疗的一个方面。对个人来说，不论哪类降压药，不管是长效还是短效，不分新老，不分贵贱，只要能把血压降下来，又没有明显不良反应，就是“好药”。

养成良好的服药习惯，按时服药，如果是老年患者最好要有专人定时提醒，切忌漏服、误服或重复服用。患者在服用降压药物时最大的误区是血压高时服药，而正常时则自行停药；或者是血压高时服药，稍低即减药，等到血压高时再加药，服药没有连续性。这样往往会造成血压波动较大，不易控制，而且造成脑动脉壁承受的压力不均衡，内皮损伤，容易导致脑血管病的发生。

患者还可以在医生的指导下，根据24小时动态血压监测的结果选择最佳的服药时间和服用次数。例如，血压监测结果显示患者的血压在中午处于高峰水平，那么患者服药时间可以选择在早晨或上午。

降压药物是通过药物途径来干预人体内血压调节机制，来达到控制血压的目的。正常情况下人体有一整套的血压调整机制：心脏的每搏输出量、心肌收缩力、心功能状态；外周血管的外周阻力、血管弹性和对血管活性物质的反应性；血液的黏滞性和血流量等，这三大因素随时调整着血压的变化，确保人体能够维持正常的血压和生理功能。

正是由于人体内存在的这些十分精细而又微妙的血压调节机制，所以用口服降压药物，将血压降至正常了，继续服药不会引起低血压，即所谓的口服降压药物只降高血压不降正常血压。比如钙离子拮抗剂对血压越高者降压作用越明显，而在正常剂量条件下，不会使降为正常的血压再往下降。

专家提醒

如果将高血压降至正常（130/85毫米汞柱），或理想的水平（120/80毫米汞柱）可更有效地保护心、脑、肾等重要器官的功能，最大限度地减少并发症。临床经验表明，当血压降至正常后，应该将降压药物减量，观测血压状况，以达到服用最小的剂量维持血压在正常水平的目的。

可见，血压降至正常后，切不可盲目停药，因为血压是在用药的情况下降至正常的，即药物控制了血压，而不是高血压已经被治愈了，所以停药后血压还会上升，甚至出现“反跳”，但可以在医师指导下适当调整药物剂量。

哪些患者可以停药

目前高血压不能够根治，特别是原发性高血压不能根治，只能够靠坚持健康生活方式和药物治疗。因此，原则上降压药物是长期治疗的。否则，一停药，血压就反弹，反而容易生出更多的危险，造成更大的伤害。

（1）轻度高血压患者。一般来说，轻度高血压患者待血压稳定半年后，可逐渐停用降压药物，但需注意不可骤停，并且要继续坚持非药物治疗，定期观察血压变化。

（2）年龄在80岁以上的人。年龄在80岁以上的高龄人群中，有不少长寿的高血压病患者。收缩压不超过170毫米汞柱、舒张压不超过90毫米汞柱的人不必服用降压药。假如服药要经过严格选择。

（3）经医生诊断为血压稳定的人。根据医生的诊断，在血压状态良好、身体状况正常时，可以开始停药。与寒冷的季节相比，气候适宜时停药更为妥当。中、重度高血压患者需要持续服药，舒张压维持在90毫米汞柱左右达到半年的，可停用一种药物，或减少另一种药物的剂量。如果停用一种药物后血压保持在较低水平，方可再停用另一种药物。停药或减药的患者应定期复查血压，并坚持非药物治疗。如发现血压升高，应重新开始治疗。

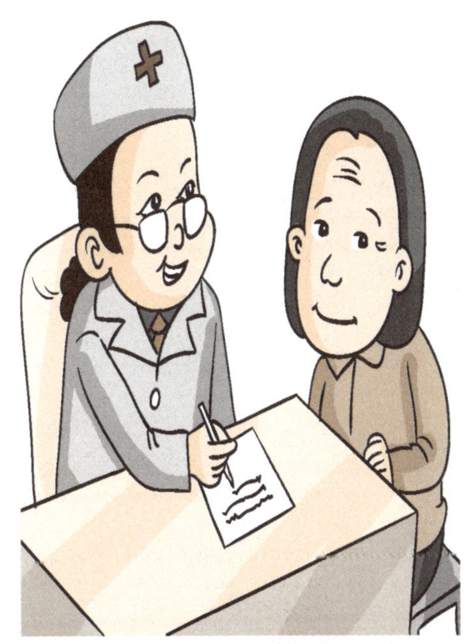

（4）注意观察停药后的反应。有些降压药如钙拮抗剂、利尿剂及血管紧张素转换酶抑制剂等，随便

停用后并不引起明显的不良反应。而有些降压药如β-受体阻滞剂及中枢性交感神经系统抑制剂（如可乐定、甲基多巴等），如果突然停用则会发生停药综合征，即出现血压迅速升高和交感神经活性增高的表现，如心悸、烦躁、多汗、头痛、心动过速、心肌耗氧量增加和心律失常等。老年人或原有冠心病者，可诱发或加重不稳定性心绞痛，甚至发生急性心肌梗死等。所以停药一定要在医生的指导下进行。在减药及停药过程中要严密观察血压动态变化，并进行家庭血压测量，如血压回升需重新加药或维持治疗方案。

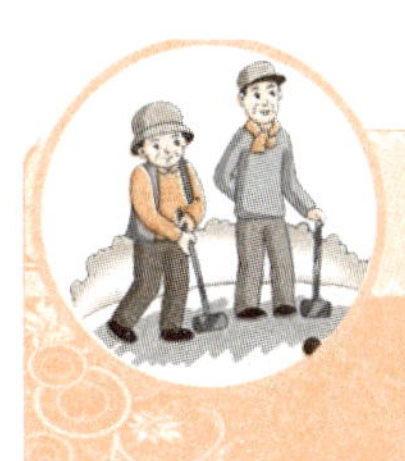

第三节 冠心病的防与治

什么叫冠心病

冠心病是冠状动脉粥样硬化性心脏病的简称。它是由于供应心脏营养物质的冠状动脉发生了粥样硬化所致。这种粥样硬化的斑块堆积在冠状动脉内膜上，久而久之，越积越多，使冠状动脉管腔严重狭窄甚至闭塞。这就如同自来水管或水壶嘴被长年逐渐堆积的水垢堵塞或变窄一样，从而导致了心肌的血流量减少，供氧不足，使心脏的正常工作受到不同程度的影响，由此产生一系列缺血性表现，如胸闷、憋气、心绞痛、心肌梗死，甚至猝死等。因此，冠心病又称缺血性心脏病。冠心病在我国平均患病率约为6.49%，且患病率随着年龄增长而增高，因而冠心病也是老年人最常见的一种心血管疾病。

冠心病临床表现有哪些

冠心病病情进展的程度不同，临床表现也不尽相同。最初，有的人平时无任何自觉症状及不适，仅在做体检的心电图时发现心肌有供血不足的表现。此时，患者心肌可能有较好的侧支循环，因而心肌供血减少的症状不明显，但必须提高警惕，定期复查，并给予积极的防治。如冠状动脉病变进一步加重，管腔狭窄≥75%，便可造成心肌暂时性和可逆性缺血而发生心绞痛。心绞痛最常见的诱发因素是体力活动，严重的病例，淋浴后自己擦干或修面之类的活动，就可诱发心绞痛。有的患者往往是在行走上坡或急于赶路时，首次发觉不适症状。很多患者至症状发生时，还可勉强坚持工作，即使是体力劳动亦然，但都感到步行较长的路有困难。气候寒冷和餐后较易发作心绞痛。一般在数年时间内，症状有进行性加重趋势。情绪的诱发作用几乎与

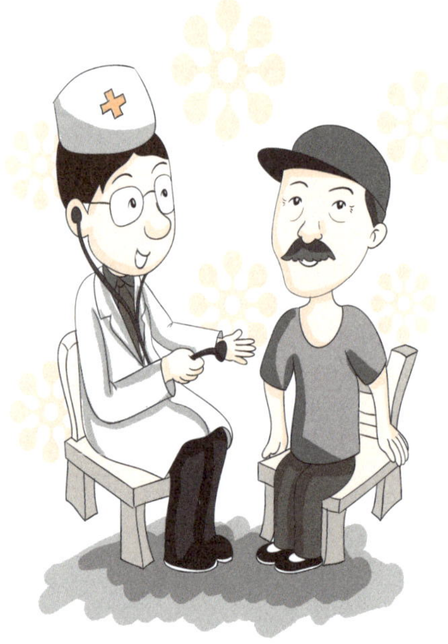

运动同样重要，愤怒、焦虑，观看激烈的体育比赛等，均可引发心绞痛。驾驶汽车和当众讲演也是心绞痛的常见诱因。另外，同床时、梦中激动均可诱发。一小部分患者则在躺下静息时发生心绞痛，即卧位心绞痛，往往提示患者病情已进入晚期。有些患者在心绞痛发作时还伴有呼吸困难、心悸、恶心、出汗、眩晕，甚至意识丧失等。当冠状动脉血流突然中断而引起心肌急性缺血性坏死时即为心肌梗死发生。另外，在心源性猝死病例中，有一半以上是冠心病引起，这样的患者年龄多不太大，平时很少有症状，发病前也常无任何症状或不适，不易引起本人或医生的注意。总之，冠心病的表现多种多样，有时很容易误诊。如患者在早期就能得到积极有效的防治，可延缓病情的进展。

心绞痛症状是怎样发生的

正常人的冠状动脉循环有很大的储备力量，在剧烈体力活动时，冠状动脉血流量能比安静时的血流量增加6～7倍，从安静时的300毫升/分增加到2000毫升/分，可以满足心肌代谢活动的需要。当冠状动脉发生粥样硬化病变，管腔变窄时，冠状动脉血流量仅能供休息或轻微活动时的心肌代谢。因此，在安静状态下，一般不出现心肌缺血、缺氧状

态，而在心脏负荷增加，如劳累、情绪激动、寒冷或饱餐时，心肌需氧量增加，而冠状动脉却不能像正常情况那样代偿性扩张，甚至反应失常而发生痉挛，使心肌出现暂时性缺血而发生心绞痛。那么心绞痛的胸痛症状又是怎样发生的呢?有人认为，心肌在缺血、缺氧情况下，局部乳酸、磷酸等酸性代谢产物及组胺蓄积。这些化学物质可刺激局部传入神经末梢，通过胸1～4交感神经节传导到相应的脊髓节段，经传入神经传至大脑皮质而产生痛觉。因内脏产生的痛觉常反映在脊髓相应节段的脊神经所分布的皮肤区域，所以在心绞痛时反映出来的常是胸前区疼痛，主要位于胸骨后或左心前区，并向左肩及左前臂放射。

如何鉴别典型的心绞痛发作

典型的心绞痛是指在胸骨后或左心前区有紧迫感及缩窄感，常放射至颈部和左臂内侧。在活动、餐后、寒冷或情绪激动等情况下可诱发。一般持续2～5分钟，经休息或含硝酸甘油，症状可迅速消失。

（1）怀疑心绞痛而静止或运动后心电图阴性者，需在发作时做心电图检查，才可发现典型改变。胆囊炎或食管裂孔疝也可造成心绞痛样心电图改变。在这种情况下，可用阿托品加以逆转，来否定心绞痛。

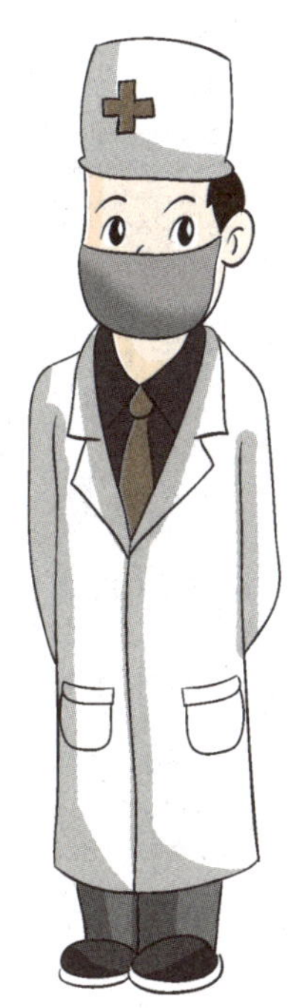

（2）食管病变多有胸骨后疼痛或不适，易与心绞痛相混淆。故对胸骨后疼痛者宜行X线吞钡检查。食管裂孔疝和脾曲综合征在发作时进行X线检查，常能提供诊断依据。如胸痛因咳嗽或呼吸加剧者，表现病变在胸膜、心包或纵隔；如胸痛不因咳嗽或呼吸加重，但在某一特定体位和运动时诱发者，多提示脊神经根或脊髓后角的病变，摄胸、颈椎X线片大多可明确诊断。

（3）胸痛按肋间隙有规律分布，则应注意除外肋间神经痛或带状疱疹。如起病急骤而凶险，疼痛剧烈，持续时间超过5分钟，或伴有烦躁，甚至休克者，应结合心电图和实验室检查，以明确有无急性心肌梗死、夹层动脉瘤破裂等。

专家提醒

心绞痛是患者的一种主观感觉，而胸痛的病因又很复杂，这就要求将心绞痛与其他许多可能引起胸痛的病症进行鉴别。对任何一个胸痛患者，首先要明确其胸痛发生的部位，了解其发病诱因，发作方式，疼痛性质、强度、放射范围及发作时限。并应弄清使胸痛加剧或缓解的因素，如有规律地在快速行走时出现胸痛，但在停步后几分钟内即可消失者，或含硝酸甘油5分钟之内就可缓解者为心绞痛。而其他胸痛很少具有这种规律。

冠心病发病的因素有哪些

目前普遍认为，冠心病的形成有多种因素，除了高脂血症的影响外，从发病情况看还有以下因素：

（1）年龄。多见于40岁以上的中老年人，尤其是50岁以上者。

（2）性别。男性多见，但绝经期后的妇女发病明显增加。

（3）职业。脑力劳动、精神紧张者易发。

（4）饮食。多进食高热能、高动物脂肪、高胆固醇食物者易发。

（5）吸烟。吸烟者较不吸烟者患病率增高2～6倍。

（6）体型。肥胖者易发。

（7）家族史。有冠心病家族史者易发。

（8）糖代谢。糖尿病患者易发。

（9）性格。A型性格者（即性情急躁、好胜心强者）易发。

（10）血小板聚集。血小板聚集可促进冠状动脉粥样硬化的形成。

（11）微量元素。微量元素铬、锌、硒、钼、硅的缺乏，可加快动脉粥样斑块的形成；一些元素如镉、铅、钡、钴等，对冠心病患者则产生有害的影响，加重心肌的缺血、缺氧状态。

（12）饮水的硬度。饮水硬度低的地区，冠心病患病率和病死率高。

治疗心绞痛的药物有哪些

治疗心绞痛的药物有三大类：硝酸酯类、β受体阻滞药和钙拮抗药。

1. 硝酸酯类

主要机制为减少静脉回心血量，降低前负荷，减少心室容积，降低室壁张力，从而降低心肌耗氧量；选择性扩张冠状动脉；使心肌缺血部位血流再分布。

（1）硝酸甘油。目前有不同剂型，通过不同途径给药。

片剂：用于心绞痛发作时舌下含服，迅速溶解而被吸收，1～3分钟显效，作用持续20～30分钟。

硝酸甘油气雾剂：喷于颊黏膜，起效快，每次1～2喷。

硝酸甘油注射剂：主要用于不稳定性心绞痛患者的输液治疗。

硝酸甘油膜剂或软膏：均为经皮吸收制剂，也能缓解心绞痛发作。

（2）硝酸异山梨酯（消心痛）。每次5～10毫克，在15～30分钟起效，维持4～5小时，每4～6小时口服1次。

（3）单硝酸异山梨酯。每次20毫克，每日2～3次，口服，初次剂量可用10毫克，早晚各1次，可减轻服药所致的头痛、头胀等症状。此类药物不经肝脏代谢，生物利用度高。

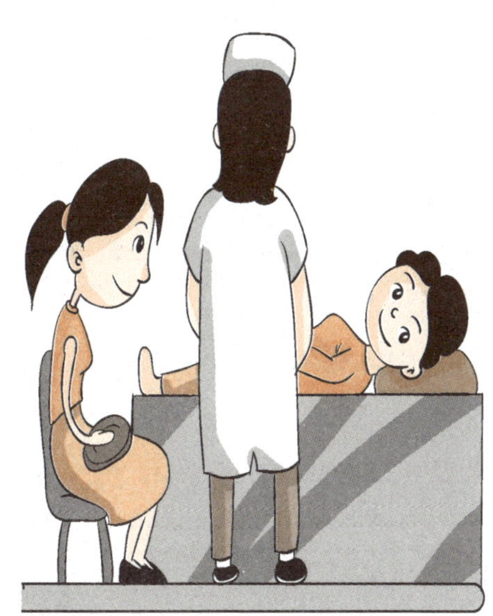

2. β受体阻滞药

其抗心绞痛作用是通过减慢心率、减弱心肌收缩力，从而降低心肌耗氧量。

（1）普萘洛尔（心得安）。每次10～30毫克，每日3次，口服。使用时宜在医生指导下从小剂量开始。

（2）阿替洛尔（氨酰心安）。每次12.5～25毫克，每日1～2次，口服。

（3）美托洛尔（倍他乐克）。每次12.5～25毫克，每日2～3次，口服。

心绞痛同时伴有重度心力衰竭、休克、窦性心动过缓、Ⅱ度以上房室传导阻滞时，禁用β受体阻滞药；支气管哮喘及严重阻塞性肺气肿须慎用或禁用。停用此类药物宜逐步减量，以免突然停药有诱发心绞痛、心肌梗死或心律失常的可能。

3. 钙离子拮抗药

其抗心绞痛作用是扩张冠状动脉、解除冠状动脉痉挛、增加心肌供血、扩张外周血管、减轻心脏负荷、抑制心肌收缩、减少心肌耗氧。

（1）硝苯地平（心痛定）。对变异性心绞痛解除冠状动脉痉挛效果好。每次10毫克，每日3次，口服。该药也可舌下含服，5～10毫克，3～5分钟起效，适用于心绞痛发作伴高血压而服硝酸甘油不能缓解者。

（2）非洛地平（波依定）、氨氯地平（络活喜）。属第二代钙拮抗剂，扩张冠状动脉及周围血管，用于心绞痛的治疗。每次5～10毫克，每日1次，口服。

（3）地尔硫䓬（合心爽）。用于各种心绞痛，对变异性心绞痛效果好。每次30毫克，每6～8小时1次，口服。

（4）维拉帕米（异搏定）。是最早使用的钙拮抗药，用于治疗心绞痛，但国内偏重于用来治疗肥厚性心肌病和室上性心律失常。

4. 抗血小板制剂

抗血小板聚集药在心绞痛治疗中占重要地位，对心绞痛疗效肯定，对心肌梗死有预防作用。

（1）阿司匹林。每次50～100毫克，每日1次，口服。

（2）双嘧达莫（潘生丁）。每次25～50毫克，每日3次，口服。

5. 肝素

通过抗凝血酶，对不稳定性心绞痛有明显疗效，适用于住院治疗的患者。肝素有钠盐和钙盐两种制剂，静脉注射或皮下注射，应用时宜做血凝检测。低分子肝素也开始用于心绞痛治疗，据报道效果优于普通肝素。

引起心绞痛的原因是多方面的，故临床预防和治疗心绞痛多采用专科医师指导下的联合用药。

为什么说心绞痛要个性化用药

1. 分型治疗

（1）劳力型心绞痛。多发生于活动中，休息后可缓解。患者应首选β受体阻滞药（如普萘洛尔）。这类药物能减慢心率、降低血压、减弱心肌收缩，从而降低心肌耗氧量，使心肌的血氧供应恢复平衡。

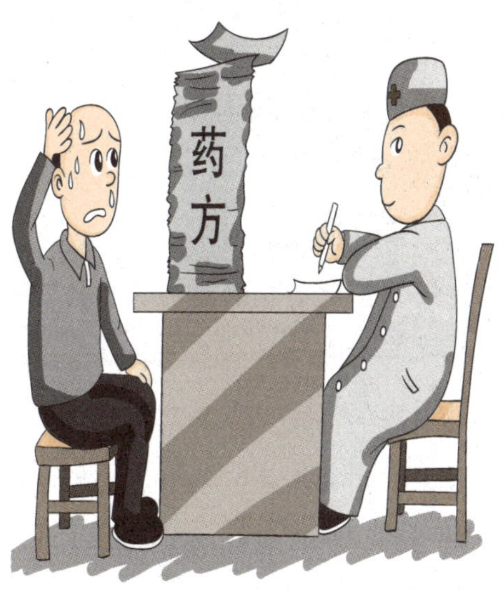

（2）自发型心绞痛。为安静状态下发生的心绞痛，是由冠状动脉痉挛造成的心肌血氧供应减少引起的。治疗时应首选有扩张冠状动脉作用的硝酸酯类药物与钙拮抗药，如硝酸甘油、硝酸异山梨酯、硝苯地平等。

（3）混合型心绞痛。患者劳力型与自发型心绞痛兼而有之，可将硝酸酯类药物、β受体阻滞药、钙拮抗药三种药物联合应用。

2. 剂量个体化

抗心绞痛药物的剂量范围较宽，患者的个体差异也较大，因此用药时宜先从小剂量开始，逐渐增加，直至达到最佳疗效而无明显不良反应为止。

专家提醒

心脏病猝死突然发生时，应争分夺秒急救，立即进行胸外心脏按压和人工呼吸。将患者仰卧在木板或地上，用拳叩击患者左侧胸部两三下后，捏住患者鼻孔，口对口吹气1次，时间为1秒钟。然后，用一手掌根部（另一手重叠在该手上）按压在胸骨下1/3与2/3交界处，两肘伸直，垂直向下按压，然后放松，连续按压5次，再做人工呼吸1次，如此反复操作。一般每分钟人工呼吸16～18次，心脏按压80～90次，要抢救到医护人员赶到现场。

3. 合理选用药物

心绞痛用药时，要考虑是否伴有并发症，伴有房颤、心动过速，可选用普萘洛尔；伴有心动过缓，可选用硝酸异山梨酯、硝苯地平等。合并心功能不全的可选用硝酸甘油等。

4. 注意服药时间

患者大多习惯于早饭后服药，这种做法应予纠正。心绞痛的高发时间多在晨起或洗漱时，此时冠状动脉的张力比下午高，因而易引起血管收缩，使心肌供血量降低。因此，心绞痛患者应在起床前服药，以免发生不测。

冠心病患者为什么要定期检查

俗话说得好，“无病早防，防患于未然；有病早治，亡羊补牢未为晚”。心脏是人体血液循环的动力泵。心脏通过收缩，将含氧丰富的动脉血输送到全身各器官，再将代谢后的静脉血送达肺部，如此循环往复，维持生命活动。

一旦心脏有病变，如冠心病的冠状动脉硬化狭窄，就容易导致血栓形成，造成心肌供血不足，甚至心肌梗死。在情绪激动或过劳的情况下，交感神经兴奋可使冠心病患者心跳加速，给心肌供血的冠状动脉也会收缩痉挛，加重心肌缺血，导致心肌梗死、心律失常，进而心脏停搏。因此，冠心病患者除了平

专家提醒

冠心病患者宜少荤多素。①每天胆固醇的摄入量不超过300毫克。②脂肪的摄入不超过总热能的30%。③少吃或不吃蔗糖、葡萄糖等精糖类食品。④多食富含维生素C的食物，如水果、新鲜蔬菜、植物油。⑤少吃含饱和脂肪酸和胆固醇高的食物，如肥肉、蛋黄、动物油、动物内脏等。⑥饮食要高钾低钠，鼓励食用豆制品，饮茶。⑦饮食有规律，不可过饥或过饱。⑧适当摄入纤维素食物（包括谷类、淀粉类）以保持大便通畅。⑨戒烟少酒。吸烟是造成心肌梗死、中风的重要因素，应绝对戒烟；少量饮啤酒、黄酒、葡萄酒等低度酒，可促进血脉流通、气血调和。

时注意生活起居规律，包括饮食、心情、锻炼、用药等细节外，更要注重定期检查，以便早期诊治。因为冠心病的发生发展有个渐进的过程，有的人没有任何明显症状，却会猝然发病，甚至死亡。生活中猝死的事例也绝不鲜见。不少老年人对自己的一些症状缺乏认识，而一些年轻人对出现胸闷、心悸等症状也不是很重视，往往认为没什么关系，忍一忍就过去了。正是这些想法延误了最佳治疗时间。

定期检查和“随访”，以便医生及早发现病情的进展情况。一旦发现隐匿型冠心病，医生就会采用防治动脉粥样硬化的各种措施，防止粥样斑块加重，争取粥样斑块消退和促进冠状动脉侧支循环的建立，为患者提供早期治疗机会。

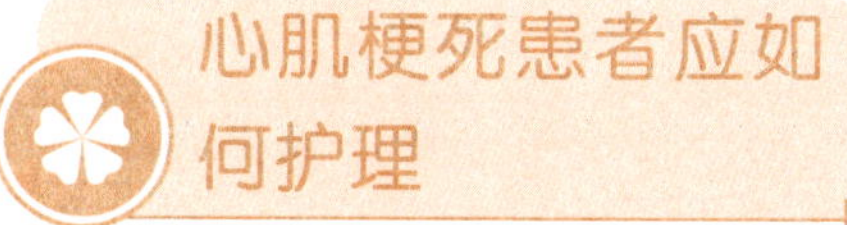

心肌梗死患者应如何护理

（1）心理治疗。平时患者精神上要保持舒畅愉快，应消除紧张恐惧心情，注意控制自己的情绪，不要激动，并避免过度劳累及受凉感冒等。因这些因素都可诱发心绞痛和心肌梗死。

（2）急性期绝对卧床休息。卧床期间应加强护理。进食、洗漱、大小便均要他人给予协助。尽量避免患者增加劳力。以后可按病情逐渐增加活动量。休养环境应安静、舒适、整洁、室温合适。

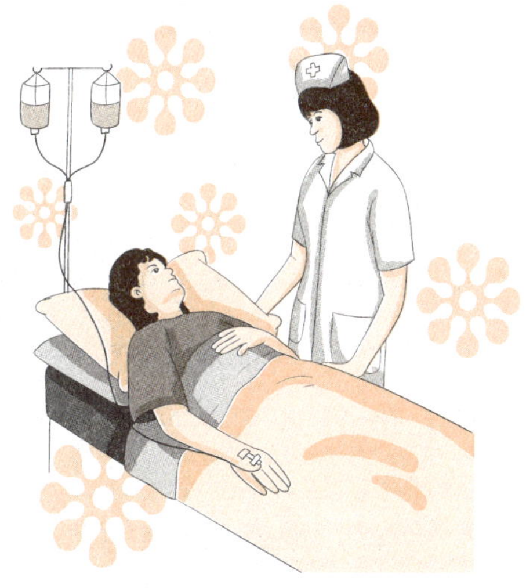

（3）避免肢体血栓形成及便秘。对于卧床时间较长的患者应定期做肢体被动活动，避免肢体血栓形成。由于卧床及环境、排便方式的改变，容易引起便秘。要提醒患者排便忌用力过度，因排便用力可增加心脏负荷，加重心肌缺氧而危及生命，可给些轻泻药或开塞露通便，便前可给予口含硝酸甘油片或硝酸异山梨酯等。

（4）饮食宜清淡。要吃易消化、产气少、含适量维生素的食物，如青菜、水果和豆制品等，每天保持必需的热能和营养，少食多餐，避免因过饱而加重心脏负担，忌烟、酒。少吃含胆固醇高的食物，如动物内脏、肥肉和巧克力等。心功能不全和高血压者应限制钠的摄入。同时正确记录出入水量。

专家提醒

有时心绞痛或心肌梗死的症状很不典型，如有的患者可出现反射性牙痛，也有的心肌梗死先表现胃痛。遇到这种情况，务必提高警惕。凡有冠心病病史的患者均不可忽视，应尽早就医诊治。在病情平稳恢复期要防止患者过度兴奋。

（5）心绞痛和心肌梗死病情突发时应采取的措施。首先应让患者安静平卧或坐着休息，不要再走动，更不要慌忙搬动。如给患者舌下含硝酸甘油片不见效而痛未减轻时，应观察患者脉搏是否规律，若有出冷汗、面色苍白和烦躁不安加重的情况，应安慰患者使之镇静，去枕平卧，测量血压。可请医院医师出诊，初步处理平稳后再转送医院治疗。如患者发生心脏突然停跳，可在其胸骨下段用拳头叩击，进行胸外心脏按压及人工呼吸。

心力衰竭患者应如何护理

（1）休息。发病后10～14日须严格卧床休息，特别是最初一周，一切日常生活全由护理人员帮助进行。以减少患者体力活动和心脏负荷。

（2）吸氧。持续吸氧每分钟3～5升，对缓解疼痛、纠正心功能不全及休克、保护缺血心肌极为重要。

（3）监护。患者应24小时心电监护，并监测心率、血压、呼吸、血氧饱和度。监护的重点是心律失常、血压和心功能变化情况。

（4）解除疼痛。根据医嘱应用吗啡类镇痛药，剧烈胸痛是促使休克和心律失常发生的因素。

（5）饮食。给予必需的热能和营养，但不宜进食过饱，少量多餐，给予易消化的流质或半流质，应食低钠、低脂肪、产气少的食物。

（6）防止便秘。保持大便通畅，避免用力；便秘者给予液状石蜡、开塞露或其他缓泻药。

（7）恢复期。①患者在第10天开始床上坐起，2周后开始在床旁椅上起坐，每次20～30分钟。②从3～4周起可在室内缓步走动。③住院6周后，如病情稳定，体力恢复，可考虑出院。④无心功能不全或频繁心绞痛发作，在经过2～4个月的康复后，可恢复工作。但要避免精神紧张及过重的体力劳动。⑤定期随诊复查。

冠心病的早期症状有哪些

（1）呼吸。轻微活动或处于安静状态时，出现呼吸短促现象，但不伴咳嗽、咳痰。这种情况很可能是左心功能不全的表现。

（2）脸色。脸色灰白而发绀、表情淡漠，这是心脏病晚期的病危面容；如果脸色呈暗红色，这是风湿性心脏病、二尖瓣狭窄的特征；如果呈苍白色，则有可能是二尖瓣关闭不全的征象。

（3）鼻子。如果鼻子硬邦邦的，这表明心脏脂肪积累太多。如果鼻尖发肿，表明心脏脂肪或心脏病变正在扩大。

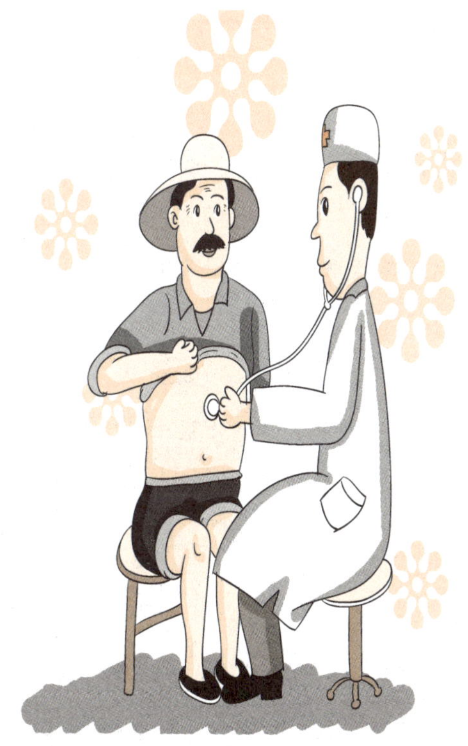

（4）皮肤。慢性心力衰竭、晚期肺源性心脏病患者的皮肤可呈深褐色或暗紫色，这与机体组织长期缺氧、肾上腺皮质功能下降有关。皮肤黏膜和肢端呈青紫色，说明心脏缺氧，血液中的还原血红蛋白增多。

（5）耳朵。心脏病患者在早期都有不同程度的耳鸣表现，这是因为内耳的微细血管动力异常，病症尚未引起全身反应时，内耳已得到了先兆信号。如果耳垂出现一条连贯的皱褶，极有可能是冠状动脉硬化所致。

（6）头颈。如果由锁骨上延伸到耳垂方向凸起一条表筋，如小指粗，很可能是右心功能不全。

（7）肩膀。天气明明很好，左肩、左手臂内侧却有阵阵酸痛，这有可能是冠心病。

（8）下肢。中老年人下肢水肿，往往是心脏功能不全导致静脉血回流受阻的表现。

专家提醒

冠心病高发的人群有：①年龄大于45岁的男性，大于55岁的女性。②吸烟者。③高血压患者。④糖尿病患者。⑤高胆固醇血症患者。⑥有家族遗传病史者。⑦肥胖者。⑧缺乏运动或工作紧张者。

什么是冠心病介入疗法

冠心病介入疗法是指在X线透视下，通过导管等特殊器材进入人体心脏的大血管、肾血管、脑血管内，对心脏病及外周血管疾病进行诊断或治疗的一种“非外科”手术方法。介入疗法不用开刀，只对病变进行治疗，创伤小，见效快，时间短，不良反应小，对某些疾病可以进行重复治疗。介入疗法对治疗先天性心脏病效果显著。介入治疗的适宜年龄在3～60岁，70岁以上属于高危患者。

介入治疗适用于：①单支冠状动脉严重狭窄，有心肌缺血的客观依据，病变血管供血面积较大者。②多支冠状动脉病变，但病变较局限。③近期内完全闭塞的血管，血管供应区内有存活心肌，远端可见侧支循环者。④左心室功能严重减退。⑤冠状动脉搭桥术后心绞痛。⑥经皮冠状动脉腔内成形术后再狭窄。

专家提醒

冠心病溶栓治疗是通过静脉内输注尿激酶、链激酶等溶解血栓药物，达到开通血管、恢复心肌血流灌注目的的一种疗法。此方法自20世纪80年代中期应用以来，已确立了其在挽救急性心肌梗死中的地位，是急性心肌梗死治疗史上的重大进展，并已普及国内各基层医院，疗效迅速、安全性高、简单易行，大大缩短了患者的住院时间，减少了医疗费用，降低了病死率，提高了患者的生活质量。这种疗法适用于起病后12小时内到达医院的患者，以6小时为佳，其成功率达75%左右。

什么是冠脉搭桥术

冠状动脉旁路移植术（英文缩写为CABG），也称为冠脉搭桥术，它可以解决药物治疗和经皮冠状动脉腔内血管成形术（PTCA）在冠心病治疗中面临的难题，如冠状动脉分支处病变、多支处病变、无保护的左右干病变等，而且是目前最彻底、完整的血运重建方式。搭桥术1～2个月后患者就可恢复正常工作，其早期心绞痛症状的消除率高达85%～95%，65%以上患者术后5年无心绞痛，5年生存率为93%，10年生存率为80%。即使3支冠状动脉发生病变伴心功能受损者，7年生存率也可达90%，而单纯接受药物治疗者仅为37%。

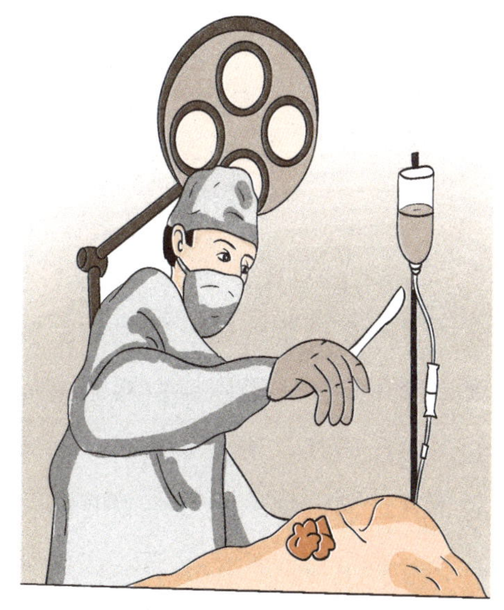

搭桥手术实际上只解决了局部狭窄问题，并没有去除冠心病的病因。如果患者依然存在冠状动脉粥样硬化、高血压、高脂血症等致病因素，那么还会继续出现新的冠状动脉硬化、狭窄。就好像虽然修理、疏通了运河，但没有治理上游的泥沙，泥沙会继续堆积，下游的河流分支就会继续被新的泥沙堵塞。所以，冠脉搭桥术并不是根治冠心病的方法，而只是重建了一条旁路，达到暂时缓解患者心肌缺血症状的目的，同时减少因心肌缺血造成的心脏功能失调。换句话说，冠脉搭桥手术“治标不治本”。搭桥手术一般需在全麻、体外循环和心脏暂时停跳下进行。

冠心病患者要劳逸结合

应避免过重体力劳动或突然用力，不要劳累过度。走路、上楼梯、骑车宜慢，否则会引起心率加快、血压增高，诱发心绞痛。饱餐后不宜运动。寒冷会使血管收缩，减少心肌供血而产生疼痛。应注意保暖。性生活时处于高度兴奋，血液循环加快，全身需血量增加，而冠状动脉供血则相对不足，极易发生心绞痛或心肌梗死，故宜严格节制。在心肌梗死完全恢复后，房事宜控制在每月1～2次。此外，还应注意起居有常，早睡早起，避免熬夜工作，临睡前不宜看紧张、恐怖的小说和电视。心绞痛时最好稍稍躺卧休息一会儿。平时可正常工作，但不宜过度劳累。心肌梗死诊断明确后，应绝对卧床休息，在2周内，患者的一切生活活动均由护理人员帮助完成。严禁自己翻身，因翻身会增加心脏负担，造成心肌梗死部位破裂或心跳骤停。宜床上大小便，并保持大小便通畅。如无严重并发症，一般卧床2～3周后，可每天半卧3～4次。1周后如无变化，则可下床坐在椅子上，每天3～4次，每次30分钟。再过1周后，可在卧室内散步。长期卧床对心脏恢复不利，酌情活动是必要的。

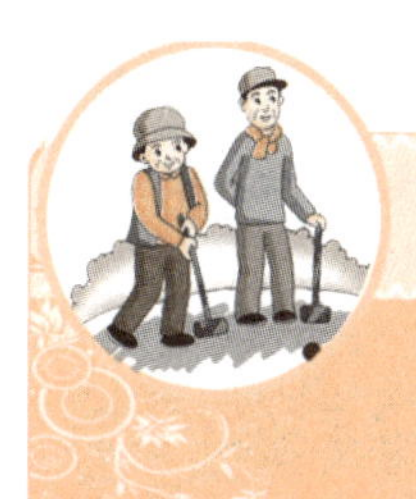

第四节 糖尿病的防与治

怎样判断是否得了糖尿病

糖尿病是以血糖增高为主要表现的一类疾病的总称。所谓血糖，就是指血液中葡萄糖的浓度。根据1998年美国糖尿病学会（ADA）制定的最新糖尿病诊断标准，血糖升高满足下列3个条件之一者即可初步诊断为糖尿病。

（1）出现糖尿病症状加上随机血浆葡萄糖浓度≥11.1毫摩尔/升：随机是指一天内任何时间，不管上次用餐时间。典型的糖尿病症状包括多食、多尿、烦渴多饮和不明原因的体重下降。

（2）空腹血浆葡萄糖（FPG）≥7.0毫摩尔/升：空腹指至少8小时内无含热能食物的摄入。

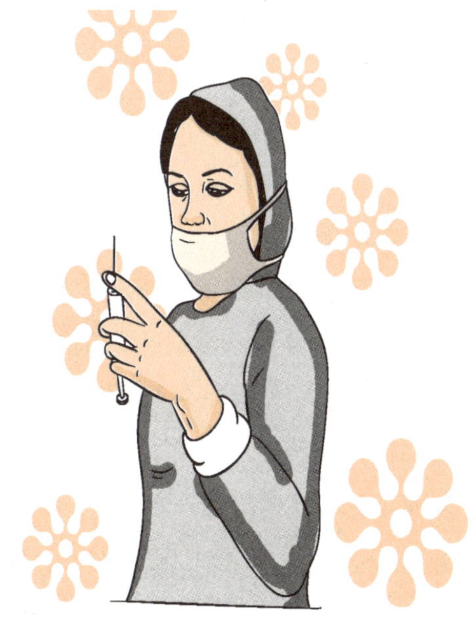

（3）口服葡萄糖耐量试验（OGTT），2小时血浆葡萄糖≥11.1毫摩尔/升。试验应按世界卫生组织的要求进行，受试者服用的糖量相当于溶于水的75克葡萄糖。

以上3种方法都可以单独用来诊断糖尿病。其中任何一种出现阳性结果，必须随后用3种方法中的另外任意一种进行复查才能正式确诊。其中血浆葡萄糖均指静脉血浆葡萄糖值；OGTT试验采用世界卫生组织提出的方法，同时收集尿标本测尿糖。目前国内临床已普遍采用ADA的新标准作为糖尿病的诊断依据。当然，也有例外的情况，那就是如果出现了糖尿病急性并发症（如酮症酸中毒或高渗昏迷），那么不必复查也可确诊。

如果空腹血糖在7.0毫摩/升以下，又在正常值以上，而临床怀疑为糖尿病的患者，应让患者做一种叫作葡萄糖耐量试验的特殊检查，方法是嘱患者在试验前一天的晚上7时后禁食，次日早晨抽取静脉血液做腹血糖测定，随后让患者口服含有75克葡萄糖的温开水300毫升，再于0.5小时、1小时、2小时、3小时各抽取静脉血一次，其正常血糖值的上限分别为6.9、11.1、10.5、8.3、6.9。每次血糖值为1点，其中0.5小时与1小时血糖值为1点，4个中有3个点大于上述正常上限者，即可诊断为糖尿病。

经过讨论，1999年10月我国糖尿病学会决定采纳上述新的诊断标准。

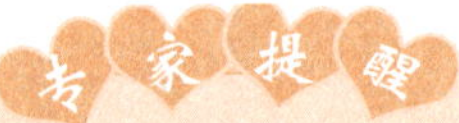

糖尿病又称为文明社会的“退化性疾病”，不仅是现代疾病中的第三大杀手，其对人体的危害仅次于癌症和心脑血管病，而且现在的糖尿病有扩大化和年轻化的倾向。由于糖尿病本身及其并发症对人们的身心健康危害越来越大，糖尿病已成为当今全球性的重大公共卫生问题，所以我们应重视糖尿病的防治。

糖尿病的临床表现有哪些

1. 无症状期

在糖尿病早期，患者大都系中年或中青年，食欲良好，体态肥胖，精神体力如常人一样，临床上很难发现，往往是在定期体格检查或因其他疾病检查过程中，以及妊娠检查时偶然发现有尿糖。多数患者常是先出现并发症，如高血压病、动脉粥样硬化及心血管病，或屡发疮、疖、痈等化脓性皮肤感染等疾患，有时偶然眼底视网膜出现糖尿病典型病变等，进一步做检查，才发现患了糖尿病。许多2型糖尿病患者没有明显的“三多一少”症状，主要是因为患者的肾糖阈增高所致。多数老年患者的肾糖阈会相应增高，如有些轻型老年糖尿病患者血糖异常增高，尿糖却一直为阴性，甚至血糖很高也不会出现糖尿。没有糖尿，就不会出现由渗透性利尿引起的多尿症状。没有大量的水分丢失，血浆的渗透压力就不会升高，也就不会刺激口渴中枢引起口渴多饮。没有糖尿，就没有大量糖分的丢失，也就没有明显的饥饿感或多食症状。

是否患有早期糖尿病可按以下10大信号来判断：

（1）经常疲倦、乏力、虚弱、头晕。

（2）皮肤干燥瘙痒，用止痒药无明显好转，尤其是女性外阴瘙痒（因尿糖刺激局部皮肤所致）经抗炎、抗真菌治疗无效。

（3）皮肤易患化脓性囊肿、痈、疖、疮等，且不易治愈，以及伤口感染久治不愈或手术后伤口不易愈合。

（4）皮肤感觉异常：如四肢麻木、感觉迟钝、蚁爬感、套状感觉、烧灼痛、针刺痛等。

（5）顽固的泌尿系感染。

（6）肺结核进展迅速，治疗效果不佳。

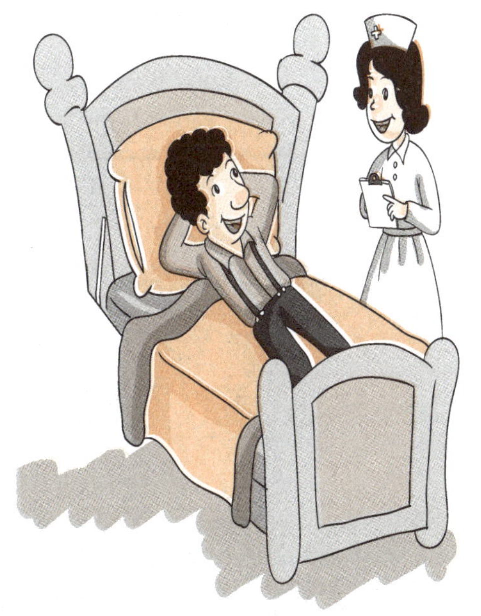

（7）近期视力迅速下降、白内障进展迅速。

（8）男性有不明原因的阳痿、早泄等性功能障碍，女性有性欲减退、月经不调。

（9）不明原因的肢端溃烂、坏疽。

（10）经常有心慌、手抖、出冷汗等低血糖反应者或常有空腹感。只要具有这十大信号中的一两种，就应尽快到有条件的医院去就诊，检查尿糖和血糖。

2. 症状期

糖尿病典型的自觉症状是“三多一少”，即多饮、多食、多尿及体重减轻和体力下降。

（1）多尿。糖尿病患者尿量增多，每昼夜尿量达3000～4000毫升，尿量多者可高达10000毫升以上。排尿次数也增多，常尿意频频，一两个小时就排一次尿，有的患者日排尿可达20余次。

（2）多饮。由于多尿，机体水分丢失过多，发生细胞内脱水，刺激口渴中枢，患者表现烦渴喜饮，以大量饮水来补充。因此，排尿越多，饮水量就越大。

（3）多食。糖尿病患者由于尿中丢失糖分过多，容易产生饥饿感，如每日从尿中排出糖分500克以上，机体处于半饥饿状态，能量缺乏引发食欲亢进，食量增加，甚至一日进食5～6次仍不能满足。

（4）体重减轻或消瘦。由于机体不能充分利用葡萄糖，致使体内脂肪和蛋白质加速分解，消耗过多，出现形体消瘦，精神萎靡，体力下降，甚至面容憔悴。

糖尿病发病因素有哪些

（1）遗传因素。父母均是糖尿病患者的子女，或有糖尿病家族史的人，易患糖尿病。

（2）肥胖因素。调查表明，有60％～80％的成年糖尿病患者十分肥胖，而且生活条件比较优越。

肥胖人体内糖、脂肪、蛋白质三大营养物质代谢呈现紊乱状态，长期进食过多又迫使胰岛B细胞不断处于分泌状态，从而导致高胰岛素血症。在这种情况下，会使肌肉及脂肪组织变得对胰岛素不敏感，以致无法纠正血糖过高的状态而最终发生糖尿病。

（3）高淀粉、高糖、少纤维饮食因素。美国科学家认为，经常吃高淀粉和高糖食物的人在40岁后患2型糖尿病的危险性大大增加。实验研究结果显示，高纤维性饮食会降低人体对胰岛素的需求，而少食粗纤维食物者，则极易患糖尿病。

（4）缺铬因素。铬是胰岛素发挥作用的一个必需辅助因子，缺铬使胰岛素的活性受抑制，葡萄糖在血中的运转速度受到影响，造成糖耐量异常，长时间缺铬，最终会发展成为糖尿病。

（5）精神因素。精神刺激、精神紧张或情绪波动等精神因素扰乱了大脑皮质的正常功能活动，出现中枢神经系统指挥失灵和对抗胰岛素的物质，所以精神因素可诱发或加重糖尿病。

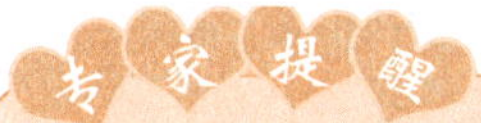

在糖尿病的致病因素中，遗传和环境因素各占50%。中国人被认为是糖尿病好发人群，据报道，富裕国家的华人糖尿病患病率达10%以上。在环境因素方面，膳食结构的改变，过多热能的摄入，体能活动减少，缺乏对糖尿病的了解，心理应激因素增多等，都会使人不知不觉患上糖尿病。

得了糖尿病怎么治

糖尿病是危害极大的慢性疾病。在糖尿病患者中，治疗易、坚持难的现象十分严重。许多患者由于不能坚持科学治疗，而引起心、脑、肾、下肢等脏器的血管病变，并最终导致高血压、心脏病、糖尿病性肾病及下肢麻木、坏疽等严重后果。

糖尿病是终身疾病，但不能一发现糖尿病就马上自行用药，应在医生的指导下科学用药。因为根据病情的不同，医生会选择口服药或胰岛素注射治疗。

从临床治疗来看，患者治疗越早，效果越好，费用越低，相当一部分患者康复后，可以避免长期用药。治疗越晚，费用越高，疗效越差；同时由于各种并发症的发生，造成治疗上难度更大，用药增多，恢复周期越长。

在治疗上，有的患者一次血糖检查正常，即擅自减药量，甚至停药，这是非常有害的，不仅仅导致血糖再次升高，同时血糖的不稳定，会对身体各个脏器带来更严重的影响。如病情长期稳定，可在医生的指导下逐步减少服药次数或调整剂量。

研究表明：对用药物治疗的糖尿病患者进行正确的生活调节，较不进行调节的人，一般来说服药量少，血糖控制的也较满意。相当一部分患者康复后长期停用药物。所以合理进行生活调节，尽量减少降糖药物的种类和数量，是糖尿病患者的明智选择。

糖尿病如何药物治疗

目前临床上常用的治疗糖尿病的药物有下述六类。

（1）磺脲类。最早应用的口服降糖药之一，是临床上治疗2型糖尿病的一线用药。主要通过刺激胰岛素分泌而发挥作用。餐前半小时服药效果最佳。常用药物有：格列本脲（优降糖）、格列齐特（达美康）、格列吡嗪（美比达）、格列喹酮（糖适平）、甲苯磺丁脲（D-860）。

（2）双胍类。口服降糖药中的元老。降糖作用肯定，不诱发低血糖反应，具有降糖作用以外的心血管保护作用，如调脂、抗小血板凝集等。但对于有严重心、肝、肺、肾功能不良的患者，不推荐使用。一般建议餐后服用。常用药物有：二甲双胍（甲福明、降糖片）、苯乙双胍（降糖灵）。

（3）糖苷酶抑制药。通过抑制小肠黏膜上皮细胞表面的糖苷酶，延缓糖类的吸收（就像人为地造成“少吃多餐”），从而降低餐后血糖，故适宜那些单纯以餐后血糖升高为主的患者。餐前即服或与第一口饭同服，且膳食中必须含有一定的糖类（如大米、面粉等）时才能发挥效果。常用药物有：阿卡波糖（拜糖平）。

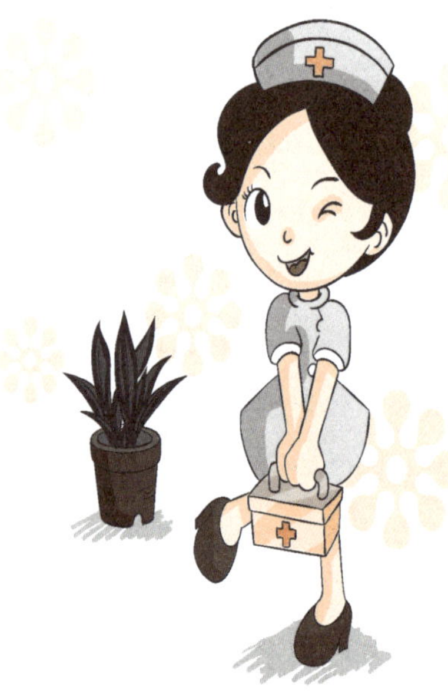

（4）噻唑烷二酮。最新的口服降糖药。为胰岛素增敏药，通过增加外周组织对胰岛素的敏感性、改善胰岛素抵抗而降低血糖，并能改善与胰岛素抵抗有关的多种心血管危险因素。该类药物应用过程中须密切注意肝功能。常用药物有：罗格列酮（文迪雅）。

（5）甲基甲胺苯甲酸衍生物。非磺脲类胰岛素促分泌剂。起效快、作用时间短，对餐后血糖有较好效果，故又称为餐时血糖调节剂。进餐前服用。常用药物有：瑞格列奈（诺和龙）。

（6）胰岛素。包括各种短、中、长效胰岛素。

在家服用降糖药要注意什么

糖尿病的治疗，除少数患者为胰岛素依赖型而必须注射胰岛素来治疗外，大多数患者只需在控制饮食的基础上，口服一些降糖药而使病情得到控制即可。糖尿病是个终身性疾病，基本要坚持一辈子的治疗。为保持良好疗效，并安全用药，必须合理使用口服降糖药，家庭用药须注意以下几点。

（1）口服降糖药，适用于非胰岛素依赖型糖尿病在单纯饮食控制后血糖水平仍较高时，不提倡用于胰岛素依赖型糖尿病，以免因无效而贻误病情。

（2）应定时、定量遵医嘱服用，且须做服药记录。记录内容包括药名、剂量及增减情况、服法、服药后反应、血糖及尿糖检查结果、饮食情况。

（3）各种制剂，均宜从较小剂量开始，每晨服1次，然后按病情及疗效逐渐酌增剂量较为稳妥。

（4）如有胃肠不适、皮肤过敏、白细胞减少、肝功能受损或低血糖反应时，应及时找医生处理。

（5）长期服用某一制剂时，可渐见无效，则须及时换用另一制剂。

（6）注意药物配伍，以合理使用剂量或慎用、禁用某些药物。如磺脲类与双胍类同时使用可增强降血糖作用。磺脲类与下列药物同时使用时，降血糖作用增强：水杨酸及其盐类、氨基比林、保泰松、磺胺药、胍乙啶、利血平、可乐定、普萘洛尔（心得安）、四环素、氯霉素、吲哚美辛（消炎痛）等；与下列药物同时使用，其降血糖作用将减弱：维拉帕米（异搏定）、硝苯地平、利尿药、皮质激素、甲状腺激素、雌激素、利福平、巴比妥、氯丙嗪、口服避孕药等。

（7）注意患者肝、肾功能。

口服降糖药格列喹酮（糖肾平，除外）在肝脏内代谢，由肾脏排泄，在伴有肝、肾功能不全的糖尿病患者中不宜使用。

（8）中草药制剂疗效不肯定，宜作为辅助治疗，或用于轻型、稳定型患者的治疗。

（9）口服降糖药以足够剂量治疗一段时间后，血糖如果始终很高，疗效不明显，可改用胰岛素治疗。

专家提醒

因为口服降糖药必须同饮食治疗相结合，口服降糖药的剂量、种类的选择必须经医生指导，否则极易出现各种不良反应并且影响疗效。其中最常见的不良反应就是低血糖。双胍类降糖药还可引起乳酸性酸中毒，严重的不良反应甚至可以危及患者生命。因此，口服降糖药必须在医生指导下进行。

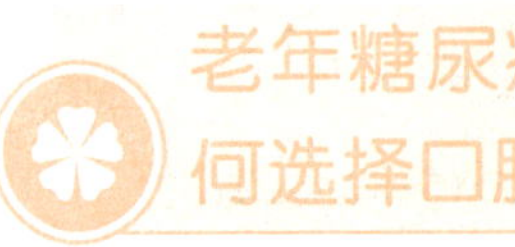

老年糖尿病患者如何选择口服降糖药

老年糖尿病应用口服降糖药时应当警惕低血糖反应，因为老年人机体耐受性差，出现低血糖反应容易引起休克、昏迷甚至死亡，也容易引起心肌梗死及脑血管意外。因此老年人在选择口服降糖药时应注意以下几点：①65岁以上的糖尿病患者一般不提倡用双胍类药，老年人肝肾功能减退，双胍类药物的代谢、排泄周期延长，容易出现乳酸

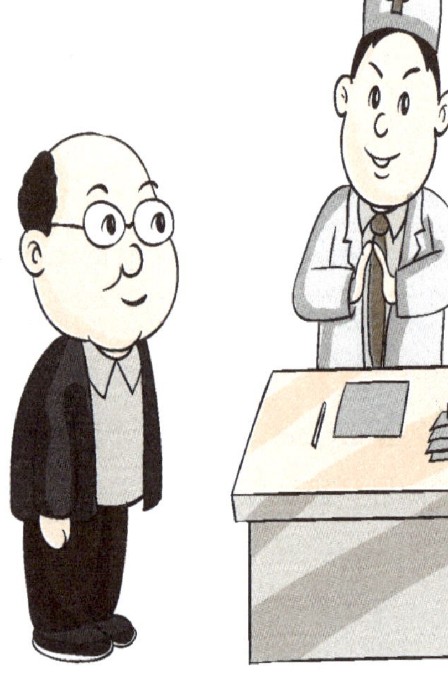

性酸中毒；可服用拜糖平100～300毫克/日。65岁以下患者，肝肾功能正常，无缺氧性心肺疾病者可用二甲双胍（降糖片）治疗，每日总量不超过0.75～1.0克，并密切观察有无酮尿，有条件者应定期检查血乳

酸，若出现酮尿或血乳酸升高应立即停药。②老年人应用磺脲类药应从小量开始，国内多用甲苯磺丁脲（D860），国外多采用第二代磺脲类药如格列喹酮片（糖适平）、格列本脲（优降糖）、格列齐特（达美康）、格列吡嗪（吡磺环己脲）等，其中格列本脲（优降糖）、格列吡嗪均有很强的降糖作用，尤其是格列本脲，老年人应慎用，以免发生低血糖。格列本脲（糖适平）降糖作用缓和，较大剂量时也不易出现低血糖反应，最适合老年人服用。③老年糖尿病患者初次就诊时空腹血糖≥19.4毫摩尔/升，尿酮体阴性，而且无症状，重复一次检查仍是如此，应立即用胰岛素治疗，争取在短期治疗后改用口服降糖药。

胰岛素的种类有哪些

胰岛素制剂按照来源不同可分为猪胰岛素、牛胰岛素及人胰岛素。猪胰岛素是从猪胰腺提取的；牛胰岛素是从牛胰腺提取的；人胰岛素并不是从人体内提取的，而是借助先进的人工基因高科技生产技术合成的，其结构、功能与人胰岛素相似，主要的生产方法有：①将动物胰岛素进行特殊处理，使其转变为人胰岛素，如将猪胰岛素B链30位的丙氨酸换成苏氨酸，即为人胰岛素。②DNA重组技术：是一种可以无限制合成胰岛素的化学过程。具体说，就是用一种在实验室培养的特殊类型的细菌（大肠埃希菌），并在这种菌内加入含有人胰岛素基因的片段，通过复制、发酵等一系列化学过程，最终合成人胰岛素。这是目前最常用的合成人胰岛素的方法。

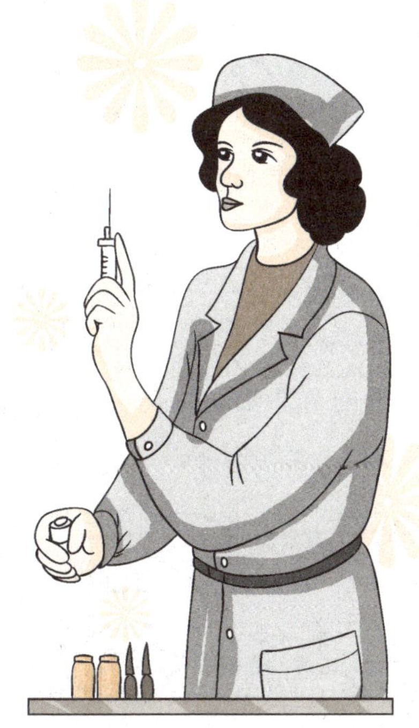

按照其纯度不同胰岛素制剂可分为标准品及高纯品。纯度不同的主要指标是胰岛素原的含量。标准品含胰岛素原10/100万～25/100万；高纯品含胰岛素原低于10/100万。

按照作用时间不同，胰岛素制剂可分为短效、中效与长效。短效胰岛素：作用高峰在注射后1～3小时，作用持续时间为5～7小时。中效胰岛素：作用高峰在注射后6～10小时，作用持续时间为18～24小时。长效胰岛素：作用高峰在注射后10～15小时，作用持续时间为28～36小时。

目前不同规格的胰岛素在胰岛素瓶的标签上都有明显标记，如：R=正规胰岛素，S=半慢胰岛素，N=NpH胰岛素，即中性鱼精蛋白胰岛素，L=慢效胰岛素，U=特慢胰岛素，50/50=50%NpH胰岛素和50％正规胰岛素的混合液，70/30=70％NpH胰岛素和30%正规胰岛素的混合液。正规胰岛素和半慢胰岛素皆属于短效胰岛素；NpH和慢效胰岛素皆属于中效胰岛素；特慢胰岛素是一种长效胰岛素。PZI，即鱼精蛋白锌胰岛素，也是一种长效胰岛素；50/50、70/30，皆为中效胰岛素和短效胰岛素的混合物，因而在注射前无须患者再自行混合。

使用胰岛素的剂量如何选择

若患者首次应用普通胰岛素治疗，并且无酮症酸中毒，胰岛素开始剂量偏小为好，以免发生低血糖。对肾糖阈不低的患者，最简单的办法是按尿糖定性给胰岛素，每一个“+”给普通胰岛素4单位，若4次尿糖为+++、++、+++、+++，则普通胰岛素用量为早餐前12单位，午餐前8单位，晚餐前12单位。但这种一个“+”给4单位胰岛素的方法不够全面，因个体对胰岛素的敏感及需要量差别很大，同一患者不同时期也有差异，因此合理的办法是医生和患者共同努力，摸索每个患者在一定的饮食、活动情况下，通常每日需要注射的胰岛素量和次数，以及在特殊情况下所要采取的应变措施，才能取得好的效果。

1. 胰岛素依赖型糖尿病

一旦诊断明确，即开始胰岛素治疗。首先固定1日3餐的饮食量，胰岛素用量从小剂量开始。①10岁以下糖尿病儿童，每千克体重每日0.5～1.0单位，全日剂量不超过20单位，分3次于每次餐前15分钟皮下注射。例如早餐前8单位，午餐前4单位，晚餐前6单位。观察四段尿糖，1～2天即可根据尿糖调整胰岛素剂量。尿糖（+）为满意，不要求每次尿糖（-）。②11～18岁新诊断的糖尿病患者，初始剂量每千克体重每日1.0～1.5单位，一般全日剂量不超过40单位，分3次于每次餐前15分钟皮下注射。观察尿糖，2～3天后调整剂量。对于新诊断的胰岛素依赖型糖尿病，既要预防酮症酸中毒的发生，又要避免低血糖反应。

2. 非胰岛素依赖型糖尿病

非胰岛素依赖型糖尿病大多肥胖，对胰岛素不敏感，甚至有抵抗，因此在需用胰岛素治疗时，应在严格控制饮食、体重的基础上根据血糖水平确定胰岛素的初始剂量。①若空腹血糖小于11.1毫摩尔/升，餐后血糖小丁13.9毫摩尔/升，全日胰岛素剂量可给20～30单位，分3次于餐前皮下注射。②若空腹血糖11.1～16.7毫摩尔/升，餐后血糖大于16.7毫摩尔/升，全日胰岛素剂量30～40单位，分3次餐前皮下注射。③对于60岁以上及有明显心脏病及肾病的糖尿病者，如没有酮症酸中毒，胰岛素初始剂量以偏小为好，以免发生低血糖。一般可以8单位、4单位、6单位分别于早、中、晚餐前15～20分钟皮下注射。以后根据血糖、尿糖逐渐调整胰岛素剂量，使血糖、尿糖逐步趋向正常。

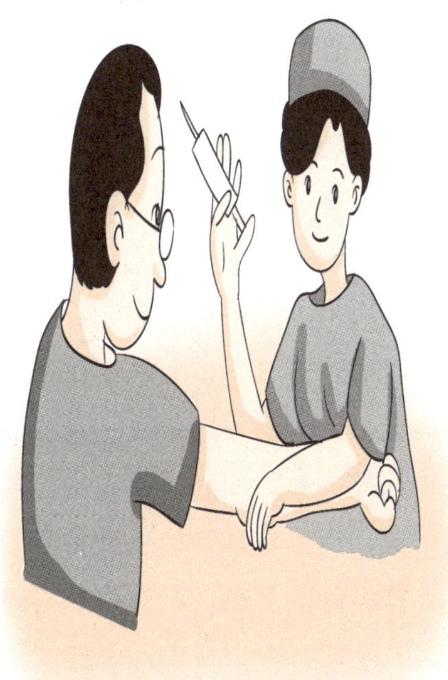

胰岛素治疗开始阶段，全部使用短效胰岛素，便于调整剂量。只有在胰岛素治疗使血糖控制稳定后，才可根据需要采用中效或长效胰岛素。

糖尿病只能控制不能根治

“糖尿病能治好吗？有什么特效药吗？”这是许多糖尿病患者十分关注的问题。加上近年来有一些夸大事实的宣传，称某种药能“根治”糖尿病，使不少糖尿病患者的心为其所动，甚至不惜重金、倾家荡产求偏方。可实际效果呢，不但未见到被根治的病例，反而使很多患者被耽误、病情加重，影响到患者的生活质量，甚至生命。

从现代医学角度讲，一种疾病能否被治好，不但取决于这个病的病因是否明确，还取决于这种病因能否被去除。如肺炎是因细菌感染所致，用青霉素等抗生素将其杀灭，肺炎就能治愈。艾滋病的病因是艾滋病病毒，但目前还未能找到杀灭体内病毒的方法和药物，所以艾滋病还不能治愈。对糖尿病来说也一样，绝大多数的糖尿病不能去除病因，所以，不能根治。仅少数继发性糖尿病，如因肾上腺瘤引起高皮质醇血症所致的糖尿病，在腺瘤切除后糖尿病可以缓解或治愈。

对于原发性糖尿病患者，大部分病因不明，难以从根本上治疗；极少数明确是由于某个基因缺陷导致的糖尿病，可现在也没有特异性治疗方法，故不能治愈。在现实生活中，确实经常能见到，有少数2型糖尿病肥胖者在患病初期即被查

专家提醒

对于老年患者危害最大的是在糖尿病大血管病变及微血管病变基础上产生的多种慢性并发症。糖尿病大血管病变导致的心脑血管并发症是糖尿病的致命性并发症。主要表现为冠状动脉、脑动脉、周围血管动脉粥样硬化，心脑血管病包括冠心病（心绞痛、心肌梗死）、脑卒中（脑血栓形成、脑出血）和糖尿病心肌病（可导致心力衰竭、心律失常）。患有糖尿病的老年人心、脑血管病发病率和病死率为非糖尿病患者的3.5倍，是2型糖尿病最主要的死亡原因。糖尿病的其他慢性并发症也是导致老年糖尿病患者多脏器功能不全和死亡的主要威胁。

出，经过医生指导，严格地控制饮食，降低了体重，最大可能地减少胰岛B细胞的负荷，使B细胞的功能逐渐得到恢复，甚至能基本上恢复到正常人的水平，能适应日常代谢需要，平时血糖正常，甚至做糖耐量试验时血糖也正常，能和正常人一样参加各种社会劳动，达到“临床”痊愈。可是他们如果不注意控制饮食，体重再增加，或遇到一些特殊情况，或随着病程的延长，糖尿病还会再出现，糖耐量试验也会不正常。因此，目前糖尿病是不能根治或治愈的。无论是西药还是中药，都没有一种特效药能根治糖尿病。

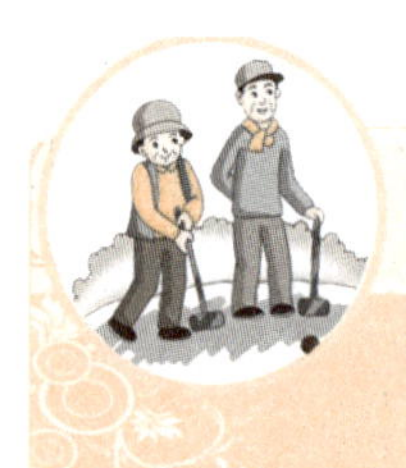

第五节 肺部疾病防与治

什么是咳嗽

咳嗽是呼吸系统疾病最常见的症状之一，也是患者求医的重要原因。咳嗽是人体的一种保护性反射，对机体是有益的，当呼吸道黏膜受到异物、炎症、分泌物或过敏性因素等刺激时，即反射性地引起咳嗽，有助于排出自外界侵入呼吸道的异物或分泌物，消除呼吸道刺激因子。但是咳嗽也有不利的一面，强烈而频繁的咳嗽不仅使患者苦不堪言，还可引起呼吸道出血、自发性气胸，甚至诱发晕厥，导致肋骨骨折等各种并发症。

咳嗽最常见的原因是感冒后咳嗽。由于病毒入侵上呼吸道，气管和鼻腔黏膜分泌增加，患者出现流涕、鼻塞、有痰。咽喉部因为有痰的刺激，做出收缩、咳嗽等反射动作，以清除痰液。急性咳嗽常有较明确的病因，如上呼吸道感染或下呼吸道的感染，一般经几天治疗可痊愈。频繁而长期的咳嗽会影响患者的生活、睡眠，甚至会影响其呼吸和心脏的功能，这种性质的咳嗽就是一种病理状态了。要想治好咳嗽，应首先寻找咳嗽的病因。

什么是慢性咳嗽

最让患者苦恼的是慢性咳嗽。通常认为咳嗽时间持续3周以上，又无明显肺部疾病证据的咳嗽称为慢性咳嗽，咳嗽常是患者唯一的就诊原因。据目前的研究表明，慢性咳嗽多由以下原因引起：鼻后滴流综合征、支气管哮喘、胃食管反流性咳嗽、慢性支气管炎、支气管扩张症、慢性心功能不全及药物等所致。其中前三种病占慢性咳嗽病因的70%～90%。

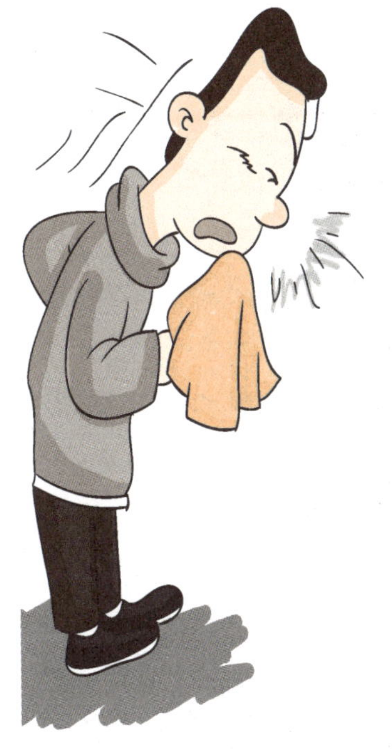

（1）鼻后滴流综合征：它包括急性或慢性鼻炎、鼻窦炎、过敏性鼻炎、鼻息肉等。当鼻和鼻窦的炎症分泌物后流至咽喉部或呼吸道，会因刺激而产生咳嗽。我们在临床上常见鼻炎、鼻窦炎的患者到呼吸科就医，使用对症药物疗效不佳，经追问病史并详细检查才得以确诊。

（2）支气管哮喘：一般是发作性喘息、呼吸困难。但是还有一种特殊类型的哮喘，医学上称为“咳嗽变异性哮喘”或“咳嗽型哮喘”，主要表现就是顽固性咳嗽，多发于夜间或凌晨，对刺激性气味敏感，常为刺激性咳嗽，肺部检查多无哮鸣音。这些患者常被误诊为慢性支气管炎或慢性咽喉炎，长期使用抗生素而不见缓解，生活质量受到严重影响。

这种咳嗽有以下4个特征：①咳嗽以夜间或凌晨为主。②有较长时间干咳、痰少。③遇到冷空气或刺激性气味咳嗽加重。④长时间使用抗生素治疗效果不满意。此类患者可通过支气管激发试验或扩张试验得以确诊。使用吸入激素和支气管扩张剂治疗，咳嗽症状能完全缓解。

（3）胃食管反流性咳嗽：胃食道反流可引起长期咳嗽是许多人不容易想到的。据文献资料记载，由胃食管反流引起慢性咳嗽占20%左右。这是由于进入食管的反流物刺激食管下段，引起神经反应异常，造成呼吸道痉挛产生咳嗽。如果患者常有反酸、胃灼热、咽部异物感等症状，且咳嗽症状与饱食、卧位、睡眠、饮酒有关，就应考虑到咳嗽可能与消化系统疾病有关。一旦确立诊断，医生就会使用相应药物或抗反流手术治疗，可使咳嗽明显缓解。

（4）慢性支气管炎。慢性支气管炎是我国一种常见病、多发病。慢性支气管炎咳嗽的特点是：咳嗽伴大量的痰液咳出，早晨为主，伴有急性感染时痰量增多且呈脓性，颜色变黄。慢性支气管炎常有2年以上的病史，每年咳嗽持续3个月以上。治疗时，首先要戒烟，加强锻炼，增强体质，减少呼吸道感染的发作次数。

专家提醒

许多药物可以引起咳嗽，如常用的治疗高血压的药物血管紧张素转化酶抑制剂（开搏通、悦宁定、洛丁新等），胺碘酮、利尿剂等也可引起咳嗽。一旦使用上述药物出现了咳嗽症状，只要立即停药，咳嗽即可缓解。故提醒患者，使用药物前应仔细阅读说明书，做到心中有数。

慢性咳嗽如何治疗

1. 特异性治疗

慢性咳嗽的病因相对复杂，确定病因后针对病因治疗是治疗成功的关键。病毒性呼吸道感染多为自限性，明显的细菌感染需用抗生素治疗。多数慢性咳嗽与感染无关，无须使用抗菌药物治疗。咳嗽原因不明或不能除外感染时，慎用糖皮质激素。

（1）咳嗽变异型哮喘（CVA）。治疗原则与哮喘治疗相同。大多数患者吸入小剂量糖皮质激素加β受体激动药即可，很少需要口服糖皮质激素治疗。治疗时间不少于6周。

（2）鼻后滴流综合征（PNDs）。过敏性鼻炎采用抗组胺药和血管收缩药，或鼻腔吸入糖皮质激素；细菌性鼻窦炎可局部或全身应用抗生素，内科治疗效果不佳时可行负压引流、穿刺引流或外科手术。

（3）嗜酸粒细胞性支气管炎（EB）。EB对糖皮质激素治疗反应良好，治疗后咳嗽消失或明显减轻。通常采用吸入糖皮质激素治疗，二丙酸倍氯米松（每次250～500微克）或等效剂量的其他糖皮质激素，每日2次，持续应用4周以上。

（4）胃－食管反流性咳嗽（GERC）。制酸药和促胃肠动力药等治疗有效。制酸药常选用质子泵抑制药（如奥美拉唑）或H_2受体拮抗药（雷尼替丁）。促胃肠动力药选用多潘立酮等。治疗时间需持续3个月以上，一般需2～4周方显疗效。

（5）变应性咳嗽（AC）。对抗组胺药物治疗有一定效果，必要时加用吸入糖皮质激素，或短期（3～7天）口服糖皮质激素。

（6）血管紧张素转换酶抑制剂（ACEI）诱发的咳嗽。此类咳嗽者停用该药即可，通常停药4周后咳嗽消失或明显减轻。

2. 非特异性（止咳）治疗

咳嗽为一种防御性反射活动，有利于清除呼吸道分泌物，轻度咳嗽不需进行镇咳治疗。镇咳药物只能起短暂缓解症状的作用，只有严重的咳嗽，如剧烈干咳或频繁咳嗽影响休息和睡眠，或导致并发症发生与潜在危险时，才可适当给予镇咳药物。痰多患者禁用镇咳治疗。

什么是老年性肺炎

老年性肺炎是指年龄大于65岁老年人所患的肺炎。因老年人的生理功能下降，或患有其他基础疾病，使老年性肺炎具有以下特点：

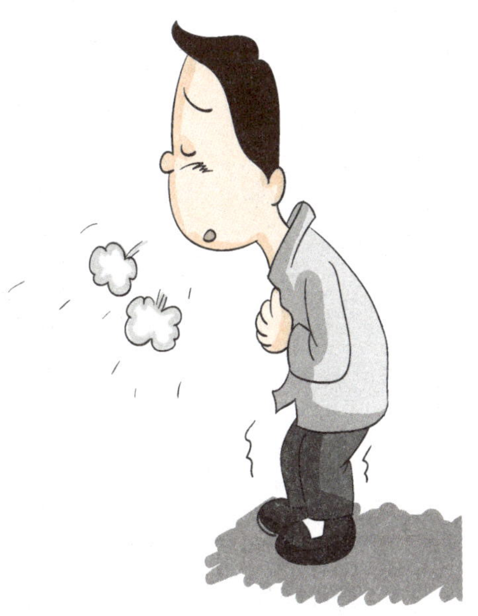

（1）发病率和死亡率高。美国的一项统计发现1921～1930年发生的44684例肺炎中，80岁以上患者肺炎的发病率是20岁患者发病率的5倍，死亡率几乎是100％。我国的老年尸检的死因中，统计发现肺炎由20世纪50年代的第3位升至70年代的第1位。老年性肺炎的高发病率和高死亡率的原因，客观上是由于机体老化、呼吸系统解剖和功能的改变导致全身和呼吸道局部防御和免疫功能下降、各重要脏器功能减弱、患有多种慢性疾病，主观上与诊断延误和治疗措施不当有关。

（2）起病隐匿。老年性肺炎的起病，最常见的表现为健康状况逐渐恶化，如食欲下降、厌食、疲倦、尿失禁、头晕、意识模糊、精神萎靡等非特异性改变。另外的表现是基础疾病的突然恶化或恢复缓慢。

（3）症状不典型。老年性肺炎常无咳嗽、咳痰、发热、胸痛等症状。老年患者咳痰无力，痰多是白色或黄色脓性，容易与慢性支气管炎和上呼吸道感染相混淆。常见的症状是呼吸增快、呼吸困难，但是全身中毒症状明显，少数老年性肺炎甚至以胃肠道症状为突出表现。

（4）体征无特异性。老年性肺炎患者的典型肺实变体征少见。

（5）并发症多。老年性肺炎的并发症多与慢性基础疾病有关。常见的并发症有休克、败血症或脓毒血症、心律失常、水电解质紊乱、酸碱失衡、呼吸衰竭、心力衰竭及多器官功能衰竭，并成为老年性肺炎的重要死因。

老年性肺炎的易患因素有哪些

（1）老年人呼吸道解剖结构变化。老年人呼吸道可发生的解剖结构变化有鼻腔黏膜和支气管黏膜萎缩，支气管软骨钙化或骨化、纤毛运动减弱，终末细支气管上皮细胞退变；肺泡管扩张，肺泡扩大、破裂；肺泡毛细血管变窄或断裂、肺泡毛细血管床减少，肺弹性回缩力下降。上述解剖结构和肺功能的变化可引起呼吸道的保护性反射减弱，使得病原体容易进入老年人的下呼吸道。

（2）免疫功能下降。老年人外周血T淋巴细胞数量仅为青年人的70％～75％，且其功能发生异常；B淋巴细胞分泌特异性抗体的能力下降，呼吸道分泌IgA下降，使得病原菌更容易侵入呼吸道黏膜。另外中性粒细胞趋化能力下降、黏附能力增高，补体活性、血浆纤维蛋白结合素含量下降等因素也是容易导致病原菌进入下呼吸道的原因。

（3）口咽部细菌定植增加。人类口咽部含有多种细菌，正常情况下，唾液中的蛋白酶及分泌型IgA能阻止细菌在黏膜表面黏附。老年人呼吸道分泌型IgA下降，蛋白酶减少，口咽部寄生菌增加，加上老年人咽喉黏膜萎缩，感觉减退，引起吞咽困难，寄生菌容易被误吸进入下呼吸道。

（4）其他因素。老年人体弱多病，各系统、器官功能均下降，御寒能力降低，容易受凉。由于行动障碍或长期卧床及吞咽动作不协调、睡眠障碍，应用镇静剂，抑制呼吸，抑制保护性反射，易因误吸而导致肺部感染。心肌梗死或心力衰竭等老年卧床患者，活动受限，肺淤血，气道分泌物不易排出，致使肺部感染不易痊愈，肺炎吸收缓慢或反复发作。

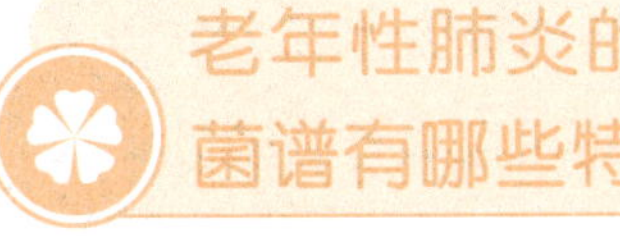

老年性肺炎的致病菌谱有哪些特点

肺炎链球菌是老年社区获得性肺炎的最主要的致病菌。革兰阴性杆菌和金黄色葡萄球菌在老年社区获得性肺炎中占的比例较小，但较年轻人多见。非典型致病菌中支原体及衣原体肺炎在老年患者与年轻患者间无显著差别，但军团菌肺炎更易发生在老年人群中，且多为重症感染。呼吸道病毒特别是流感病毒在老年社区获得性肺炎中起重要作用，并可继发严重细菌感染。混合感染是老年社区获得性肺炎的另一个特点，可以占到30％左右。革兰阴性杆菌是老年医院获得性肺炎

专家提醒

单纯的老年原发性肺炎诊断不难，但某些老年患者，特别是体弱多病者，有时呼吸道症状不明显，而首先出现恶心、呕吐、腹痛、腹泻等消化道症状，或出现意识障碍、神志恍惚、嗜睡、昏迷、食欲减退、厌食等非呼吸道感染的症状，极易漏诊或误诊。有的老年性肺炎以休克为突出表现，诊断更为困难。所以要充分重视老年性肺炎的隐匿性和不典型性表现，对其保持足够的警惕。当老年患者出现一般原因不能解释的症状时，要及时进行各项检查，包括临床体检、胸部X线或CT检查以及各种实验室检查，早期发现，及时治疗。

最主要的致病菌，其中以铜绿假单胞菌及肺炎克雷伯菌最常见，金黄色葡萄球菌、肺炎链球菌和厌氧菌也比较常见。由于老年人基础疾病多、免疫功能低下，相对年轻人而言，真菌性肺炎的发病率也明显增高。

老年性肺炎如何治疗

在治疗老年性肺炎时，要特别注意兼顾老年患者的基础疾病，药物及其剂量的确定要考虑患者的年龄特点，由于老年人药物不良反应的发生率增加，用药后要密切观察，并保护重要脏器的功能。

（1）一般治疗。老年性肺炎一经确诊即应住院治疗，对发热、摄入量不足患者需适当补液，维持水、电解质及酸碱平衡，同时积极治疗基础疾病如糖尿病、心力衰竭、心律失常等。

（2）对症治疗。胸痛、发热患者要予以适当的解热镇痛药物，以免诱发心律失常、心力衰竭等并发症，但也要注意避免应用大剂量的解热镇痛药，以防止大汗淋漓而发生虚脱或造成消化道出血。咳嗽痰多者可适当应用平喘和祛痰药，以利于解除支气管痉挛和痰液稀释排除，但要避免强效镇咳药，以防止抑制咳嗽中枢。

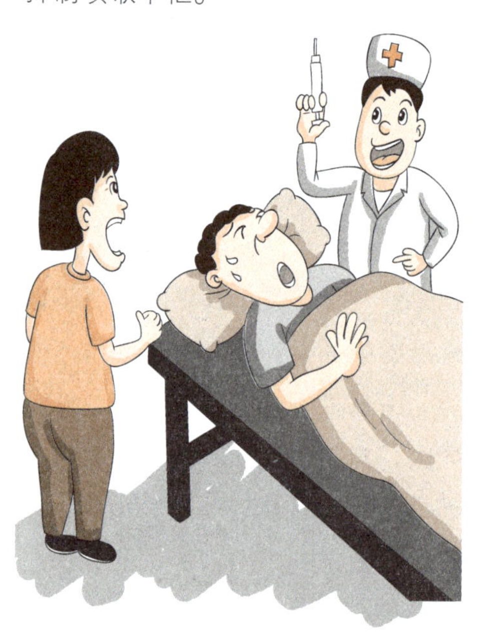

（3）抗菌药物的应用。确诊老年性肺炎后，正确选用抗生素是治疗的关键。抗生素的使用要及时、足量，必要时联合用药，并适当延长疗程。初期可进行经验性治疗，明确致病菌后，根据药物敏感试验和经验性治疗的效果来决定抗生素的调整。老年性肺炎抗生素的使用要根据病情，个体化用药。如患者不是高龄、健康状况较好、没有严重的慢性疾病和重要脏器的功能不全，可选用一般的抗生素。在体温、血象正常，痰液变白后的3～5天可停药观察。如患者高龄、基础状况差、中毒症状严重、伴有严重的基础疾病和肺炎并发症，要选用强效广谱抗生素或联合用药，以尽早控制感染。这类老年性肺炎患者治疗疗程可适当延长，在体温、血象、痰液正常5～7天后可停药观察。在整个治疗过程中要复查胸部X线片，以便了解肺部炎症的变化。

治疗过程中要加强对患者的监护，及时处理各种并发症。当老年性肺炎患者出现严重的并发症和中毒症状时，要密切监护，加强治疗，必要时收入呼吸监护病房。保持气道通畅，及时发现、纠正严重的低氧血症和二氧化碳潴留，有指征的患者及时应用机械通气，密切监测和及时纠正休克、心力衰竭、心率失常，并予以良好的营养支持。

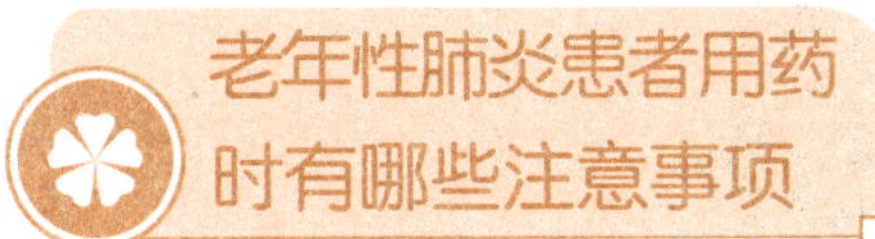

老年性肺炎患者用药时有哪些注意事项

临床治疗老年性肺炎患者选用抗生素及呼吸系统药物时，要注意老年人因老龄化而引起的生理学改变，所导致的药物代谢动力学的改变可能导致药物对肺炎的疗效不佳和不良反应增加；同时老年人常患有多种疾病，自身稳定和调节功能下降，平时常应用多种药物，这些因素共同作用的结果常增加药物对器官功能的损伤和药物之间复杂的相互作用，所以要详细了解老年肺炎患者的基础疾病和所用药物的相互影响，确保药物治疗的有效性和安全性。另外，老年人的肝、肾功能大多衰退，对某些药物的代谢存在明显的差异，用药期间要密切监测血药浓度，高龄患者禁用氨基糖苷类抗生素，对肾功能有轻度影响的药物也要避免大剂量长期使用。

如何避免老年性肺炎的发生

（1）老年人要保证饮食均衡、营养充足，在饮食上要选择高蛋白、高碳水化合物的低脂肪食物以及富含维生素A、维生素C的蔬菜水果，如适当多吃些鲜鱼、瘦肉、牛羊肉、鸡肉及鸡蛋、花菜、胡萝卜、番茄、苹果、香蕉、梨等。

（2）适当锻炼以增强体质，室内要通风、换气，多进行户外活动，根据气温的变化增减衣服，避免受凉。平常要适当加强耐寒锻炼，避免淋浴受凉、醉酒、过度疲劳等诱因。

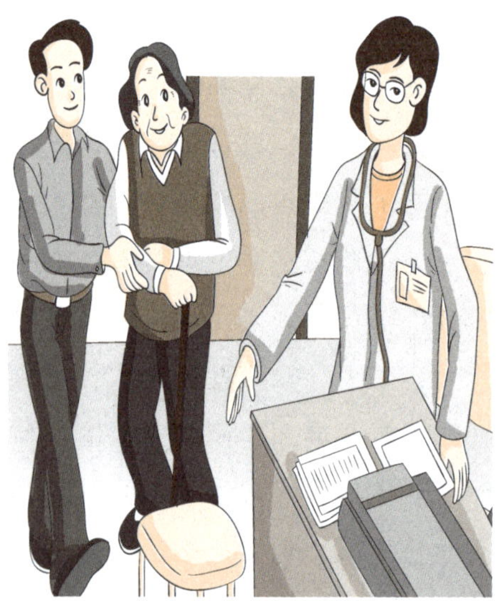

（3）有慢性病的老年人要积极治疗原有慢性病，如慢性气管炎、慢性鼻炎、慢性鼻窦炎、慢性咽喉炎、慢性牙周炎等，以清除呼吸道感染的隐患。

（4）对于长期卧床的老年人要加强护理，经常变换体位、拍背排痰，以免发生坠积性肺炎。

（5）在流感季节要避免去人多拥挤的公共场所，有条件的可以注射肺炎疫苗、流感疫苗。用支气管扩张剂如氨茶碱等。

加强体育锻炼，进行耐寒训练。保持空气流通，室内空气新鲜。加强劳动保护，减少有毒物质接触可预防急性支气管炎。

什么是慢性支气管炎

慢性支气管炎是指气管、支气管黏膜及其周围组织的慢性非特异性炎症。临床上以长期咳嗽、咳痰或伴有喘息及反复发作为特征。慢性咳嗽、咳痰或伴有喘息，每年发作持续3个月，连续2年或以上，并能排除心、肺其他疾患而反复发作，部分患者可发展成阻塞性肺气肿、慢性肺源性心脏病。其主要病因为病毒和细菌的重复感染形成了支气管的慢性非特异性炎症。当气温骤降、呼吸道小血管痉挛缺血、防御功能下降等利于致病；烟雾粉尘、污染大气等慢性刺激亦可发病；吸烟使支气管痉挛、黏膜变异、纤毛运动降低，黏液分泌增多有利感染；过敏因素也有一定关系。

为什么吸烟者冬季支气管炎容易急性发作

在冬季，由于寒流侵袭及气压

变化，容易导致支气管黏膜的血液循环的障碍、平滑肌的痉挛，呼吸道分泌物排出困难及机体抵抗力降低，为病毒或细菌的入侵创造了条件。现代科学研究证实，寒冷的气候常使人体血液中的淋巴细胞数量相对减少，免疫能力随之低下，极易受到感染，因此慢性支气管炎患者往往会在冬季发病，尤其老年人常因受凉感冒引起慢性支气管炎的急性发作。

纸烟所含的焦油和菸碱可使副交感神经兴奋性增加，使支气管收缩痉挛；呼吸道黏膜上皮细胞纤毛运动受抑制；支气管杯状细胞增生，黏膜分泌增多，使气道净化能力减弱，支气管黏膜充血、水肿、黏液积聚。肺泡中的吞噬细胞功能减弱，均易引起感染。吸烟者易引起鳞状上皮细胞化生，黏膜腺体增生、肥大和支气管痉挛，易于感染。

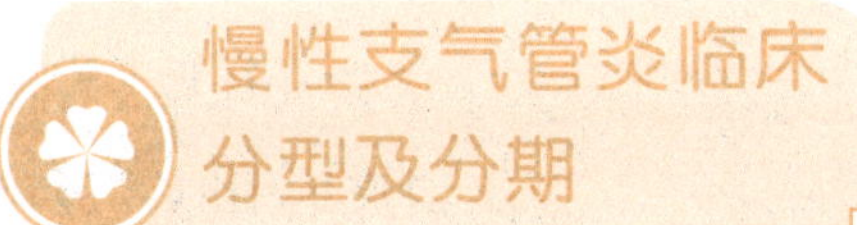

慢性支气管炎临床分型及分期

慢性支气管炎临床上可分为单纯型和喘息型两型。单纯型主要表现为咳嗽、咳痰；喘息型者除有咳嗽、咳痰外还有喘息伴有哮鸣音，喘鸣在阵咳时加剧，睡眠时明显。

按病情进展可分三期：

（1）急性发作期：指在一周内出现脓性或黏液性痰，痰量明显增加，或伴有发热等炎症表现，或“咳”、“痰”、“喘”等症状任何一项明显加剧。

（2）慢性迁延期：指有不同程度的“咳”、“痰”、“喘”症状迁延一个月以上者。

（3）临床缓解期：经治疗或临床缓解，症状基本消失或为干咳，以后咳黏痰或脓性痰。常伴胸骨后闷胀或疼痛、发热等全身症状多在3～5天内好转，但咳嗽、咳痰症状常持续2～3周才恢复。而慢性支气管炎则以长期、反复而逐渐加重的咳嗽为突出症状，伴有咳痰。咳痰症状与感染与否有关，时轻时重。还可伴有喘息，病程迁延。急性支气管炎多不伴有阻塞性肺气肿及肺心病，而慢性支气管炎发展到一定阶段都伴有上述疾病。

慢性支气管炎需长期用药物治疗吗

主要应根据病情来决定。如果是轻型慢性支气管炎，每年只发作2～3次，每次2～3个月，那么只需在发作期抓紧治疗，控制症状后再巩固一段时间。过了好发季节即可停用药物。重度慢性支气管炎，其症状常常迁延不愈，以至于缓解期极短或根本无缓解期，全年均需用药物来维持较好的状态，这类患者就需要长期用药物治疗了。

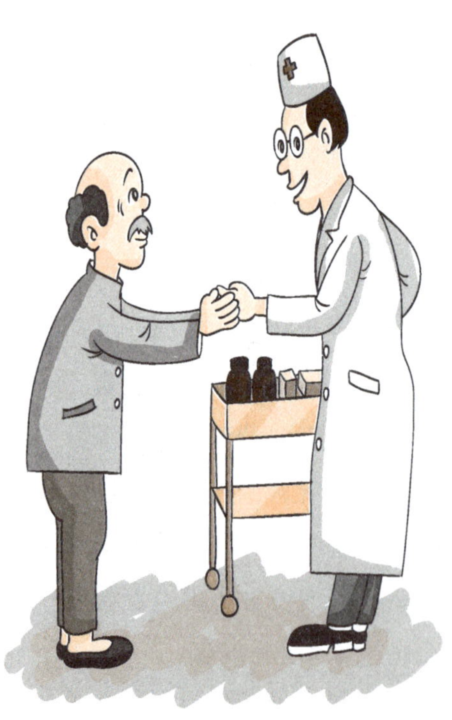

针对慢性支气管炎的病因、病期和反复发作的特点，采取防治结合的综合措施。在急性发作期和慢性迁延期应以控制感染和祛痰、镇咳为主。伴发喘息时，应予解痉平喘的治疗。对临床缓解期宜加强锻炼，增强体质，提高机体抵抗力，预防复发为主。应宣传、教育患者自觉戒烟，避免和减少各种诱发因素。

慢性支气管炎急性发作期怎样治疗

（1）控制感染：视感染的主要致病菌和严重程度或根据病原菌药敏结果选用抗生素。轻者可口服，较重患者用肌注或静脉滴注抗生素。常用的有青霉素G、红霉素、氨基甙类、喹诺酮类、头孢菌素类抗生素等。能单独用窄谱抗生素时应尽量避免使用广谱抗生素，以免二重感染或产生耐药菌株。

（2）祛痰、镇咳：对急性发作期患者在抗感染治疗的同时，应用祛痰药及镇咳药物，以改善症状。迁延期患者尤应坚持用药，以求消

除症状。常用药物有氯化铵合剂、溴己新、维静宁等。中成药止咳也有一定效果，对老年体弱无力咳痰者或痰量较多者，应以祛痰为主，协助排痰、畅通呼吸道。应避免应用强的镇咳剂如可待因等，以免抑制中枢及加重呼吸道阻塞和产生并发症，导致病情恶化。

（3）解痉、平喘：常选用氨茶碱、特布他林等口服，或用沙丁胺醇等吸入剂。若气道舒张剂使用后气道仍有持续阻塞，可使用皮质激素，泼尼松20～40毫克/日。

（4）气雾疗法：气雾湿化吸入或加复方安息香酊，可稀释气管内的分泌物，有利排痰。如痰液黏稠不易咳出，目前超声雾化吸入有一定帮助，亦可加入抗生素及痰液稀释剂。

专家提醒

慢性支气管炎是一种以长期、反复而逐渐加重的咳嗽为突出表现，伴有咳痰或喘息及反复感染，从而加重上述症状为特征的慢性呼吸道疾病。病理学特征是黏膜上皮化生、杯状细胞增加，黏膜腺体增生、肥大，分泌亢进以及支气管壁纤维组织增生，软骨变薄、管腔狭窄等，从而认定该病已属不可逆的器质性改变，故慢性支气管炎不能彻底治愈。且到目前为止，还没有哪一些或哪一种药物能用来预防慢性支气管炎。对已患有慢性支气管炎的患者来说，可用一些增加机体抗力的药物来预防慢性支气管炎的急性发作。

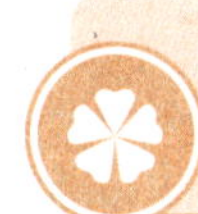

慢性支气管炎会发展成什么疾病

慢性支气管炎如果防治不好的话，可能会进一步发展为肺气肿乃至肺源性心脏病。

肺气肿是指终末细支气管远端的气道弹性减退，过度膨胀，充气和肺容积增大，或同时伴有气道壁破坏的病理状态。慢性支气管炎反复发作，使气管腔狭窄，形成不完全阻塞，吸气时气体容易进入肺泡，呼气时由于胸膜腔内压增加使气管闭塞，肺泡充气过度。同时慢性炎症破坏小支气管壁软骨，使之塌陷，也影响呼气时气体排出。肺部慢性炎症使一些炎症细胞蛋白分解酶增加，损害肺组织、肺泡壁，形成肺气肿、肺大疱。肺泡壁毛细血管受压，血液供应减少，肺组织营养差，肺泡壁弹性减退，促使肺气肿发生。一般由慢性支气管炎发展成为肺气肿需要6年以上。慢性支气管炎也可发展为肺心病，由慢性支气管炎并发肺气肿至发展为肺心病是一个慢性过程，一般需要6～10年。一般肺气肿形成之后，肺泡内压力增加，造成毛细血管腔受压，使肺循环阻力增加。同时因为呼吸功能不全及缺氧，可引起肺小血管反射性痉挛，进一步使肺动脉压增高，肺动脉压力增加加重了右心室的负担，右心室为了要克服增高的阻力，就会逐渐肥厚，最终发生右心室扩张，终至右心衰竭，这就是肺心病了。

慢性支气管炎是以黏膜上皮细胞化生，杯状细胞显著增加，黏膜腺体增生、肥大，分泌亢进，以及支气管壁纤维组织增生、软骨变薄、管腔狭窄为主要特征的呼吸道病变，与癌症并无转化关系，因而慢性支气管炎本身不会导致肺癌。但是，如果由吸烟所致的慢性支气管炎，就有可能合并支气管肺癌。吸烟量越大，时间越长，发生肺癌的可能性就越大，因为烟焦油既可致慢性支气管炎，又可致癌。

第五章

中老年人的美容、服饰和瘦身

爱美之心，人皆有之，老年人也不例外。俗话说的“老来俏”，就是爱美的具体表现。“老来俏”不光是化妆打扮带来的美，更是一种非同寻常的心理享受。岁月的流逝，不可能使人返老还童，而且由于中老年人气血衰退，皮肤起皱纹，面容也不再光泽。但人们常有不服老之心，梳妆打扮、穿红着绿，都可以重现昔日的风采。庄重、高雅、富有时代感的衣着，会给中老年人带来青春的活力，给中老年人带来心理安慰与享受，对中老年人身心健康也十分有益。

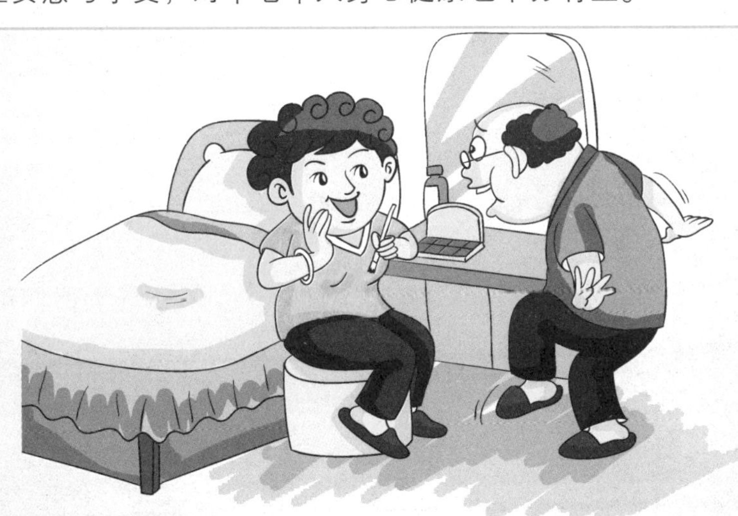

第一节 美容美发，让您美丽如初

洗脸，简单有效的方法

人们洗脸通常用自来水、井水等。而油性或干性皮肤的人最好用温水洗脸，因为对油性皮肤者来说，温水能使皮肤的毛细血管扩张、毛孔开放，促进代谢物排出，利于清洁皮肤。对干性皮肤的人来说，温水可使其避免冷或热对皮肤的刺激。

冷水可以使皮肤毛孔收缩，达到恢复肤色、细腻皮肤的目的。冬季用冷水洗脸，能使脸部皮肤弹性增强，皱纹减少，并能预防感冒。当手和脸接触冷水后，大脑便立刻兴奋起来，指挥全身各系统加强活动，增加产热，以适应冷的环境，长此下去，人体的耐寒力就会得到加强。用冷水洗脸还可刺激脸部皮肤及鼻腔里的血管收缩，当冷刺激消失后，这些血管又很快扩张起来，使得血液循环旺盛，营养供应充分。这一张一缩也是对血管弹性和鼻腔黏膜耐寒力的一个很好的锻炼。冬天坚持用冷水洗脸的人，皮肤红润光泽、富有弹性。冷水洗脸还可防治皮下脂肪堆积、肌肉松弛造成的面部皮肤松弛下垂，因为冷水对皮肤和肌肉有一定的按摩作用。

温水和冷水交替洗脸的方法即用温水洗脸后再用经冷水浸过的毛巾敷脸，是保养皮肤的最好方法。冷水有激活细胞、补充水分的作用，而温水则能使多余的皮脂、化妆品中的油质和油性污物浮到皮肤表面易于清除。所以我们应先用温水将附着于皮肤上的污垢清洗干净，再用冷水充分补充皮肤所失去的水分，冷、热水分开洗，这是正确洗脸之关键所在。

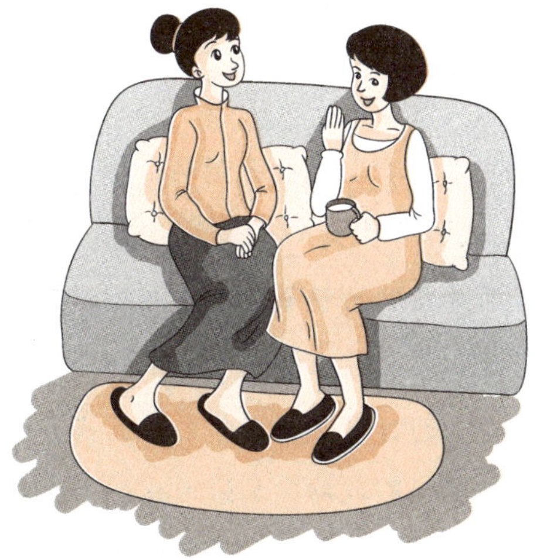

1. 早上洗脸的步骤

（1）在脸盆里倒上温水，双手捧水反复泼脸，使脸部温热。

（2）将适量的洗面奶倒在手心并揉搓起泡，用整个手掌敷面，由内向外画圆圈。大拇指伸到耳后，将耳朵清洗干净。

（3）将一块大纱布用温水蘸湿，轻柔地将脸上的洗面奶擦拭掉，两鬓和耳侧也不能忽略。

（4）用手将自来水用力地泼在脸上，反复5次。这一步骤不仅能补充皮肤水分，还可起到收缩毛孔的作用。

2. 晚上洗脸的步骤

（1）用卸妆清洁品擦脸。注意避开眼角和嘴角。用2～3张棉纸在脸上画小圆圈，以擦掉粉底、口红、眼影等，彩妆可最后清洗。

（2）用温水轻轻将脸部洗干净。

（3）将洗面奶揉搓起泡后抹在脸上。将温水润湿的纱布卷在中指和食指上，在脸上轻柔地画圈，眼部周围和鼻翼要特别仔细。

（4）用温水洗掉脸上的洗面奶后，再用自来水洗脸。

（5）洗完脸后用干毛巾吸去水分，不可用力擦。最后抹上乳液及营养霜。

如何才能使皮肤变白

1. 尽量减少盐的摄入

为了避免肌肤变黑，最要紧的是尽量减少盐分的摄取。一旦吃得太咸，就要将体内多余的盐分排出去，有效的办法是养成饭后喝杯茶的习惯。而吃饭时多喝汤会使体内水分排出、盐分滞留，因此汤不宜多喝。

2. 保证睡眠充足

疲劳会使皮肤变黑，所以要特别注意睡眠充足。另外，还要经常参加运动。适度的运动不仅可以有效地消除精神紧张，还可将体内的盐分排出，可谓一举两得。

3. 防治便秘

使皮肤变黑的另一个原因是便秘。为了更有效地治疗便秘，可在每天早晨起床后喝一杯凉白开水和牛奶。

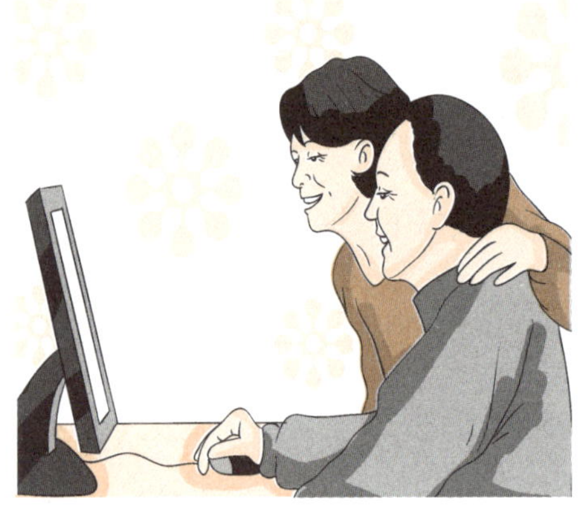

4. 少吃富含酪氨酸的食物

皮肤的黑白与皮肤中黑色素的多少有关。酪氨酸是黑色素的基础物质。黑色素是由酪氨酸经酪氨酸酶的作用转化而来的。如果酪氨酸摄入少了，那么合成黑色素的基础物质也就少了，皮肤自然就可以变白了。所以应少吃富含酪氨酸的食物，如马铃薯、红薯等。饮食的调整能减少黑色素的合成，有助于黑皮肤变白。要让皮肤变白，可常吃以下食物。

（1）每天的饮食要做到营养均衡，谷类食物、水果、蔬菜、动物脂肪一样也不能少，还要忌生冷。补充维生素C最好的方法是多喝柠檬汁。另外，维生素A能润滑皮肤，防止干燥，维持上皮组织结构的完整和健全，动物的肝脏、南瓜、番茄、橘子、香蕉等含有丰富的维生素A，可经常食用。

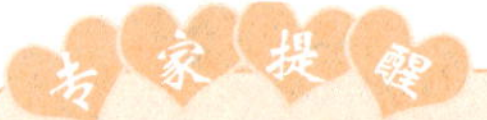

现代科学研究证明，维生素E在人体内是一种抗氧化剂，特别是脂肪的抗氧化剂，能抑制不饱和脂肪酸及其他一些不稳定化食物的过氧化。人体内的脂褐素是不饱和脂肪酸的过氧化物，维生素E通过抑制其过氧化而有效地抵制了脂褐素在皮肤上的沉积，使皮肤保持白皙。同时维生素E还具有抗衰老作用。富含维生素E的食物有卷心菜、菜花、芝麻、葵花子、葵花子油、菜子油等。

（2）富含维生素C的食物：化学实验证明，黑色素形成的一系列反应多为氧化反应，但当加入维生素C时，则可阻断黑色素的形成。因此，多吃富含维生素C的食物，如鲜枣、番茄、柑橘、新鲜绿叶蔬菜等，有助于皮肤变得白皙光滑。

（3）长期服用珍珠粉能促进皮肤的新陈代谢，从而使皮肤白皙、柔嫩、细腻。蜂蜜含有丰富的维生素和热量，也可以使皮肤润滑细嫩，可在每天清晨和夜晚各服一汤勺。用一汤勺蜂蜜涂在脸上，20分钟后用温水洗净，之后抹上护肤霜，效果更佳。

5. 敷面

让皮肤变白，还可进行有促进新陈代谢作用的敷面。用小黄瓜、哈密瓜、番茄、牛奶等为原料的酵素敷面后，用含维生素C的面霜润肤，可使皮肤变得细腻润滑。皮脂分泌多的人可选用粉质为主的护肤霜，如雪花膏、杏仁蜜等。皮脂分泌少的人可选用油质为主的乳霜等。

6. 身体呈酸性时的护肤

当自己觉察到皮肤比平时黑时，则表示这时的身体呈酸性。如遇到这种状况，每天洗完脸后可用茶水轻拍面部，让皮肤吸收茶叶内的叶绿素，从而使皮肤由酸性渐渐变成中性，最后用清水将皮肤洗干净。

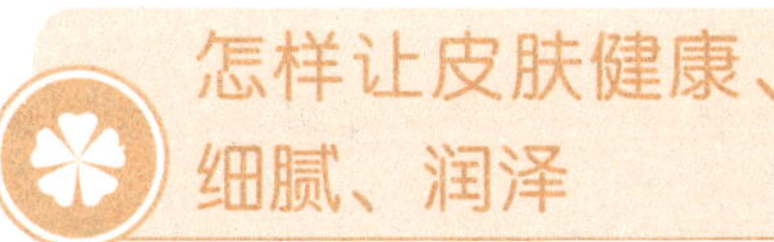

怎样让皮肤健康、细腻、润泽

1. 注重身体内部营养的补充

皮肤要从健康的身体内吸收营养，不断地进行新陈代谢，制造出新的皮肤来。当体内缺乏养分时，仅靠化妆品从皮肤表面供给营养是不够的。化妆品只能在皮肤表面起些辅助作用，要想使皮肤健康，重要的是首先从身体内部补充营养。

2. 经常洗澡、多喝水

要想使皮肤保持细腻、润泽，最好的方法是每天多喝水，水里还要放一些柠檬或酸橙等，慢慢饮用。

让肌肤健康的最好方法就是勤洗澡。洗澡时出汗可使身体内的污垢排出并洗去，如用丝瓜络搓澡，可将皮肤上的死细胞刷掉，刺激血液循环，用热水冲洗后再用冷水冲洗身体，还可收缩毛孔。另外，洗澡前应先喝一杯矿泉水。这些对皮肤的保健都非常有效。

3. 去除角质，经常保持肌肤的水分

新陈代谢正常的皮肤不容易产生暗沉的肤色。相反，干燥往往会让皮肤变得暗淡无光，那是因为皮肤表面的纹理散乱，老去的角质没有脱落而导致角质层肥厚。

要恢复肌肤的透明感，首先要做好保湿，让老去的角质自然脱落。如果角质无法脱落而造成肥厚的角质层，那么再好的保养品肌肤也无法顺利吸收，新陈代谢自然受到影响。

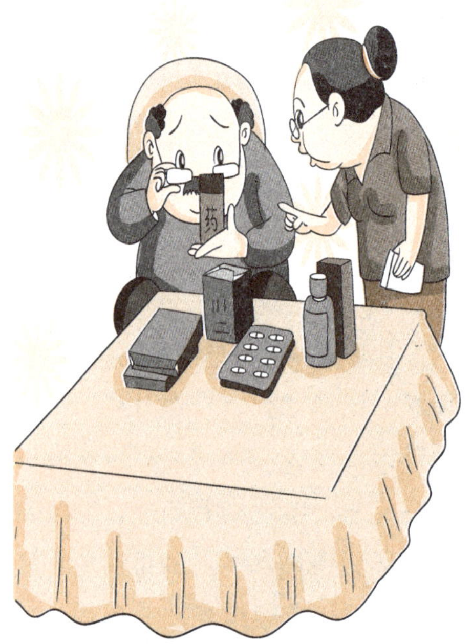

安全柔和的去角质方法是使用果酸产品。果酸有调理肌肤酸碱度的功能，能防止老化的角质残留在肌肤表面。在选择果酸保养品之前，一定要先了解果酸的种类、浓度等问题。每个人的肤质不同，使用果酸产品的成效当然也因人而异。一般来讲，使用果酸浓度在8％以下的产品比较安全。

4. 常做脸部运动

让脸看起来苍老的其实不是斑点和皱纹，而是松弛的肌肉经常运动，是预防皮肤松弛的好方法。

如果不锻炼，身体脂肪就容易堆积而形成赘肉，脸部也是一样，所以锻炼脸部的肌肉是相当重要的。正确地按摩就是一种方法。坚持一段时间，你会感觉到松弛的皮肤渐渐恢复了弹性。

每天轻轻拍打脸部的皮肤，可以促进保养品中的养分更快地被吸收，可以使松弛的肌肉变得紧致，可以促进新陈代谢。总之，拍脸是一项很好的脸部运动。例如，涂上眼霜后，用无名指轻轻拍打眼角；涂上面霜后，用掌心轻轻拍打脸颊；涂上紧肤霜后，用双手轻轻拍打面颊，用手背轻轻拍打下颌和下巴。

怎样使用护肤品

很多女性为了保持自己的美貌，购买了大量的各式各样的护肤品，如防晒乳、美白霜、精华素、化妆水……这样多的护肤品全部要涂抹到脸上，那么谁先谁后才具有最佳的保养效果呢?

一般来讲，除了采用基础护肤品外，如果还要同时用功能性护肤品的话，最好一个阶段只使用一种功能性护肤品。不要同时又要去斑、又要除皱，什么都想要，反而会影响护肤的效果。

护肤品的质地也多种多样，除了油性较重的膏状、霜状护肤品，还有清爽型的乳状、水状护肤品。那么，这些护肤品在使用时应采取怎样的顺序呢？一个总的原则就是：质地越清爽、分子越小的越应先使用。如果先涂上美白面霜，再涂上保湿乳液的话，美白面霜会在脸上形成一层保护膜，保湿乳液的分子便无法渗透，当然保湿效果就大打折扣了。可参照下面的顺序使用护肤品：化妆水——精华液——凝胶——乳液——面霜。如果需要化妆，请在完成护肤程序之后再打粉底。

此外，涂护肤品还应该注意以下问题：

（1）护肤品不能代替美容治疗。有的人往往在皮肤出现问题之后才选择一些功能性护肤品，希望借助这些护肤品解决脸面上出现的问题。其实，护肤品只能起到预防作用，如去皱霜可以淡化皱纹、减缓皱纹产生，提供护肤所需的营养，滋润和清洁皮肤，但并不能完全阻止皱纹的产生，更不能使已经形成的皱纹消除。因此，如果想要去皱、除疤、消眼袋，与其使用护肤品，不如去找美容外科医生进行手术治疗。

（2）使用护肤品要注意季节的更换。护肤除了要根据皮肤的特点，如干性、中性、油性或混合性皮肤来选择油性或清爽型护肤品外，根据季节的不同选择不同质地的护肤品也不容忽视。比如，夏天人的皮脂腺分泌较旺盛，可以选择质地清爽的乳液类、凝胶类产品，出油严重的人可以在“T”字部位使用控油产品；冬季人的皮脂腺分泌较弱，皮肤比较干燥，可以选择含油量多一些的霜类产品。

（3）使用护肤品要注意使用的最佳时间。使用护肤品的最佳时间是洗完澡之后，这时候皮肤的新陈代谢旺盛，吸收效果是最好的。做面膜的最佳时间则是在洗澡前，涂上面膜之后，洗澡时热蒸汽会让毛孔完全张开，有利于吸收面膜中的营养成分，可以做到洗澡做面膜两不误。如果你平时使用喷雾类的护肤产品，最好喷上以后再用手指轻轻按压，帮助皮肤吸收养分。另外，不管使用哪种护肤品都要注意，一定要等肌肤完全吸收没有黏腻感后才能涂抹另一种。

怎样消除脸上的皱纹

产生皱纹的外因有气候干燥、日晒、空气污染、常用有害的化妆品以及沐浴不当等；内因有便秘、贫血、阴虚症、肝功能低下、生理机能减退、体弱、营养不良、偏食、睡眠不足、性生活过频等。此外，由于每个人的生活条件、经历不同，即使是同龄人，皱纹多少差异也很大。人的面部皱纹以前额最为明显，主要是肌肉收缩过多所致。

皱纹形成的过程分为四个阶段。洗脸后，面部皮肤出现绷紧感，失去娇嫩光泽，即进入了第一阶段：干燥期。此时，如用具有润湿效果的化妆品，适当用橄榄油涂皮肤加以按摩，那么面部皮肤可恢复青春。倘任其发展，即进入第二阶段：硬化期。此期肤质失去弹性，黯淡无光，需要用营养和面部按摩加以改善。第三阶段为松弛期，脂肪积存于皮下，小皱纹清晰可见。最后阶段是定型期，很难纠正复原，只能依靠化妆品弥补了。

专家提醒

随着年龄的增长，人的表皮会变得硬厚，这时的真皮也就是纤维质会变薄，所以会生长皱纹。要想抑制皱纹的生长，除饮食上注意调配、保持良好的心绪和充足的睡眠、注意防晒外，去除皱纹最有效的方法是按摩。为了有效地去除硬厚的角质，可以在按摩之前先用酵素热敷，然后再做按摩。如在按摩乳上加些橄榄油再按摩，不但有助于皮肤的润滑，增加皮肤的活力，还会增加皮肤的弹性。

去除皱纹时，千万不要忽略增强皮肤活性化。冬春季节天气干燥，应注意多喝水，防止因体内缺水而引起皮肤干燥起皱纹。同时，绿色菜、维生素C、海带、大蒜和餐后的柠檬汁都可以作为去除皱纹的特效药。

如果不失时机地在第二、三阶段做“消除皱纹伸展操”，则收效显著（干燥型皮肤在做操前须涂少量橄榄油）。按摩方法如下：

（1）将双手放在下颌处，沿下颌边缘轻轻用力将皮肤向上拉，直拉至太阳穴处。然后再由下向上重复这一动作3次。

（2）用双手鱼际肌夹住鼻子，然后外移双手心遮住双颊，朝太阳穴斜上方滑动。复原后重复动作，进行3次。

（3）先将右手五指张开，伸入前额上方头发中，直至头发伸到指根处，再用力抓起一把头发，朝斜后方向上拉起。不要用力过猛，宜匀柔。重复3次。

（4）按上法，张开双手五指，插入两鬓头发中，至头发伸到手指根处，双手各抓住一把头发，轻轻用力朝斜上方拉，重复3次。

消除皱纹伸展操，需时3分钟，最好在早晚洗脸后进行。

好习惯能预防和消除面部皱纹

人的皮肤出现皱纹是人体生理变化的自然规律，可以说是不可抗拒的。但皱纹的产生，除生理方面的原因外，也有外界环境的因素。因此，女性抗衰老防皱纹要在改善环境条件上多下功夫，完全可以延缓皱纹的出现，甚至出现了皱纹还可以使其减少或消除。

延缓皱纹的产生，先要了解产生皱纹的外部环境原因：

1. 产生皱纹的外部环境原因

（1）热水洗脸。长期用热水洗脸，皮肤会因为温度升高而引起水分的散发，导致皮肤水分丢失而粗糙，并易产生皱纹。

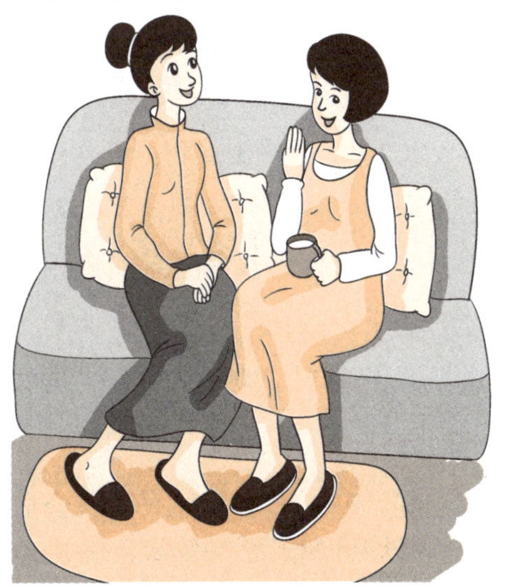

（2）香粉化妆。有的女性为了掩盖面部的雀斑和黑色素沉着，在化妆时用了过多的饰粉，使皮肤干燥、皱纹加深。这是由于香粉吸收了皮肤中的水分而引起的。

（3）不良习惯。有些女性在不自觉中养成了一些不良习惯，如皱眉、眯眼、撇嘴、眨眼等，这些都是不良的面部表情。人的面部皮肤特别娇嫩敏感，这些表情动作经常化，就会导致皮肤产生横竖似鱼尾纹的皱纹。

2. 中老年女性必须培养好的生活习惯

（1）克服不良的生活习惯。如前面所指出的不良习惯必须克服，使面部皮肤处于正常状态。化妆时要化淡妆，不可过多使用粉底，以保持皮肤的适当温度，晚上要卸妆，给皮肤以休息和呼吸的机会。

（2）注意平衡饮食。进食对人的皮肤的代谢、分泌和营养有直接作用。只有体内营养充足而适宜，才有利于保持皮肤中的水分，避免皮肤组织弹性的降低，使皮肤润泽、丰满。

丰富的蛋白质食物是补充人体组织细胞代谢的重要物质。特别是胶质蛋白能抗皮肤衰老，增加皮肤弹性。所以，应常吃猪皮、猪蹄、牛奶、鸡蛋、瘦肉、鱼类、豆类等含蛋白质多的食物。

水果、蔬菜、饮水能增加皮肤中的水分。常吃黄瓜、青菜、果汁，还可以清除皮肤上的斑点，使皮肤洁白细腻，减少皱纹。也有将黄瓜或丝瓜挤汁或切片涂于或贴于面部的，也可起到保养皮肤的作用。

（3）用冷水洗脸。用冷水洗脸可在清洁皮肤的同时增强皮肤的抵抗力，预防皮肤病的发生，也有预防皱纹出现的效果。这是因为，冷水作用于颜面后，可使皮肤血管先收缩而后舒展，使面部皮肤血液循环通畅，改善皮肤组织细胞的营养代谢，从而提高皮肤的功能和弹性，使皮肤健美。

（4）进行面部皮肤按摩：按摩是预防面部皱纹出现的皮肤健康操。按摩能增加皮肤与肌肉的弹性，改善局部血液循环，增加皮肤光泽，使皱纹平展。

专家提醒

愉快的心理状态和充足的睡眠是预防皱纹过早出现的内在因素。如果经常忧思抑郁，则会伤害肝脾，并使气耗血虚，皮肤血管淤塞，导致细胞缺乏营养，久之可使皮肤过早衰老而出现皱纹。因此，保持心情舒畅和精神愉快，既是预防面部皱纹出现的良方，又是保持身心健康的秘诀。

如何自制美容面膜

1. 油性皮肤

（1）将苹果、黄瓜、番茄等研磨成泥汁，加藕粉1茶匙调匀敷于脸部，有收缩毛孔的作用，适用于皮肤毛孔粗大者。

（2）取蛋清少量，调打至充分起白色泡沫后加入数滴柠檬汁，再加入2茶匙面粉调和均匀敷面，有防止产生细小皱纹的作用，适用于有皱纹者。

2. 中性皮肤

将奶粉1茶匙、藕粉2粉勺、水果汁数滴、双氧水数滴、收敛化妆水数滴调匀敷面，有润肤、漂白、去除黑斑的作用，适用于皮肤较黑者。

3. 干性皮肤

（1）将奶粉1茶匙、蜂蜜2茶匙、面粉1茶匙调匀敷面，可滋养皮肤，防止和消除皱纹，适用于皮肤干燥者。

（2）取2茶匙橄榄油加热后倒入面粉1茶匙调匀，再加入蛋黄1个，调好后均匀地涂于脸上。此面膜滋肤养肤，可消除皱纹，适用于皮肤粗糙者。

（3）取猪蹄入高压锅煮到呈胶状，待晾凉后加入一茶匙蜂蜜调匀后涂抹搓擦，可滋肤养肤、消除皱纹，适用于皮肤衰老者。

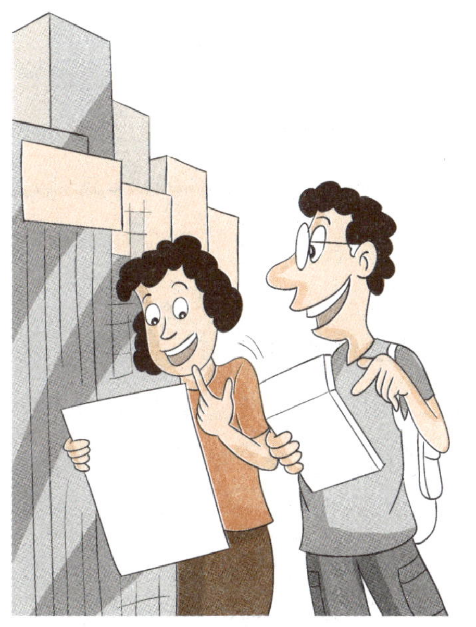

当使用化妆品不慎引起面部皮肤过敏时，除立即停止使用外，可取鲜奶一袋，用药棉蘸奶涂于面部，补充皮肤损失的营养。随后，取鲜蛋一只，磕一小孔，让蛋清流入碗内，取之敷面部，待蛋清被皮肤吸收干燥后用清水洗去。这样脸部皮肤因过敏而产生的红肿、发炎便可除去，并且可预防面部皮肤再次过敏。

如何自制牛奶面膜

牛奶具有丰富的营养，有液体黄金的美誉，是很好的美肤品，尤其适合中老年人女性使用。

（1）把半只熟香蕉捣烂成泥状，掺入适量的牛奶，调成糊状，敷在脸上，保持15～20分钟后用清水洗净。长期使用可使皮肤清爽滑润，还能除去脸部痤疮及雀斑。

（2）鲜牛奶50毫升，加4～5滴橄榄油和适量面粉调匀敷面，20分钟后用清水洗净。每周使用1～2次可增加皮肤的活力和弹性，令皮肤清爽、润滑、细腻、洁白。

（3）草莓50克，捣烂如泥，加牛奶100毫升，混合后调成糊状涂擦面部，保留20分钟后洗去。每周使用2～3次可防止皮肤干燥、老化，保持皮肤光泽、湿润、细腻。

（4）酸奶、蜂蜜、柠檬汁各100毫克，加5粒维生素E调匀，敷在脸上15分钟后洗净。每周使用1～2次可脱落死细胞，

（5）酸牛奶、奶油各等份，混合调匀后敷面，20分钟后用清水洗去。每周使用1～2次可收敛皮肤，消除皱纹，特别适用于面部皱纹较多的女性。

用美丽的口红画出美丽的唇

用口红在唇上绽放出最美丽的花朵并不是一件很简单的事情，这需要一定的技巧。

（1）色彩的选择：不同的唇色会给人不同的感觉。

粉红色系的唇红有粉红、玫瑰红等，色彩倾向于明亮，有少女般的甜美和成年女性的华丽；略微偏暖的正红色给人健康的感觉；如果用再暖一些的橙色，可以给人清新爽朗的印象；假如用褐色系列的唇红，就会有敏锐、流行、成熟、厚重的感觉；当然，偏蓝紫色的口红也可以使用，但用不好就会显得呆板、冷酷。总之，使用的色彩很鲜明，就会产生开朗、活泼、积极的效果；深色的口红自然会给人以稳重、优雅、智慧的感觉了。其他部位会特别显眼，但要注意别让人有憔悴感。

（2）根据唇形巧选口红：在涂抹口红的时候，你也可以根据自己

的唇形选择适合自己的色彩和修饰方式，以达到最完美的化妆效果。

小而厚的唇宜选用鲜艳一点如亮丽的红色或粉红色的唇膏。在画唇线时，可用唇线笔把唇的轮廓略微向外画一点，下唇的曲线则要画得平一点，这样能够给人留下一种楚楚动人的印象。

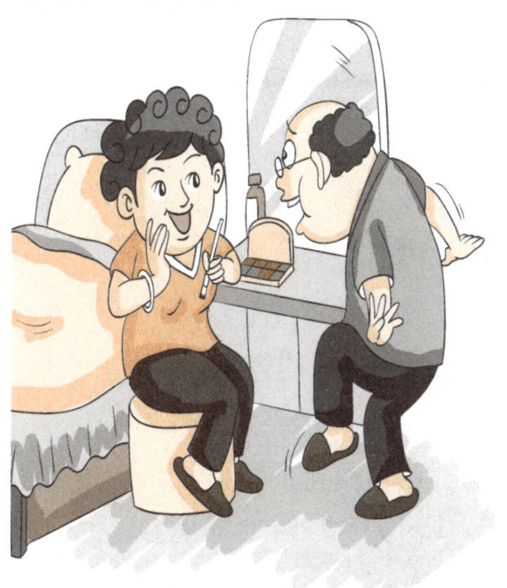

大而厚的唇最好选用暗红色的唇膏，这样能够给人一种口形变小的感觉。打粉底时先压住天然唇线，然后再用唇线笔画出略微内收的唇线，还要在唇部中心处把唇膏涂得浓一些。

小而薄的唇其修饰的目的就是要使口唇加大加厚，增加美感。可以选用明亮色彩如浅橘色或粉红色的唇膏。画唇线时，可用唇线笔把唇的轮廓线适当向外扩一点，口角处稍微向上翘一些。

大而薄的口唇宜选大红色或咖啡色的唇膏。可用唇线笔增加口唇的厚度，缩小口部的宽度，不要选用珠光、银光等唇膏。

唇角上翘的唇可选用明艳的橙色或粉红色唇膏，在画唇线时可适当将上唇修薄，以增加口唇的动感。

唇角下垂的口唇可以将下唇画得丰满些，近唇角处画得厚一些，使唇角拉平，形成上薄下厚的唇形，达到柔情似水的效果。

（3）涂抹口红的一般程序：因为嘴唇是非常脆弱的，因此事前的保护步骤要做得好，绝对不可偷懒，否则嘴唇很容易变得干皱、暗沉。为了滋润保护唇部，一定要记得先涂上一层护唇膏，然后再涂口红。

先描出上唇唇峰，接着描出下唇中间部位的轮廓，接着从上唇的两侧画至唇峰处连结起来，再以同样的方式完成下嘴唇的描画。完成唇线描绘之后，就可以填满唇线以内的部分了。有些人会直接以唇膏上色，有些人为了保险起见，会以唇笔刷上口红。颜色比较淡的口红直接以唇膏上色会比较方便，若是颜色较鲜艳的口红，还是用唇笔刷比较好。

在上完口红后，涂上一层薄薄的唇油，让嘴唇呈现圆润晶亮的效果。

如何保护自己的牙齿

牙齿是消化系统的第一道关口，负责咀嚼食物，帮助胃肠消化吸收营养。因此，牙齿健康与否，对人体的健康有直接影响。另外，牙齿不好，还影响人的健美。比如，一个外表很典雅漂亮的中年女性，张开口一嘴黑牙或黄牙很不美观，或者牙齿缺如造成脸型的变化，也影响个人形象。所以，保护好自己的牙齿对健美十分重要。

（1）要养成刷牙的好习惯：刷牙能清除牙齿表面和牙缝中残留的食物，防止细菌分解产酸对牙齿起破坏作用。提倡“早晚刷牙，饭后漱口”的做法。早晨刷牙可刷去一夜嘴中的遗留脏物和臭气；晚饭后睡觉前刷牙可避免口内残渣在长夜中危害牙齿和口腔；每顿饭后漱口可漱去口内食物残渣，防止口内异物和异味对口腔和牙齿的破坏。刷牙要顺刷，去掉牙缝中的残留物，而且要做到里外、上下全刷到。

（2）牙刷要勤换：选择毛高1厘米、毛束长2.5厘米、3排毛束的牙刷为宜。毛束要稍硬些。牙刷在每次用后要用清水洗净牙膏沫，并甩去水分，毛朝上放在牙缸内，放于通风的地方。一般3个月左右换一次牙刷，牙膏可根据自身条件，选用一般牙膏或药物牙膏均可。

（3）不要剔牙：俗话说，“牙越剔越稀”，剔牙可破坏牙组织，使牙龈萎缩，牙缝扩大，牙齿松动，而且越剔越容易嵌塞食物。饭后剔牙不是好习惯，饭后刷刷牙，才是清洁牙齿的良方。

（4）不要用牙齿咬嚼坚硬的东西：如嗑核桃之类，更不可用牙齿咬启瓶盖，这样会损坏牙釉质，甚至造成牙齿劈裂、松动和脱落。

（5）不要吸烟或多吃糖及甜食：吸烟可使牙齿变黄变黑影响美观，吃糖和甜食可加大口中酸性，也会伤害牙齿。

（6）经常去掉牙齿上的牙石、菌斑和色渍：牙齿上有污垢，形成牙石或菌斑，要经常去除，如不经常清除，就会影响牙齿的洁白，还会引起口臭和牙病。

（7）每日做1～2次鼓腮的漱

口动作，同时舌左右转动。此法可使口腔唾液分泌增多，使牙面、牙齿和口腔黏膜受到一次较好的冲洗，从而增加口腔的自洁作用，提高牙齿的抗病能力。可在每次饭后漱口时结合进行。

（8）定期进行牙齿检查，发现问题及时治疗，不要拖延。牙列不齐要及时矫正，及时补好龋齿。

专家提醒

按摩牙龈，可促进局部血液循环，使牙龈上皮增厚，耐摩擦，增强抵抗力，减少牙周病的发生。刷牙也是牙龈按摩的一种方法，也可以用拇指或食指肚按摩，早晚各1次，每次2～3分钟。

叩齿是祖国医学中牙齿保健的一个好方法，可在每日早、晚进行，轻捷快速地上下叩击牙齿，每次3分钟左右，长期坚持不懈，可使牙齿坚固。

如何保养指甲

指甲好与坏能体现一个人的身体是否健康。指甲无光泽、干裂是维生素A、维生素B_2、维生素D缺乏的体现。不好的习惯也会造成指甲裂、无光泽。膳食不均衡、经常用锉刀磨指甲或用牙齿咬指甲，或因工作关系手长时间泡在水里等，都会使指甲变得脆弱。

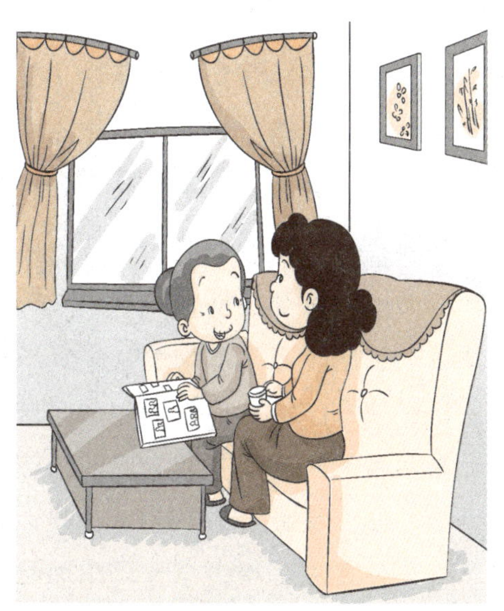

保养指甲首先要掌握正确的方法。要经常修剪指甲，防止指缝内积存污垢而破坏双手美观。若留指甲，应将指甲边缘摩擦修饰光滑，并修剪成椭圆形，过尖的指甲形状会削弱指甲的韧力而使其变得易折断。指甲一定要在洗浴后指甲变软时再修剪，剪至手心向上时看不见指甲为准，再用锉刀轻轻地从两侧向中间磨圆，拔去肉刺，最后在指甲根部抹上营养油。

很多女性喜欢涂各种颜色的指甲油用以美化手指，但需要提醒的是，每次抹指甲油时不要涂抹得太厚，否则对指甲会有损伤。

少做仿真指甲。甲艺如今十分流行，许多女性受爱美之心驱使，也热衷于通过美甲场所在原有指甲上粘贴仿真甲以假乱真，但由于其整个制作过程较为复杂，若制作中稍有不慎使器械消毒不彻底，便可能引致指甲感染细菌和病毒。另外，有些人工指甲的材料也有可能使自然指甲产生过敏反应。不仅如此，长期粘贴仿真指甲还会影响自然指甲正常的水气交换及生长，使指甲变薄、强度减弱。因此，从护手健手的角度考虑，仿真指甲还是少做为妙。

保护指甲还需要膳食均衡，补充含有维生素A、维生素B_2、维生素D的动物蛋白质食品，改变吃偏食的坏习惯。

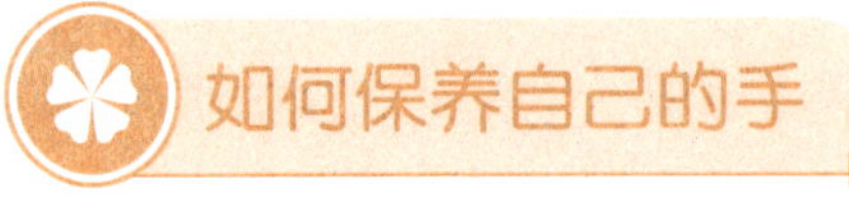

指尖及指关节的皮肤干皱、手背粗糙的人一定要学会能充分补给水分的正确洗手方法。洗手前需准备的是脸盆、指甲刷、香皂和木棉手套。在脸盆里倒入热水（约40℃），并将双手放入，温热1～2分钟。这样，已经角质化发皱的指尖和指关节处的皮肤就会变软，干燥的污垢也会浮到皮肤表面上来。然后双手打上香皂，用指甲刷在指甲周围、关节、手的里外侧进行按摩。

当然，用指甲刷按摩时不能太用力，否则会伤害皮肤。轻柔地将双手每一个部位都洗干净是最关键的。用温水将双手洗净后，再用凉水冲洗，然后抹上护手霜以防止水分蒸发，若再带一双木棉手套，那么第二天早上醒来时，你就会看到一双纤纤玉手。若每天都能坚持进行，那么3个月后就会有意想不到的改变。

保持手部的滋润，也可以用柠檬切成片来擦揉手背。这样做不但可以消除手部的粗糙，肌肤随之也会变得光泽润滑，如能利用洗浴时来做效果会更好。保养手不可忽略手掌的保养，因为手掌不但汗腺多，而且最容易弄脏。如果经常用煮面条的汤来擦拭，可以使手掌光滑、清爽。

如何根据脸型描画眉型

眉型对于女人的容貌可以说是有着举足轻重的影响力。选对了眉型，就可以修饰脸型的缺点，让人眼前为之一亮。如果你对自己的脸型不太满意，建议你换个发型，修饰一下眉型，这样马上就会气象一新。这里精选了四种脸型做示范，每种脸型分别画两个不同的眉型做比较，你可以很轻松地对号入座，看看你的脸型和什么眉型结合最完美。

（1）长脸型。一字眉是最佳选择。两道横在脸上的直直的线条，仿佛要将脸分成两半似的，会使得脸型看起来不那么长，两颊也会被修饰得圆润一些。而那种强调眉峰和弧度的高挑眉虽然时尚，但是却会使长脸型看起来更长。

画眉方法：眉型平坦没有弧度或是眉峰的高度不够的女性，顺着自己的眉型，一般不需要大修改，就能画出一字眉。

（2）圆脸型。高挑眉能让脸变长，一字眉会更显圆。弓形的高挑眉最适合圆脸型的人，它高挑的弧度恰好在圆脸上拉出了适当的距离，让脸部的五官不那么集中，从而使得脸被拉长了。

画眉方法：这种强调眉型弧度的高挑眉是许多超级名模的代表眉型。本身眉弧度就很高的人，只要顺着自己原来的眉型稍微描画就很完美了。如果你没有天生弯曲的眉型，那么将眉毛后半部分完全剔除，靠着手工技巧，也可以画出让你自傲的时尚眉型。

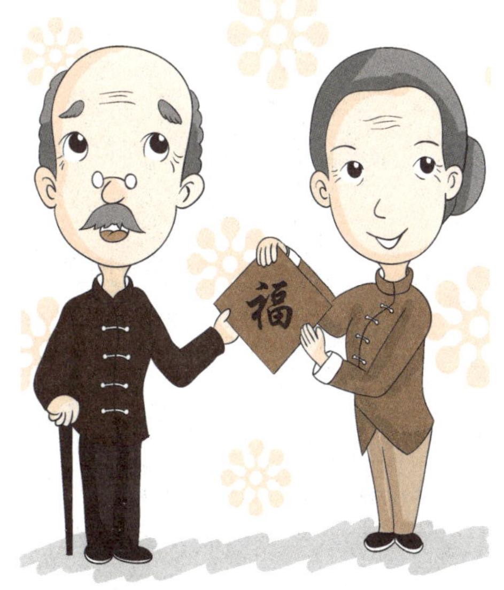

（3）方脸型：方脸型的人想要修饰脸型可用上扬眉。上扬眉能修饰方脸型。上扬眉属于强调弧度的高挑眉型，刚好掩饰了脸上稍嫌严肃的棱角，像施了魔法一样，把脸形变圆了。

画眉方法：从眉峰描画到眉尾时，必须将线条慢慢地减细，并且顺着眉形微微上扬。最重要的眉峰部分，以眉笔将眉峰的弧度勾勒出来，让眉型的曲线更立体。要注意的是，两眉之间最好保持一定距离，两眉距离太接近会使五官显得太集中，让方脸型变得更大更方。

（4）倒三角脸型。下巴尖尖的倒三角脸型是所有问题脸型中最幸运的了，因为可以选择的眉型相对较多。不过，因为倒三角脸型的线条较直削，因此上扬眉型会使得脸部线条感觉过于刚毅，给人不容易亲近的感觉。略带弯度的自然眉型可以缓和脸部的线条，使脸型显得柔和。

画眉方法：整个眉毛从眉头至眉尾，呈现缓和的自然弧度，就是所谓的自然眉型。因为此眉型没有突起的眉峰或是上扬的眉尾，因此只要照着眉毛生长的形状画即可。

如何画眼线

用眼线笔在上、下睑缘画出一条明显的黑线，使黑眼珠显得更加明亮有神，这条线称为眼线。画眼线是为了美化和突出眼睛，同时可以通过画眼线的技巧改变眼睛的形状。同样长的眼线，如果在眼线中心部位画得粗一些，就能造成眼睛的长度缩短、眼睛变大的效果；如果将眼梢处的眼线延长，就能造成眼睛狭长的感觉。这就是小眼画大、大眼画小的诀窍。通过画眼线还可以表达人的气质。比如，把眼线的重点放在下边，也就是下面的眼线比上面的眼线粗时，眼睛的位置降低，就显得天真活泼；如果把眼线的重点放在上边，眼位升高，就显得成熟稳重。千姿百态的眼线能为你增添无限的神韵和风采。

画眼线除了使用眼线笔外，还可使用眼线液。眼线液适合于眼睑较油者，它可以使妆容持久稳定，不会出现令人尴尬的情景。

由于眼线液的使用技巧很难掌握，平日里就要多加练习，以达到眼妆自然的效果。女性也可以只在出席特殊场合时再使用眼线液。比如在强烈灯光下工作需要突出眼部线条的人，最好用黑色或深咖啡色的优质眼线液，因为它们会干得较快。选择比较短的刷柄画眼线，小手指抵在脸颊上，这样可以画出满意的眼线。

眼线液的使用方法与眼线笔很相似，只是不能揉。如果你喜欢画明显的眼线，可以睁着眼睛用眼线液画眼线，要注意边画边比较两眼是否对称。

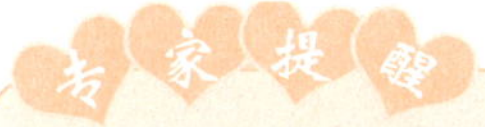

用眼线液时要先摇晃眼线液瓶，使液体均匀。抽出液杆时要小心地在瓶口抹掉眼线刷上多余的液体。切忌将液体弄到睫毛上，沾到了睫毛上，要立刻擦掉，如果粘在脸上，要立即用湿布或纸巾的一角轻轻拭去。用完眼线液后要拧紧瓶口，否则液体会慢慢凝固。

怎样晕染眼影

人们按自己所需的颜色在眼睛周围涂画而晕染出来的颜色，称为眼影。晕染涂色主要在上、下眼睑和内外眼角的部位，不少人习惯用红、棕、蓝、紫四色。一般的眼型，应在眼周附近上、下眼睑处涂抹得深一些，内外眼角处稍浅一些，在上眼睑中间和眉弓上要揉抹得似有若无，柔润，深浅合适，不显痕迹，以表现出眼部的立体感。

白天处于自然光线下，可用浅淡的桃红或浅棕灰色晕染。有些人眼窝平，鼻梁低，可涂染棕色或紫色或蓝灰色的眼影色。夜晚在柔和的灯光下，可以适度浓艳地进行晕染，但要注意层次和深浅色的过渡，切忌平涂。

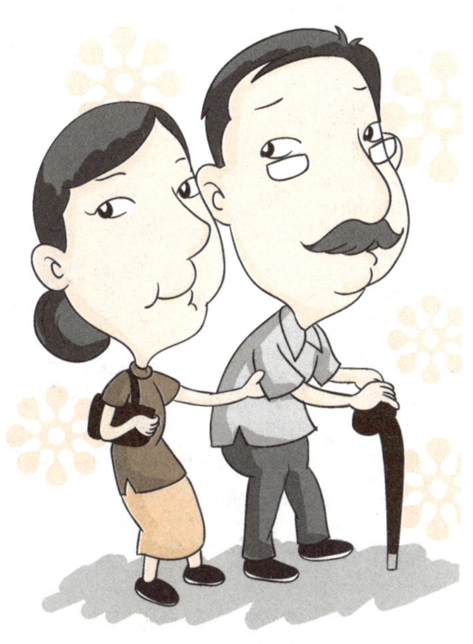

不同的化妆效果中眼影的搭配也有技巧：

（1）生活妆。眼影色调柔和，搭配简洁，是日常生活中眼妆的首要着眼点。常用的色彩有浅咖啡色、深咖啡色、蓝灰色、紫罗兰色、珊瑚色、米白色等。在色彩搭配时，应当注意深咖啡色配明黄色，色彩偏暖，妆色明暗效果明显；浅咖啡色配米白色，中性偏暖，妆色朴素；蓝灰色配白色，色彩偏冷，妆色脱俗；紫罗兰色配银白色，色彩偏冷，妆色脱俗而妩媚；珊瑚色配粉白色，色彩偏暖，妆色喜庆活泼。

（2）晚宴妆。眼影色彩丰富、对比较强是晚宴化妆的主要特点。深咖啡色、浅咖啡色、灰色、蓝灰色、蓝色、紫色、橙黄色、橙红色、夕阳红色、玫瑰红色、珊瑚红色、明黄色、鹅黄色、银白色、银色、粉白色、蓝白色、米白色、珠光色等，是常用的化妆色。色彩搭配时可选择深咖啡色配浅咖啡色、橙红色、明黄色，显得朴素、热情、富有活力；灰色配蓝灰色、紫色、银色，显得典雅脱俗；蓝色配紫色、玫瑰红色、银白色，显得冷艳；深咖啡色配橙红色、鹅黄色、米白色，显得喜庆而华丽；蓝灰色配珊瑚色、紫色、粉白色，显得典雅。

（3）新潮妆。新潮妆运用的眼影色泽艳丽，可用蓝色、绿色、鹅黄色、橙黄色、紫褐色、银色、蓝白色、玫瑰红色、樱桃红色等。色彩搭配时对比要强烈。比如，蓝色配橙黄色、银白色，热烈而生动；绿色配鹅黄色、樱桃红色，热烈而妩媚；紫褐色配玫瑰红色、橙黄色、蓝白色，热烈而高雅；蓝色配玫瑰红色、鹅黄色、银色，艳丽而高贵。

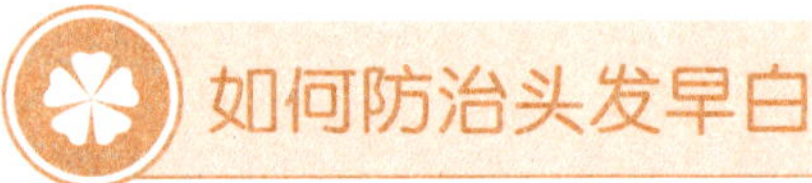

如何防治头发早白

1. 日常饮食防治

在日常饮食中要注意补充人体所需要的铜元素，中老年人应特别注意从饮食中摄取含铜和含铁丰富的食物，以利头发的血液供应，促进头发正常生长。铁元素和铜元素一样，也是合成黑发素颗粒必不可少的原料。富含铜、铁元素的食物有动物肝脏、柿子、番茄、土豆、菠菜、瘦肉、豆类、苹果等。此外，维生素A与毛发、皮肤的代谢和营养也有直接关系，可保持皮肤滋润，头发光泽。维生素E是强抗氧化剂，在肠内能维持维生素A不被氧化，从而延长维生素A在人体内的作用时间。因此，女性护发、防头发早白应多吃核桃、芝麻、卷心菜、胡萝卜、植物油等，以补充维生素A和维生素E。平时还应多吃些花生、杏仁、西瓜子、葵花子、栗子、松子、莲子、菱角等食物，它们不仅含铜多，还含有泛酸，泛酸也可促进机体黑色素颗粒的形成，是乌发的重要营养物质。

2. 民间流传的食疗方

（1）常食核桃、松子或黑芝麻，可预防和治疗头发早白。

（2）黑豆淘洗干净，煮后晒干，贮存于瓷瓶内，每日食用2次，每次6克，口嚼后淡盐水送下。同时每日吃鸡蛋1个，大核桃2个，坚持服用，必有疗效。

（3）黑豆500克，淘洗干净；白果30粒，炒熟研碎；黑芝麻100克，何首乌150克，炒熟研末。四味混合放在瓶内，每日早饭后服用30～50克。

（4）黑豆500克，加水1000毫升，用文火熬煮，煮熟后放凉，加适量细盐，贮于瓶内，每次吃豆6克，一日2次。

（5）核桃肉500克，桑葚250克，黑芝麻125克，共研细末，加入蜂蜜1250克，拌匀，贮到瓷瓶内备用。口服，每次50克，一日2次，温开水送下。

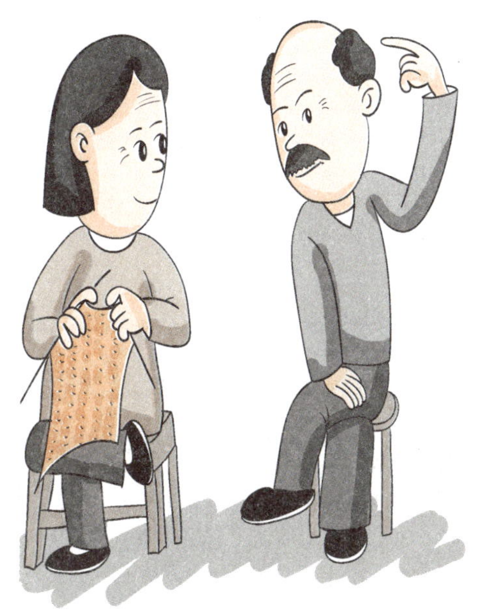

3. 自我按摩头皮

中医学认为，头为诸阳之汇，与百脉相通，人体的主要经脉都会合于头部，穴位有几十个，此外，头部还有十多个特定刺激区。按摩头皮可以疏通头部经络，畅通气血，增加发根部的血液流量，并可增强黑色素细胞活性和黑色素细胞数量，有利于头发保健、健脑和身体健康。有按摩头皮习惯的人，他们的头发明显好于同龄不按摩头皮的人，甚至有的老年人头发仍是乌黑发亮，粗壮繁茂，显得容光焕发。

每晚临睡前，用手指按摩头皮5~10分钟，可促进头皮血液循环，使发根下端真皮的毛孔得到更多的营养，使毛发皮质、髓质的黑色素颗粒增多，头发可由白逐渐转黑。

清洗头发是美发的重要一环

健康的头发的前提就是清洁。毛囊皮脂腺持续不断地活动，每天分泌的油脂容易黏附环境中的灰尘，增加毛发梳理时的摩擦力，造成头发表面的毛小皮翻翘，头发就会变得暗淡、干燥、开叉甚至断裂脱落。同时，过多的油脂还是真菌、细菌的培养基，间接引起头皮屑等问题。因此，经常洗头、保持头发的干净整洁是让秀发永葆健康亮泽的重要方法。采用正确的方法洗头，不但不会洗坏发质，还可以及时清除油脂和污垢，防止头发干燥、开叉，减少头发受损的机会和断发机会，有效控制头皮屑的产生，保持头发整洁秀丽，令头发更健康亮泽。

洗发、护发五步法：

第一步：洗发时，将水温调节至30~40℃。在洗发前先将头发打湿，再将适量的洗发水倒入手掌，以水稀释后摩擦起泡。如果用量过多，反而会因其中的化学合成物浓度过大而引起头皮刺激，产生皮屑。

第二步：用指腹和手掌均匀柔和地搓揉头发和头皮3~5分钟，使洗发水与头发充分结合，注意不要无顺序地用力搔抓头发，避免头发断裂、打结及损伤头皮。

第三步：用手撩起头发，以清水反复冲洗，直到彻底冲洗干净为止。

第四步：略微擦干头发上的水珠，将护发素均匀地抹在整个发区，轻轻按摩3分钟左右，然后用清水反复冲洗。护发素中的营养成分可在头发表面形成保护层，使头发光泽、柔软、滋润，便于梳理成型。

第五步：将湿发以干净的干毛巾包裹吸干或擦干水珠，然后用宽齿钝圆头的梳子（最好是黄杨木梳或水牛角梳）梳理头发。梳头有清洁头发和按摩头皮的作用，可以促进头皮的血液循环，增加毛囊的血液供应，有利于毛发的生长。塑料制的密齿梳容易产生静电和拉扯头发，不宜选用。

梳头简单，学问很大

梳头不仅能使人美丽整洁，而且对人体的健康和头发养护很有益处。梳头看似简单，但里面大有学问。

女性常梳头，有利于保持发型，清洁头发。女性头发长，而且还会做出多种头发造型，如果不及时梳理，因为睡觉、劳动等原因，会使发型受到破坏，甚至杂乱无章，显得蓬头垢面，很是不美观。头发长期暴露在外，空气中的灰尘和微生物很容易粘在头发上，尤其是溢脂性头发更是如此。这些杂物与头部皮脂腺分泌液混合在一起，便会形成头屑和污垢，一不卫生，二易引发皮肤病。每日梳头可以除去部分头屑和污垢，有利人体和头发健康。

梳头具有防止头发早脱和乌发的功效。梳头时用木梳轻划头发和头皮，对头皮是一种轻柔舒适的按摩，可促进头皮的血液循环，增加头发的弹性和韧性，并保持头发的光润、乌黑，防止头发折断、分叉和早脱，还可预防头发早白。

此外还有一种手指梳头法。其方法是每日早、晚运动或练功后，以双手十指自额上发际开始向上、向下后梳拢头发至后发际，动作应缓慢柔和，边梳边轻轻揉搓头发，每次10分钟即可。此法有近似按摩头皮的功效，能使血液流畅，头皮舒适，头发光润，可防治脱发、白发。

专家提醒

勤梳头可以醒神益智，驱除疲劳。梳头能够刺激神经末梢，使大脑产生兴奋，这对于提高学习和工作效率十分有益。常梳头可促进血液循环加快，从而对氧气的输送和废物的及时排出起到促进作用，有利于机体新陈代谢。人的机体疲劳是由于乳酸、尿酸、磷酸等成分对于机体影响的结果，乳酸等的排出可以清除和减轻机体的疲劳。

梳头有很多好处，但不可随意进行，随意梳头功效不明显，有时甚至有害。梳头需要注意的问题是：

（1）梳头次数最好每日3次，早、中、晚各1次。每次梳理3～5分钟，把全部头发梳理一遍，头皮全部轻刮1次，使头发整洁光亮，头皮舒适不痒。

（2）梳头的梳子不要过尖、过密或过疏。过密的梳齿会夹头发，容易造成断发、掉发；梳齿过疏则达不到梳理和清洁头发的目的；梳齿过尖容易划破头皮。不要用篦子梳头，篦齿太密，头发常会因牵扯而脱掉。塑料梳子梳头时容易产生静电反应，也会伤害头发。最好用木梳子，不软不硬，头发适应，头皮舒服。还要注意一人使用一个梳子，以防传染头癣及其他皮肤病。梳子要经常刷洗，保持干净卫生。

（3）梳头切忌用力过猛、过快。梳头过猛过快会伤害头发和头皮。还要注意头发湿时不要梳理，因为这样容易拉断头发。洗完头要待头发干后再梳理，以易于梳透、梳通。

给自己设计一个发型

1. 发型美的基本规律和要求

（1）左右相称。一般指以鼻为中心，鬓角、日月角、耳后侧的头发构成对称，头发的长短、薄厚、多少、曲直相同或者相当。

（2）长短相形。长短一般指以眼为水平线，额前（刘海）、两鬓角、身后侧、颈背处头发的剪削长度；相形是指头发取舍长度同头形的长度、颈的长度，甚至人的身高成适当的比例。

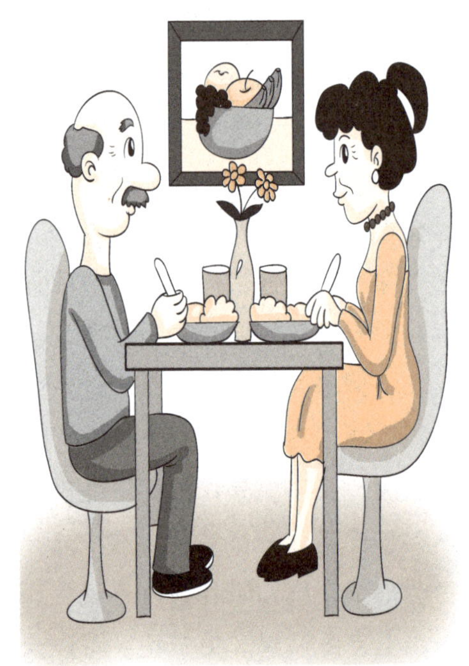

（3）前后相随。前后相随是指自前额起直至颈背部的头发层次或块面组合不脱节，即不出现明显的分界，保持自然趋势。

（4）宾主相应。即构成发型的“主花”和陪衬纹样的关系，构成发型的主型、脸型、体型的关系要相当，做到发式主体要突出，宾体配合得当。

（5）大小相成。即要求发式轮廓大小要与头型、脸型的大小与肩膀的宽窄比例适当。

2. 发型选择应遵循的原则

（1）美观大方。发型要美观大方，根据自己的体型、脸型设计一个相符合的发型，不要搞很多的花样。

（2）适应个人特征。发型不仅必须适应个人头型、脸型和体型，同时也要考虑年龄和性格。内向性格的人，发型要稳重或稍长一些；外向性格的人可以是短小的学生式或运动员式的发型。

（3）适合职业要求，方便工作和劳动。比如售货员的发型要短而利落；教师、白领人要使发型庄重、大方，而发型过于蓬松就不适于俯身工作等。

（4）发型可随季节变化。比如夏季可以剪短些，冬季可留长些，这也可给人以季节感，令人感到舒服。

如何选择发型师

头发是人的第二张脸，一个好的发型既能为丽人锦上添花，又能使凡女秀美几许。有一个好的发型固然要靠发型师的高超技术，同时也与你前期的配合密不可分，这里有三个步骤：第一，保存多种发型图片；第二，挑选一间好发廊；第三，选择一个好的发型师。

判断一个发型师的好坏，途径是多方面的。从他的品位、朋友同事的评价中，你对他会大概有个了解，但最主要的还是要看他对你的了解。要先与发型师对话，出示你保存的发型照片，告诉他你的想法与要求。此时你要留意看他是否在耐心倾听你的话，如果他心不在焉，将你的头发仅仅当作道具在摆布，那你赶紧起身告辞。

一个具有职业水准的发型师同时必须是半个心理医生，他应能非常耐心地听你说话，并告诉你哪一种发型比较适合你，并依照你的脸型、气质，告诉你哪些地方需要做出修改。当然，若要发型师在与你见面之初就能令你满意，你应让他了解你的真实年龄、职业、爱好、大多数服装的款式与颜色，以及平时较多活动的场所等生活细节，这些内容会帮助发型师整理思路，设计出适合你的发型。

双方达成共识后，你的工作便完成了大半，可以轻松地把剩下的事交给发型师去解决了。

最后提醒你的是，整个理发过程中，你要完全明白发型师的构思与发型结构的原理，留意发型师梳理头发的手法，并请教回家后打理头发的注意事项，这些都是你获得完美发型的必要条件。

乌发美发药膳六则

1. 何首乌粥

【原料】何首乌50克，大枣60克，粳米100克，冰糖25克。

【制法】先将何首乌洗净，放入砂锅内，用旺火煎取浓汁，去渣，在其汁中加入大枣、粳米、冰糖用文火共煮成粥。

【服法】每日早、晚餐各服1次，坚持数月即可见效。

【功效】滋肾益肝，补血祛风，养颜乌发。

2. 桑葚蜂蜜膏

【原料】桑葚2500克，上好蜂蜜250克。

【制法】将桑葚洗净，煎成浓汁，加入蜂蜜，搅匀，冷却，保存在冰箱内备用。

【服法】每日食用2次，每次食2毫升，用温开水送服。

【功效】除热养阴，可乌须发，治疗失眠、眩晕等症。

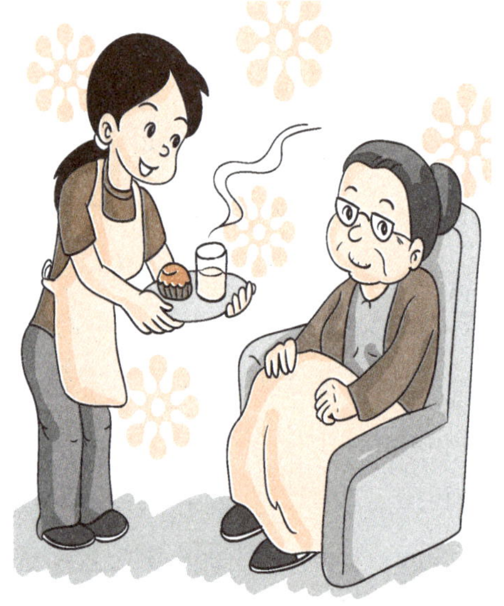

3. 首乌鸡蛋

【原料】何首乌100克，鸡蛋2个，精盐、猪油、料酒、葱、味精各适量。

【制法】将何首乌洗净，切成小长条状，放入铁锅中加水煎20分钟，再打入鸡蛋，加入葱、盐、料酒、猪油，改用文火煮，蛋熟时加味精起锅即成。

【服法】每日清晨吃1个鸡蛋，坚持数月。

【功效】补肝益气，滋肾固精，泽肤生发。

4. 胡桃肉粥

【原料】胡桃肉20个，粳米50克，冰糖25克。

【制法】将胡桃肉捣碎，加入粳米，下入锅中加水文火煮，快熟时加入冰糖，和匀即成。

【服法】每日早、晚餐吃此粥，坚持食用数月。

【功效】补肾益肝，润燥泽肤，养血乌发。

5. 黑豆美发膏

【原料】黑豆150克，核桃仁、黑芝麻各10克，白糖120克，猪油100克。

【制法】将黑豆洗净，入沸水中，用旺火煮30分钟，捞起，剥去外皮，放入大碗中，加水淹没豆仁，再上笼蒸90分钟，待豆烂熟时，取出滤去水，将豆仁捣成豆泥；将黑芝麻拣净，放入铁锅内用文火炒香，研成细末。用旺火将锅烧热，放入猪油，待油热时，先倒入黑豆泥翻炒；炒至豆泥水分将干时，加入白糖继续翻炒；炒至不粘锅时，放入黑芝麻粉、白糖、少量猪油、核桃仁混合拌炒，至熔化炒匀时即成。

【服法】每日早、晚各服1次，坚持数日即可见效。

【功效】润五脏、健脾胃，泽肤乌发。为保健食品常食，可治肾虚、头发早白、皮肤干燥等症。

6. 芝麻白糖糊

【原料】黑芝麻500克，白糖适量。

【制法】拣净黑芝麻，放入锅内用文火炒香；起锅、凉凉、捣碎，装入罐内备用。

【服法】用适量白糖配2汤匙黑芝麻粉，加温开水，调成糊状，每日早、晚各服1次。

【功效】补阴养血，益肝固肾，丰肌乌发。适用于平时调补可抗衰老，治皮肤干燥、头发早白。

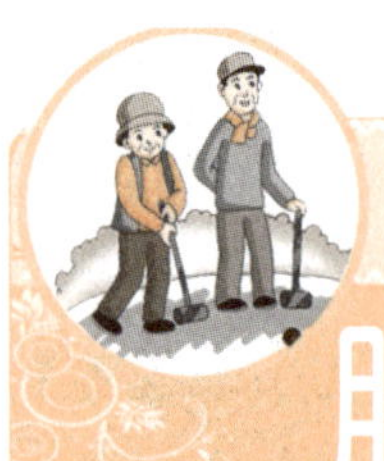

第二节 服饰，穿出时尚和高雅

着装，兼顾审美与健康

中老年人着装，一方面要保持自身卫生，使身体少受细菌的侵袭，少生病，维护自我健康；另一方面要美化自身、表现自我，体现健康要求和审美需求二者的统一。因此，着装要注意以下几点。

1. 要注意力求整洁

着装首先应当整齐，避免肮脏或邋遢，不应又残又破，至于“乞丐装”，在正式场合亦应禁穿。

2. 着装应当干净卫生

各类服装都要勤于换洗，不应当又脏又臭或存在明显的污渍、油迹、汗味与体臭。有的人不注重个人着装，马马虎虎地将服装穿在身上，仅仅为了蔽体、御寒或防暑，而脏的衣服最易滋生细菌，结果常使自己生病。

3. 要注意健康

有的人为了展示自己的线条美，有意选择过于紧身的服装，在炎热的夏季穿着又厚又紧的牛仔裤，结果导致许多疾病。这种只追求审美效果、牺牲自我健康的做法是不明智的。

4. 要注意审美需求

在当今的时代，体现个性、体现时尚、体现精致、体现完美，都在于点点滴滴的服装配饰，整体美是搭配出来的。一些人为了标新立异，在正式场合穿短裤、背心、超短裙这类服装，不仅使自己行动不便，也失敬于人，这是穿任何高档服装也无法挽救的致命着装缺陷。

专家提醒

随着生活水平的提高，老年消费者越来越喜欢购买现成的羊毛衫。现在市场上羊毛衫种类很多，特点也各不相同，可供老年人选购的羊毛衫有以下几种：短羊毛衫，毛感强，柔和，色彩丰富但牢度不够，且易霉蛀。羊绒衫，保暖性好，但价格较贵，缩水率高，不耐洗涤。锡兰毛衫，手感粗糙，适宜于外穿，不易霉蛀，价格也低。兔羊毛衫，手感轻滑柔软，保暖性、防潮性好，但易脱毛。毛腈、毛粘膨体衫，色泽艳丽，不易霉蛀，可洗涤，价格低廉，但保暖性差，手感、外形不如全羊毛衫。老年人可根据自己的喜爱与条件，选购合适的羊毛衫。

中老年人着装选用哪些色彩好

中老年人要想穿着得体、美观，除了服装的式样、质地外，还要注意服装的色彩配合，即上下装、内外装的色彩要协调一致。

由于老年人肤色苍老，可以采用的色彩范围相对比较狭窄。老年服装常用的色调有蓝灰、深灰、铁灰、中灰、褐色、驼色、古铜色、暗红色、蓝紫色、藏青色、深橄榄绿等。一般来说，中老年男子服装应采用较为沉着、深重的颜色，以显得稳健、庄重；中老年人妇女服装应采用素雅洁净的色调，以显得沉静、端庄。

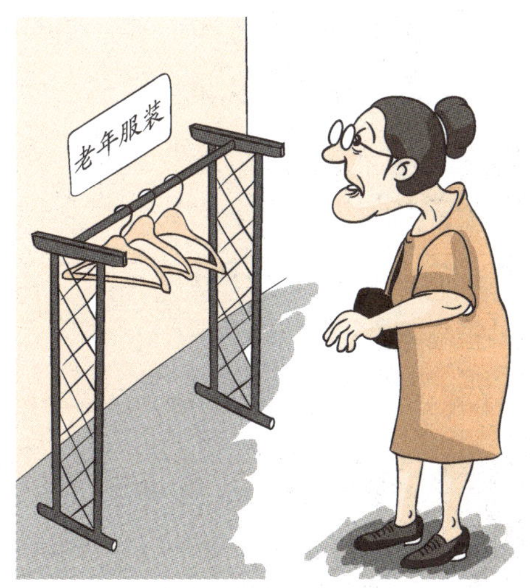

中老年人服装色调虽然不像青年人那样追求流行色，但从色调流行趋势来看，趋向于中间色调，并开始取代蓝、灰、黑三种基本色调。如夏季服装的衣料上印有带格条点和小暗花，或者黑底、深墨蓝底以及深茶色底印有小红点、小紫

点的都受到中老年妇女欢迎。

服装的配色与老年人身材、体型、肤色有关，但是，就服装的配色方法来看有两种：一种是调和色配色，即上下装、内外装的色调基本接近或属同一色调；另一种是对比色配色，即上下装、内外装的色调深浅悬殊，形成鲜明对比。

按照一般中老年人的穿着习惯，下装色彩深些，上衣色彩淡些；外衣色彩可以深些、多样些，内衣色彩可以淡些、单一些。这样穿着，显得端庄、稳重。但体型特殊的中老年人可以有所不同，如高个子老年人上下装对比色可强烈些，矮小老年人上下装的色彩可调和些或同色。

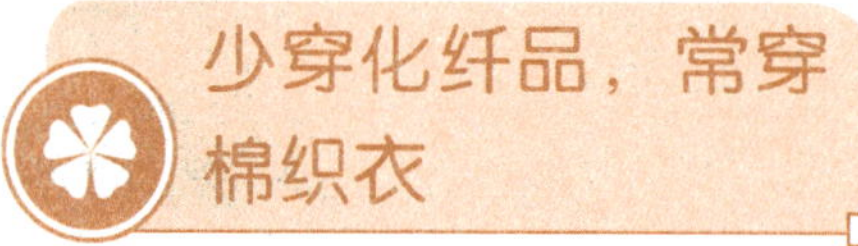

少穿化纤品，常穿棉织衣

在所有的纤维性植物中，棉花是迄今为止与人的皮肤最能靠近的，它对冷风有不可替代的抵抗作用，透气、不带静电、没有光污染。棉织品不但对强光冷气等对身体不利的因素有隔离作用，而且吸水性能与保温功能好。穿上一套纯棉内衣，睡到天明，便会有一种轻松清爽之感；而穿上一套腈纶或化纤内衣睡觉，第二天便有皮肤干燥发痒感觉，甚至起红斑。化纤内衣没有保温透气作用，而棉布对人体有天然的亲和力。当衣着舒适时，身体与贴身内衣形成的最内空气层气温为32℃左右，相对湿度在50％左右，气流几乎是静止的。因此，无论什么季节，以棉花为主要质料的生态服装，能使身体周围形成温、湿度适宜的“小气候”。

购买绿色认证的服装。获得绿色认证的服装上标有“中国环境标志”字样，说明产品在生产、消费和再回收过程中，对人类和环境无害或通过相应措施能够减少对人体的危害。我们手中的钞票就像是“绿色的选票”，哪种产品符合环保要求，对人体健康有好处，我们就选购哪种产品，这样它就会在市场上占有越来越多的份额，哪种产品不符合环保要求，我们就不买它，这样它就会被逐渐淘汰，或被迫转产为符合环保要求的绿色产品。

中老年人穿鞋有讲究

1. 慎穿塑料鞋

夏天，塑料鞋不宜久穿。因为塑料凉鞋以聚乙烯为主要原料，加上一些防老化剂制成。因此，有些人穿了这种鞋容易产生“塑料过敏”而引起皮炎，出现皮肤潮红、水疱、渗液、腐烂、瘙痒等。这时只要立即停止穿塑料鞋，换上布鞋，同时用些抗过敏的药物，皮炎很快就会痊愈。

还有些人会因常穿塑料鞋而感到视物模糊。以中医理论来讲，手足为诸阳之首，头目则为清阳之上，脚的毛孔蒸发出来的汗液不能外溢就转化为湿气，脚受湿气，头目清阳不升就会感到头重、头晕目眩。为了身体健康，塑料鞋不要长穿不懈。

2. 运动鞋，当然要运动时穿

运动鞋和旅行鞋都是专门用于运动和旅行的专用鞋，穿着应有时间性，否则穿这种鞋久了，脚部容易多汗而使脚发红或脱皮等，还会使脚变宽，发展下去易变为平足。

另外，我们平时穿的布鞋、皮鞋都有2厘米左右的后跟，它能保证人体重心平均分布在全脚掌，使肌肉、韧带、骨与脊柱保持正常的位置与工作状态。运动鞋与旅行鞋的底多是平的，身体负荷在脚部的分配不均，因而影响步伐、姿势和内脏的位置。最好不要总穿着运动鞋和旅行鞋。

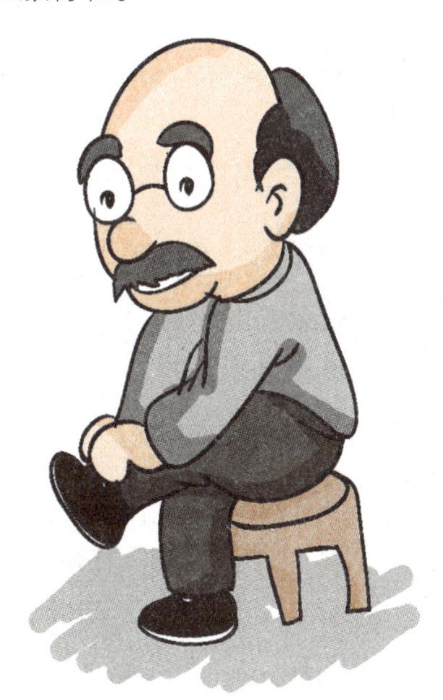

3. 小心高跟鞋的后遗症

一般情况下，鞋跟高度适宜的鞋子穿在脚上，全身的重量由双足负担。但鞋跟过高的设计并不符合人体力学，再若鞋前部紧窄，穿上高跟鞋以后，身体会前倾，受力集中于脚趾而不均匀，稍不留意，不仅会造成脚部酸痛、扭伤、摔伤等，还会导致跖趾关节变形、跖骨骨折及腰酸背痛等，严重时更会影响行走。

此外，高跟鞋还会影响女性的性器官，在一定程度上降低性欲。因此，为避免高跟鞋对人体所造成的危害，鞋跟高度最好不超过5厘米。也不要穿鞋跟太细的鞋子，否则容易导致踝关节损伤，甚至造成脚畸形。

4. 尖头鞋——美丽舒适不可兼得

时尚的尖头鞋是许多都市女性的最爱。但是，专家提醒我们，尖头鞋虽然看起来很漂亮，但是，会给脚带来非同一般的痛苦。

骨科医生指出，尖头鞋的设计窄而扁，对一部分人来说长期穿着容易磨损脚部，容易长“鸡眼”。另外，从生理上讲，尖头鞋的鞋头又尖又窄，脚趾挤在了一起，鞋子不能正常容纳脚趾的宽度，迫于鞋帮的压力，大拇指就不得不向内位移，同时大拇指的跟部则被挤向外侧，由此形成“拇外翻”。严重的“拇外翻”会因为拇指根部凸出部位与鞋帮摩擦而产生拇囊炎。

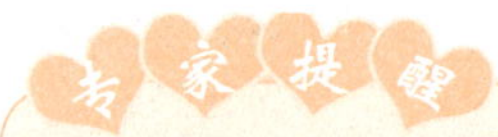

女性应少穿后跟过高的鞋、尖头鞋，腰痛患者、孕妇更不要穿高跟鞋。如果你已经有了以上几个病症，那么就必须采取有效的足部护理措施，不要再穿尖头鞋了，继续穿只能令病情恶化，严重时甚至不能穿鞋。

5. 为双脚选择合适的鞋子

人脚随时间不同而有一定变化，早晨起床时最小，黄昏时最大。所以，傍晚选试鞋子最恰当。

不要选择很小的鞋子，鞋头前面与足趾顶端要留1厘米左右的空间，使足趾有充分的活动余地。这样不仅可以保证足的健康，还可以利用空气的隔热作用来保暖，这在冬季尤为重要。

患有鸡眼、胼胝、嵌甲等足病的人更要注意选择稍宽大的鞋子；足跟痛的患者应尽量挑选鞋底厚、弹性好的鞋，或者在鞋内增加特制的垫子，以便减小行走时重力对足跟的压力；足癣患者要注意选择宽松和透气好的布鞋，并且要经常晾晒，保持鞋内干燥。

专家提醒

每个人通常都有好几双鞋替换着穿，一般家庭都有鞋柜，一回到家，鞋子就摆进去，非常方便。如果鞋柜是杆架式的还好，万一是封闭式的鞋柜，把带有汗水的鞋子放在里面，不但会产生异味，而且容易发霉，在不知情的情况下穿，常会引起湿疹或脚气。

在鞋的选择上，除了美观之外，还要注重两点：一要跟脚、舒适、不受挤压；二要轻便、灵活，走起路来稳稳当当。鞋子的大小要适宜，鞋子过大，拖沓不便，易使足部疲劳。鞋子过小过窄，易使脚趾麻木、脚部畸形，或产生脚癣、“鸡眼”等疾病。有脚汗的人应选择透气性较好的棉鞋和棉线袜；脚跟易干裂的人应选用透气性较差的皮棉鞋和吸湿性较差的尼龙袜子。

所以，当天穿过的鞋子最好先放在阳台或通风处风干，让汗水及异味挥发后再放入鞋柜里。如果被雨水打湿，最好能在鞋内塞些卫生纸以吸收湿气，等鞋子完全干后才可以放入鞋柜。这样虽然比较麻烦，但是却可以保护足部的健康，而且使鞋子更耐穿。

另外，有脚气的人最好把鞋放在屋外，既通风又透气，对脚病有好处。

总之，鞋袜的穿用一定要从满足人的健康需求出发，千万不能因单纯地追求美观效果而忽视鞋袜穿用的正确性和合理性。

6. 鞋垫要经常更换

人们选择鞋子时往往比较讲究，但鞋垫似乎越来越被现代人忽视。其实，鞋垫不仅有利于保持足部的干燥、清洁，还可减缓因长时间站立或行走而引起的脚底酸痛，可预防多种脚病的发生。

专家建议，在准备换鞋前最好在鞋内和鞋垫上喷洒些消毒液，使用市面上常见的84消毒液即可，或在阳光下晾晒一段时间，同时应经常把鞋垫放在通风的地方“吹吹风”。如果鞋里比较潮湿，也可以在穿鞋前用电吹风向鞋内吹上片刻，这样，热风不但能使鞋内干燥、舒适，还可以杀灭真菌，避免脚气复发。每个人至少要准备两双鞋垫交替使用。每天晚上将使用一天的鞋垫换下来晾晒。最好每隔一周对鞋垫清洗一次。

其实无论选择什么材质的鞋垫，都是为了让脚更健康，让自己走得更舒服。一般，对于没有脚部疾病的人来说，只要选择普通棉质鞋垫即可。对那些有汗脚或脚气的朋友则可按需选择，使用一些有除臭功能的鞋垫。但最好不要用化纤鞋垫。

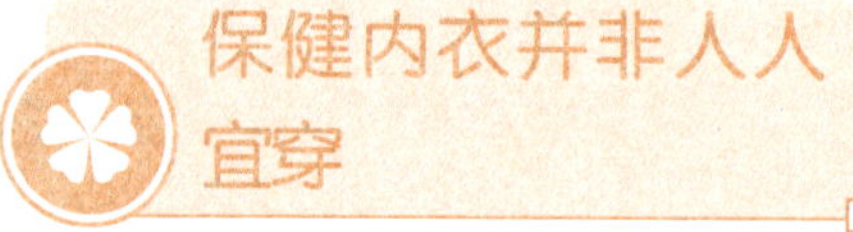

保健内衣并非人人宜穿

目前市场上的保健内衣产品主要有三类：一是原料中加磁，有磁疗功能；二是添加中草药，为药疗产品；三是远红外线内衣，具备理疗功能。这三种产品都有禁忌人群，并非人人适用。

专家指出，心脏病患者如果戴着起搏器，便不能穿磁疗内衣，否则起搏器会受磁场干扰。孕妇和体弱多病者也要避免接触过高的磁场。远红外线是用来做理疗的，主要用于镇痛、改善局部血液循环、缓解肌肉痉挛和消炎等，并不是所有人适合红外线治疗。药物内衣一般是在衣物中添加中草药，一些药物过敏者不能随便使用，另外，随着衣服洗涤次数的增加，药效将不可避免地降低。

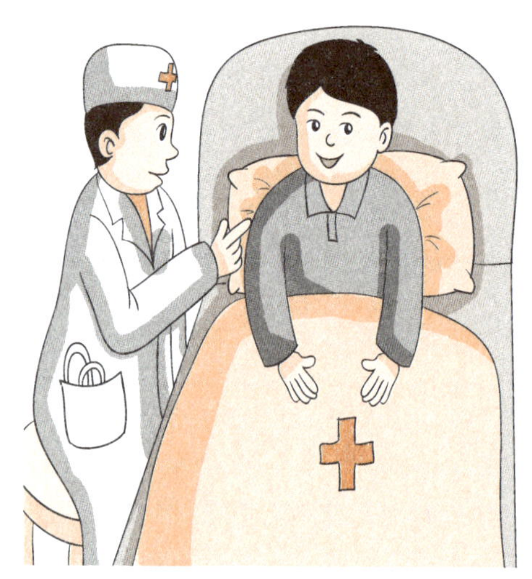

因此，专家提醒人们，使用任何保健品的首要条件是安全。消费者在选用保健内衣时，应搞清楚其原理和效果是否适合自己的身体。

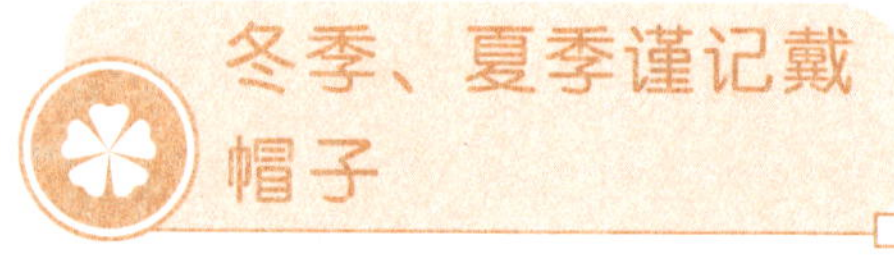

冬季、夏季谨记戴帽子

在数九隆冬的季节，人们往往身上穿得十分厚实而忽视了头部的防寒，甚至把帽子视为无足轻重的东西或仅作为装饰品。其实这是很不科学的。

要知道，人的头部和整个身体的热平衡有着密切的关系。在寒冷的条件下，如果只是穿得很暖而不戴帽子，其体热就会迅速地从头部散去，这种热散失所占的比例是相当大的。因此，冬天在室外最好戴一顶帽子，即使是一顶较单薄的帽子，其防寒效果也会很明显。

夏季烈日炎炎，外出时最好戴顶帽子，这样，紫外线对眼睛的损害程度可减少一半。那么，什么样的帽子防护性能最好呢？

防护性能主要是对太阳辐射热的遮阳力而言，遮阳力越高，防护效果越好。据科学家们试验，黑布帽对太阳辐射热的遮阳力最小；麦秆草帽和白布帽的防护性能最好。对于女性来讲，还要讲究一下帽的美观，以下为各式凉帽的特点，可供选择。

（1）遮阳帽。既可遮阳，又能增加美感，可自行调节松紧度，比较适合少女或中年妇女。

（2）旅游帽。用尼龙漏孔纱制成，帽子小，帽檐大，前额遮阳面较大，由两色或三色拼成。女性以浅蓝、浅黄、奶白等浅色帽为宜。

（3）折叠帽。这是一种单色宽边凉帽，能折叠成手帕大小的圆形，颜色以白色、白色小花点和浅蓝色为宜。

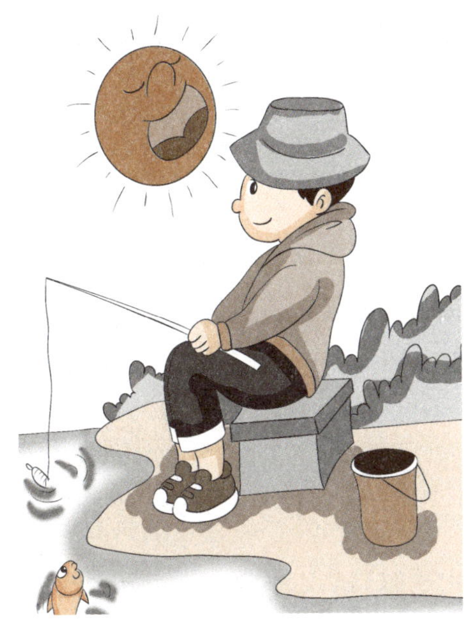

（4）礼帽。平顶圆边，帽檐适中，女青年戴上给人以潇洒之感。

（5）圆顶帽。皮肤较白者最好戴深色圆顶帽；肤色较深者宜戴浅色圆顶帽。

当然，防止阳光暴晒，保护眼睛，不能光靠帽子，还可戴变色镜或太阳镜，这样，就能使紫外线照射造成的损害减少90％以上。

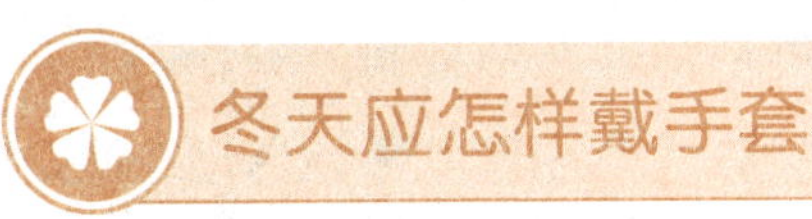

冬天应怎样戴手套

冬天，戴手套是常事。不过，

在冬天戴手套也有讲究。

首先，手套尺码要适宜，太大达不到保暖效果，而且会使手指活动不便；太小又会使手部血液循环受阻，引起手部不适。

同时，手套要固定自己使用，不要随便借给别人，也不要随便乱戴别人的手套。因为这样除了会传染皮肤病外，还易发生病毒、细菌交叉传染。

一些患多汗症的人，冬天手部皮肤会出现青紫，自觉湿冷，但手掌又易出汗，这些人的手套要选用棉织制品，不仅保暖，还具有良好的吸水性，并且可以常洗换。对于患有手足皲裂的人，冬天皲裂加重，由于手部天天需要擦药，最好戴双层手套，里层手套宜用薄织品，便于经常洗涤；对某种化学纤维皮肤过敏者，应该避免使用该种材料做的手套。

冬天在骑自行车时戴手套，不宜选用人造革、尼龙或者过厚的材料。因为冬季人造革易发硬，尼龙太滑，摩擦力小，骑车容易滑手，而材料过厚容易使手指活动不便，这些都不利于骑车安全。

冬季要“风度”也要“温度”

穿裙子的确可以展示女性特殊的柔美，但是，不分季节地穿裙子，很容易危及健康。

对于冷，女性比男性敏感。这是因为女性皮肤里的“传感器”比男性身上的灵敏，因此气温低时，女性穿裙子更容易引起疾病。

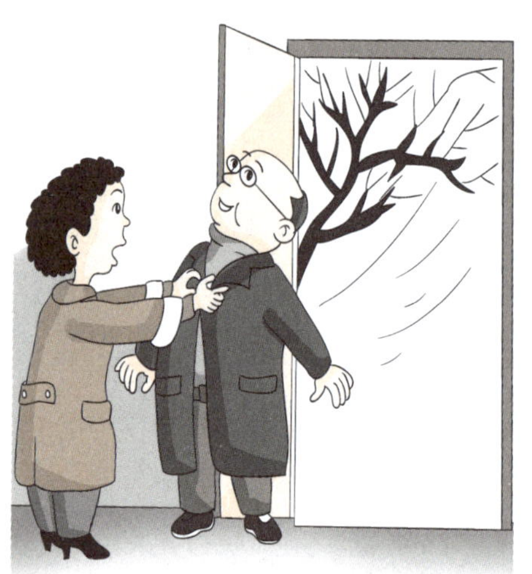

（1）引发关节炎。在冬天寒冷潮湿的天气里，暴露在裙装外面的双腿很容易受到寒气的侵袭，出现发凉、麻木、酸痛等。尤其是那些略瘦的女性朋友，更容易被寒冷空气冻坏，引发关节炎。

（2）引发皮肤疾病。许多爱穿裙装的女性受寒冷空气刺激后，下肢的血管会收缩，结果造成表皮血流不畅，皮肤呈现紫红色，手感较硬，有痛痒的感觉，严重时还出现皮肤溃烂等症状，这就是医学上的“寒冷性脂肪组织炎”。

（3）容易感冒。寒冷的季节里，穿得过少最容易引发感冒。如果经常感冒，就会造成自身免疫力下降，增加患其他疾病的概率。

怎样科学戴口罩

口罩一般只能在特殊的环境中戴用，例如在人多、空气不流通的地方。当然，在野外行走，为抵御风沙和寒冷，或在有空气污染的环境中活动，是需要戴上口罩的，但时间不宜过长。

有些人在冬天气温低时，习惯用戴口罩来防寒，这是不科学的。

因为，人鼻部的生理功能是可以通过耐寒锻炼不断增强的，如果经常戴口罩，反而会使鼻黏膜变得越来越“娇气”，更容易得感冒。

此外，也不要把戴口罩当作是标榜个性的装饰品。因为，市面上，尤其是一些小摊上卖的口罩，花花绿绿，上边有很多色彩图案，虽然标有“纯棉”标志，但实际上很少真正是纯棉的，而且口罩的内填充物为泡沫海绵。从这种口罩的材料看，根本不具备口罩必须有的保暖和过滤作用。另外，这些口罩所含的大量化学纤维吸入人体后，很可能引起肺部、呼吸道疾病。

专家提醒

在夏天里，人们都喜欢穿颜色鲜亮、不易褪色的衣服。但是，这些鲜艳的衣服中很可能含有国家禁止使用的可分解芳香胺染料，如您穿用“带毒”的衣服，轻者会出现头痛、恶心、失眠、呕吐、咳嗽等不良症状；重者则会导致膀胱癌、肾癌等恶性疾病。

因此，最好选择天然、环保、安全、舒适的衣服，才是健康的保证。

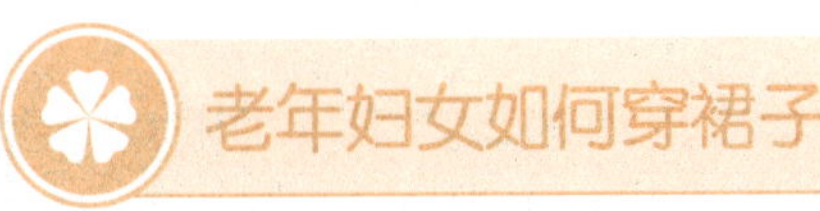

老年妇女如何穿裙子

在绚丽多姿的服装苑中，裙子是妇女最理想的服饰，它能够将女性的成熟妩媚尽情地显露无遗。如西装套裙能够衬托出女性优雅的气质；百褶裙能够透露出女性的古典美；扇面裙能够显示出女性迷人的风韵；婚纱裙能展现女性的娇美纯情；晚礼裙能显露出女性的高雅成熟；而旗袍更能显出女性的沉稳高雅。

裙子按类型可分为三类：①直裙。如褶裥直裙、百褶裙、暗裥裙、旗袍裙、西装裙。②斜裙。有独块式斜裙和两片式、四片式、六片式、八片式斜裙。③接裙。有二接式裙、三接式裙等。

裙子从长短来分，有超短裙、短裙、中长裙、长裙；从腰的高低来分，有高腰裙、中腰裙、低腰裙等。还有一款较新颖的鱼尾裙，其腰部紧贴身，下摆宽松多褶、长达脚踝，底部似美人鱼的尾巴，极具动感之美，使穿着者显得挺拔修长，而且易搭配上装，可配西装、短装、羊毛衫或长外套，甚至可与风衣组合，风姿多采，自成一体，此款很适宜老年妇女。

老年妇女在选购裙子时，要考虑适合自己的臀围。臀围大的老年妇女可选购长褶裙子，上身配两件长针织或羊毛衫外套，这样可显得既精神又高雅大方。至于身材保持较好的老年妇女，选择裙子的范围更大，可选购与自己体型、脸型、肤色相匹配的西装裙、长一步裙，质地最好是羊毛针织类的长裙，这样能显示出老年人优雅庄重的风姿。

用单肩挎包应注意什么

很多年轻女性在出门时总会随手带个小包，而那些最受欢迎、带得最多的就是各种单肩短带挎包。但爱美的女性们可能不知道，这种外表看起来漂亮、时尚的单肩短带挎包，不但会让你容易患上肩周炎，而且可能使你驼背！

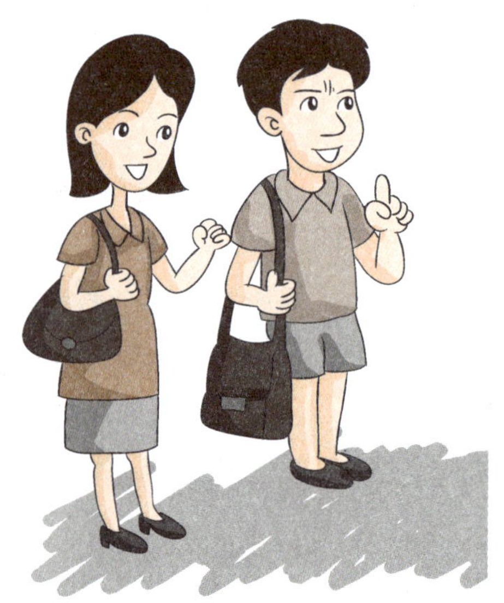

背单肩挎包时，为防包下滑，人们通常会不自觉地抬高肩膀以稳住挎包带。这种姿势使背包侧的肩背部长期处于收缩状态，肌肉紧张而引起肩背酸痛。同时，单肩挎包还会使脖子强直，引起颈部肌肉的痉挛，久而久之，会导致两肩高低不对称。尤其是挎包较沉重时，长年累月地背单肩挎包，会引起脊柱的力学改变，很可能形成驼背。

对于这种好看但不好用的短带挎包，爱美的女士还是应尽量少用为宜，如果非背不可，最好应两肩交替挎包，挎包也不宜过重。如果长期背单肩挎包，已造成肌肉痉挛、颈强直、颈肩疼痛等症状，应停止挎包，并及时进行局部热敷、按摩等治疗，必要时可以到医院诊治。

中老年人如何佩戴首饰

老年人适当地佩戴些首饰可以增加美感，但如果佩戴不当，则不但达不到增加美感的效果，甚至会适得其反。适合老年人佩戴的首饰主要有耳环、项链、手镯、戒指等。

1. 耳环

耳环的品种很多，主要有吊坠的和不吊坠的两种。形状有圆的、方的、三角形的、花枝形的等等。对于老年妇女来说，一般以不吊坠的耳环为宜。如果选用圈式耳环，则个子高、宽脸形的，圈可适当大些；个子矮、脸型小的，以圈小为宜。

2. 项链

项链是衬托女性颈与胸的重要首饰。颈项短粗的老年人，可将衣领开成“V”字形或垂直敞开形，然后佩戴长而细的项链，这样可以加强颈项长的感觉。若项链上再加一个小小的项坠造型如心形，则与V形领型更相配。对于颈项瘦长的老年妇女来说，适宜戴大粒珠子串成的串珠项链（或环颈式的大块头项链），这样能弥补颈项长的不足。此外，佩戴项链时，还要考虑自己的脸形，如方脸与圆脸的老年妇女，选配的项链可适当长些；尖脸庞的老年妇女宜选细巧，且长度以恰恰能系于颈项上为佳，因为过长的项链会在视觉上拉长脸形。

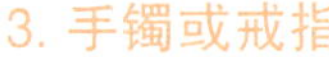

3. 手镯或戒指

手臂粗短的老年妇女，手镯可以选得细些；手臂细长的老年妇女，手镯可以选得粗宽些。同样，手指纤细的老年人，戒指可选得粗宽些，如方形、圆形等大型款式；手指短粗的老年人，戒指可以选得细窄些，如线形戒指等。

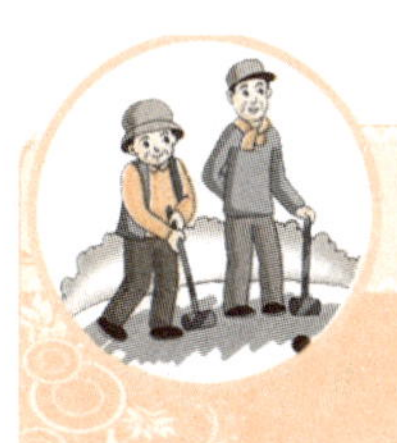

第三节 瘦身塑形，保持苗条身姿

算一算自己的体重超标吗

肥胖对于中老年人来说，已不是一个陌生的名词。当我们的生活逐渐步向小康的时候，您同时会发现周围环境中的胖子似乎也越来越多、越来越胖了，稍不留神连您自己也可能成为“胖人一族”中的成员。有人说，胖不胖，一眼就能看出来，确实如此。但诊断肥胖，肉眼的观察不能作为任何凭据，而需要的是科学的数字依据。

通俗地说，肥胖就是体内脂肪积聚过多。医学界认为，如果一个人每天摄入食物中所含的能量大于机体的消耗量，多余的这部分能量就可能会以脂肪的形式储存在体内，久而久之，这个人的体重就可能超过正常的体重标准。当一个人的体重超过标准体重10％时，称为超重；超出标准体重的20％，称为轻度肥胖；超出标准体重的30％，称为中度肥胖；超出标准体重的50％以上，称为重度肥胖。按照体重指数的标准可由下列公式计算：

体重指数（BMI）=体重（千克）÷身高^2（米）

体重指数低于18.5表示过轻；在18.5~24.99属于正常；在25~28属于过重；在28~32属于肥胖；高于32属于非常肥胖。

肥胖有哪些危害

肥胖不仅影响形体美，还会给人体带来多方面的危害。但是，有的人却以为身体肥胖无所谓，只是体形难看一些，甚至认为发胖是“发福”，是“福相”，这当然是因为他们不知道身体肥胖会给人体健康带来多大的危害。人体肥胖至少有以下的不利和危害：

1. 活动不便

大腹便便，体重严重超标，走路困难，弯腰费力，跑不动，蹲不下，无力气，懒活动，给生活、劳动、工作带来诸多不便。这一点是肥胖人都有感受的，绝不是“福气”的表现。

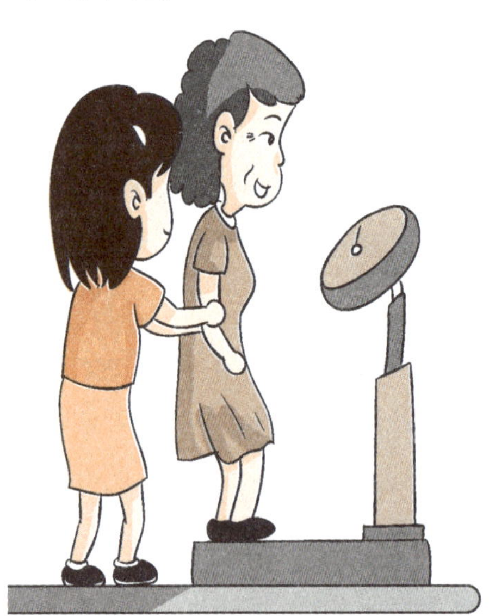

2. 导致或产生一系列的疾病

一般肥胖人容易发生以下问题和疾病：

（1）关节炎与痛风，造成行动困难和血液循环不良。

（2）背部与腿部的问题与疾病，主要是血液循环不良。

（3）呼吸方面的问题，出现气喘、气急。

（4）容易发生意外事故，主要是行动不便所致。

（5）外科方面的问题，主要是进行手术有困难。

（6）孕妇身体过胖，会造成行动不便和难产。

（7）肥胖人易患糖尿病、高血压、冠心病、卒中、肾脏病、肝与胆囊疾病等。

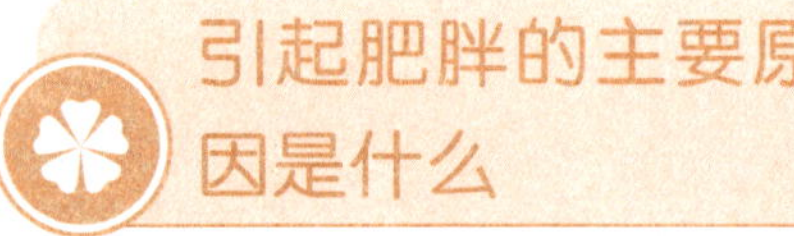

引起肥胖的主要原因是什么

人的机体出现肥胖的原因很复杂，一般人总以为肥胖是单纯吃出来的，其实不尽然，造成身体肥胖的因素是多方面的。

1. 遗传因素

肥胖常与遗传有关。据统计，双亲体重正常，其子女肥胖发生率为10%；双亲中一人肥胖，子女肥胖发病率为50%；双亲均肥胖，子女肥胖发病率高达70%。同卵孪生儿在同一环境成长，其体重近似；即使在不同环境成长，其体重差别也小于异卵孪生子之间的差别。肥胖患者不但具有遗传性，而且脂肪分布的部位及骨骼状态也有遗传性。肥胖的遗传倾向还与脂肪细胞数目和细胞体积增大有关。

2. 饮食因素

一般来说，单纯性肥胖是饮食摄入过量所造成的。而之所以饮食摄入会出现过量，最主要的是与不科学的饮食因素有关。专家认为，不科学的饮食方法主要体现在两个方面：

（1）饮食结构的不科学：偏食、偏甜、偏荤、嗜酒都是造成饮食结构不合理的主要原因，如有些人特别喜欢甜食，几乎到了无甜不食的地步，点心要甜的，炒菜要放糖，连喝茶时也要放点糖，加上所喜欢进食的甜点，几乎都是淀粉类的，平时又不喜欢吃蔬菜，这样饮食结构缺损的人，可以说非胖不可。

（2）想吃多少就吃多少，看见自己喜欢的食物非吃得吃不下才罢休，根本不会根据本人的热量消耗来安排饮食，连起码的“早晨要吃得好、中午要吃得饱、晚上要吃得少”的忠告也做不到，却反其道而行之，早餐干脆不吃、中餐马虎将就、晚餐开怀畅饮。这种不科学的饮食习惯，无疑是在为自己的肥胖找基础。因此，要预防肥胖在自己身上发生，应该尽快改掉自己不科学的饮食方法，力争做到饮食不超量、荤素要搭配、营养要均衡、保持热量消耗和摄入的平均，那么，才有可能使自己的身体健康而不肥胖。

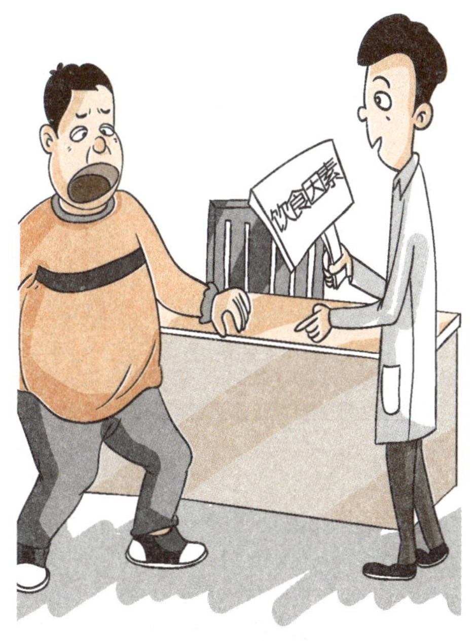

3. 环境因素

环境因素主要指人的社会环境、生活习惯、时尚等。杨贵妃时代的“以胖为美”自然决定了追求时尚人们的生活方式。新中国成立前，由于生活水平低，肥胖发生率很低。新中国成立后，随着生活改善，肥胖发生率急剧增加。而在美国，人们的生活方式更会使人发胖，美国的“可口可乐化”或“麦当劳式”的饮食和生活习惯，造成了美国近30％的肥胖发病率。一顿饭要是喝含糖饮料和吃快餐，那么，到饱的时候所摄入热量比普通饮食要高很多。所以越是生活方式的“美国化”，发胖的可能性就越高。

4. 年龄因素

有调查发现，肥胖者15岁以前开始发胖的占11.5％；15～19岁开始发胖的占14％；20～29岁开始发胖的占18％；30～39岁开始发胖的占33.8％；40～49岁开始发胖的占28.1％；50～59岁开始发胖的占5.6％；60岁及以上开始发胖的占0.1％。

由此可见，30～39岁开始发胖的最多，其次是40～49岁以及20～29岁，这是因为人一旦到了25岁，身体有些机能便会开始衰退。比如说，胰腺所分泌的胰岛素会合成脂肪，生长激素会分解脂肪。而随着年龄的增长，生长激素的分泌，会因为老化而大量减少，若胰岛素的分泌量没有减少，脂肪的含量就会过剩，从而堆积在体内。

值得注意的是，近年来，儿童（15岁以下）的肥胖发生率有增高趋势。这与父母给予孩子的不合理的饮食及营养摄入有很大关系。

5. 性别因素

性别是一个很重要的因素，在现实生活中，女性的肥胖者要高于男性。这是因为女性体内脂肪的比例天生要比男性高，脂肪的消耗也比较差。男性休息时的代谢率要高于女性，所以需要更多的热量来维持他们的体重。另外，绝经期后中年女性的代谢率也明显地下降，所以女性在绝经期后体重开始明显增长。而且男性和女性的饮食习惯、饮食量及运动量均存在差异，所以性别也是决定肥胖的重要因素。

6. 运动因素

运动量大的人消耗的热量多，不容易发胖。但有些人间断从事大运动量的体育运动，可能一星期甚至一个月，才有几个小时的运动，其结果不是控制了体重，而是增加了食欲。所以经常性地运动才会有好的效果。

怎样预防肥胖的发生

俗话说："衣带变长，寿命缩短。"据临床试验观察，动脉粥样硬化、高血压、冠心病、糖尿病等大都是在肥胖的基础上发生的。因此，肥胖已经不仅仅是有碍健美的问题，更重要的是它会严重影响身体的健康，甚至缩短寿命。因此，预防肥胖的发生是非常重要的。一般来说，预防肥胖需要从肥胖的发生原因做起，包括以下几个问题：

1. 提高健康认识

充分认识肥胖对人体的危害，彻底改变"胖是福气，肥能长寿"的错误观念，了解婴幼儿、青春期、妊娠前后、更年期、老年期各年龄阶段容易发胖的知识及预防方法。

2. 饮食平衡合理

采用合理的饮食方法，遵照中国人"膳食宝塔指南"科学安排每日饮食，尽量做到定时定量进餐，少食肥甘厚味，多素食，少零食。

3. 加强运动锻炼

经常参加慢跑、爬山、打球等户外活动，既能增强体质，使形体健美，又能预防肥胖的发生。

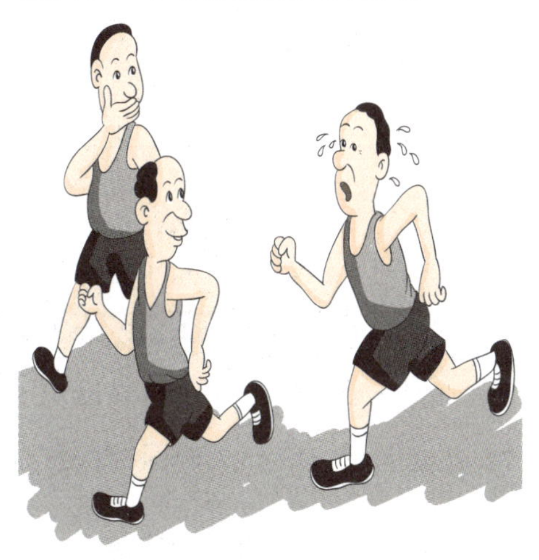

4. 生活规律

为了预防肥胖，养成良好的生活习惯是很有必要的。合理的饮食营养，每日进餐既能保证身体正常工作、生活需要，又避免了过多能量的储存。若每日睡眠过多，懒于运动，热量消耗少，也会造成肥胖。因此，不同年龄的人应安排和调整好自己的睡眠时间，既要满足生理需要，又不能睡眠太多。

5. 保持心情舒畅

良好的情绪能使体内各系统的生理功能保持正常运行，对预防肥胖能起一定作用。反之，总是寡言少欢，情绪抑郁，会使生理机能发生紊乱，新陈代谢减慢，加上运动量少，就易造成脂肪堆积，而发生肥胖。

专家提醒

多数肥胖者能量过剩的主要原因是运动量少，不爱从事体育活动，且常常躺在床上。只要有机会，他们就想躺着或坐着。因此，对一些肥胖者说来，为了他们的健康与长寿，应严格限制肥胖者躺卧，让他们必须改掉贪躺、贪卧、贪坐的习惯。实验还表明，贪躺卧于床上的肥胖者，随着从事运动兴趣的提高，其躺卧于床上的时间会成正比地减少。经过3个月至半年的时间，减肥的效果更明显。建议那些不爱运动的肥胖者，为了减肥和健康长寿，请别整天躺在床上，多多活动和运动吧！

安全有效的减肥方法有哪些

美国运动医学会对于减肥者有一些建议，如想安全而有效地减肥可以参考。这些原则可以根据各人需求略作调整。

（1）肥胖者每日以运动配合节食，使热量减少2093千焦。即使要减肥，每天热量摄取不可低于5023千焦。有适量的糖类、蛋白质及低脂肪之摄取，以维持基础代谢率。注意饮食的热量减少并不一定是吃的很少，而是要采用低热量的吃法，菜的做法应以蒸、煮、烫、卤、红烧、凉拌等低热量的烹调方式。煎、炒、炸等含有大量油脂的食物要少吃。

（2）每周减重不可超过1000克。快速减重可能造成脱水，有害健康。注意要减的是脂肪而不是体重，可见一星期减肥5000克的广告是有点夸大的。即使做得到，也很危险。

（3）运动前最好接受健康检查。肥胖者运动前，应该接受运动心肺功能测试。同时，应做血液生化检查及尿液检验。如果有严重的心脏病、糖尿病、高血压或肾脏病，应避免高强度的运动。每个人都接受系列检查或许有困难，因此最好先请教熟识的医师，确定自己有没有慢性病。如果有需要的话，再请医师开化验单。

（4）要养成运动的习惯，并持之以恒。长时间的缓和运动比短时间的剧烈运动，更能有效地消耗体内的脂肪。长期减肥还要靠运动。节食可以大量减少热量的摄取，因此在减肥刚开始的时候比较有效。但是如要持续减肥，运动是不可缺少的。

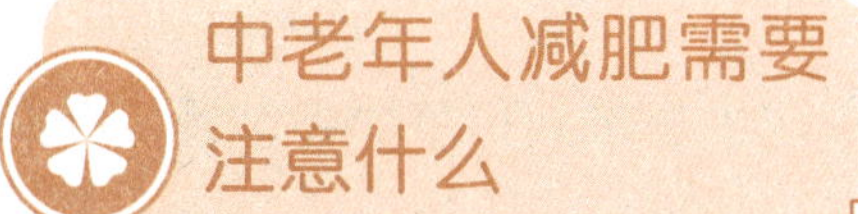

中老年人减肥需要注意什么

人到50岁后体质已趋向衰老阶段，各器官的新陈代谢功能趋向缓慢状态，细胞分裂能力降低，再生和延缓都受到影响。一旦考虑减肥，势必要减少每日进食量和热能摄入，随之食物的品种也会变得单调，从而影响老年人对营养的吸收。此外，中老年人如减肥不当将会引发多种疾病，尤其对于患有心脑血管等疾病的老年体弱者来说，应严禁用饥饿疗法。

中老年人过于肥胖，易发生高血脂、心脑血管疾病等。因此，中老年人减肥要在保障全面营养和热能的供给以及不引起身体不适的前提下，来达到健康的体重。具体说来，中老年人减肥应注意以下几点：

（1）中老年人的体重不一定要求达到标准体重，一般不超过标准体重指数就可以，不能硬性地来减低体重。

（2）中老年人的膳食应多考虑蛋白质的供给。每日膳食应包含牛奶、鸡蛋、豆制品、海产品等多种营养食物。

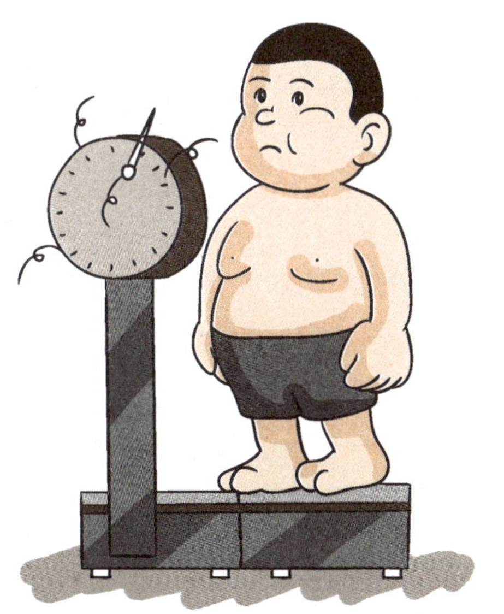

（3）适量运动对身体各器官都有益，并有助减肥。如做些家务、散步、适宜的体育活动等。但应避免剧烈运动，以免发生意外。

（4）中老年人大多数患有大便秘结，选择食物纤维多的食品非常重要。大便通畅才能达到清扫体内毒素，减少疾病的目的。

（5）中老年人应保持乐观的情绪，享有一个幸福和睦温馨的家庭。如果中老年人常受儿女、家庭各方面矛盾的困扰，影响生活情绪，势必会影响健康。

总之，中老年人的减肥要建立在以健康为主的基础上，以合适的膳食和适当的体育运动为主要途径。

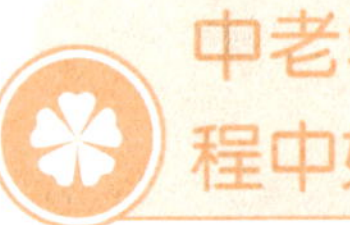

中老年人在减肥过程中如何饮食

经过大量的科学研究和实践证明，有规律的健身加上合理的饮食，是实现健康身体和苗条身段的最好办法。而且此类方法能够让人感觉良好，精力充沛，同时也就减少了患病的可能。

人进入40岁后，身体各系统器官就开始衰退了，具体表现在内脏器官重量减轻、腺体分泌能力下降、代谢功能下降、免疫能力也下降等各个方面。

所以中老年人的饮食减肥和青年人的饮食减肥存在相当的差距，应该结合中老年人自然的身体状况作相应的调整。中老年人要减少脂肪，在饮食上应遵循以下几个原则。

1. 增加碘的摄入

碘缺乏时会出现甲状功能减退，进一步降低代谢能力，影响脂肪的分解，从而导致肥胖。而中老年人更应注意增加碘的摄入，保证正常的代谢速度，并预防黏液性水肿的发生。

2. 增加钙质的摄入

中老年人如果缺钙，骨头会变得又软又脆，一点小的碰撞都会造成危险，所以补钙是许多老年人面临的问题，要多吃一些钙质含量丰富的食物，如骨头汤等，必要时可口服钙片或活性钙。

3. 摄入足够的纤维素

中老年人的消化道运动能力降低，容易发生便秘，而纤维素不仅能够通便，还有利于防止高血压、动脉硬化和糖尿病。因此中老年人应多吃富含纤维素的食物，如粗粮、藻类、蔬菜等。

4. 减少脂肪的摄入

脂肪摄入过多，容易引发心血管疾病，影响中老年人的身体健康。老年应减少饮食中的脂肪量，特别是动物性脂肪，最好都用植物性脂肪代替。

5. 减少胆固醇的摄入

胆固醇摄入过多，容易造成血管硬化和阻塞，引发多种心血管疾病，所以中老年人应少吃胆固醇含量高的食物，如蛋黄、动物内脏和动物性脂肪等。

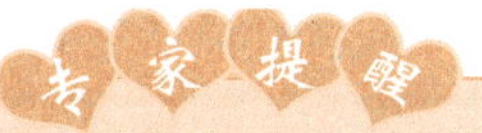

由于中老年人消化吸收功能的降低，使得食物中的维生素无法得到充分的利用，容易发生维生素缺乏。而维生素对延缓衰老起着重要的作用，所以中老年人应多吃富含各类维生素的食物，如水果、豆类、鱼类、蔬菜等。

6. 控制食盐的摄入量

食盐摄入过多，容易使中老年人患高血压、脑卒中以及心血管疾病，所以要尽可能地少摄入食盐。一般认为，中老年人每日摄入的食盐量应控制在5克以内；而高血压和冠心病患者，要控制在3克以下。

7. 保证足够的蛋白质和维生素

中老年人分解代谢下降，且对蛋白质的消化利用率下降，所以需要补充足够的优质蛋白质，才能满足身体所需。应多吃瘦肉、豆制品、牛奶和蛋类等蛋白质含量多的食物。

8. 减少热量，多吃蛋类、蔬菜、水果

随着年龄的增大，身体组织出现萎缩，代谢速度也降低了，所以中老年人消耗的热量比年轻人少很多，因此要减少热量，多吃蛋类、蔬菜、水果。

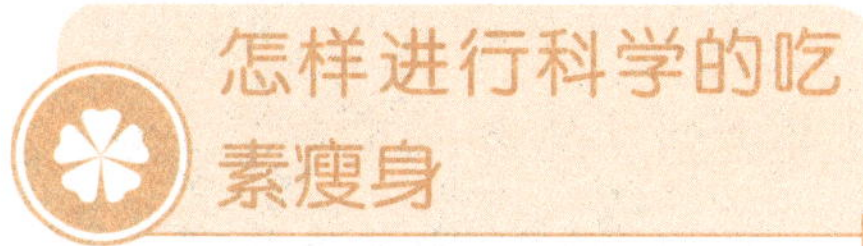

怎样进行科学的吃素瘦身

吃素之所以起不到减肥的效果，是因为没有科学的饮食方法。如果想要得到瘦身的目的，就必须注意以下几方面。

1. 慎加挑选素食

如果能正确进食，就能让自己有饱腹感，不必挨饿，又可保持优美的身材。

假设一餐所需热量为600卡，如果吃了几块含600卡以上热量的牛油，吃完仍然会感到饥饿。不过，如果吃含600卡热量的天然素食，如含300卡热量的胡萝卜，加上含300

卡热量的番茄，就会有相当的饱腹感，也能避免肥胖。

以下列举了一些天然素食：

（1）谷物。小麦、糙米、粟米、大麦、燕麦等。

（2）豆类。蚕豆、红豆、绿豆、豌豆、大豆、青豆、甜豆等。

（3）蔬果。菇类、萝卜、莲藕、洋葱、辣椒、番茄等。

（4）绿色与黄色蔬菜。西蓝花、花菜、菠菜、芹菜、芥蓝等。

（5）瓜果。小黄瓜、冬瓜等。

这些天然的食物，并不会让人摄入过多热量，不过应当注意的是，在烹调时，要尽量避免使用太多的植物油，选择煲、蒸、烘、烤等方法来烹制食品，这样才能达到最佳效果。

2. 并非一切素食都有利于瘦身

并非所有素食都能毫无限制地摄入，例如草莓、椰子、核桃仁、植物油、糖精、橄榄、花生等高脂素食，虽然是天然的素食，但是含糖量或脂肪量比较高，应该尽量节制摄取。

3. 少吃加工过的素食

人们平常所吃的素食，其实大多属于精制过的食物，如白米、面包、蛋糕等。这些食物因为对人体的消化系统不会造成阻碍，所以消化起来比较快，很容易让人感觉肚子饿，所以容易导致进食增多，产生肥胖。

4. 爱吃肉者的素食法

如果平常多吃肉类，开始以素食瘦身时，不要立刻改变饮食习惯，应该循序渐进。每餐先尝试吃一碟素菜，等适应之后，再减少肉类的比例，增加天然素食的分量。

5. 一日三餐的调配

除此之外，在一天三餐的素食食谱中，早餐可以用半碗麦片或2片全麦面包当主食，另外搭配一个水果。午餐或晚餐则可在糙米饭、全麦或荞麦面包之间进行选择，搭配生菜沙拉（低脂沙拉酱）、蘑菇、豆腐、菇素鸡或水果。早餐、上午以阻滞燃烧脂肪的食物为主，这样可以保证一天的工作学习所需的足够体力。

另外，瘦身者要从科学的角度，分析食物的成分和营养素，不要盲目跟从传统的减肥瘦身观念，要掌握好进食的时间和方式，科学地选择食物，健康和苗条的身材自然就能伴随你。

进餐时间和次数对瘦身有何影响

美国著名的医生罗纳学·卡迪认为，吃饭时间的选择对于体重增减的影响，要比摄入饮食的数量和质量更重要。因为人体的新陈代谢是有规律的，在一天的各个时间内是不相同的。一般来说，从早晨6时起人体新陈代谢开始旺盛，上午8～12时达到高峰。所以把吃饭时间提前，尽量躲开代谢高峰，摄入和食物吸收、转化脂肪以及贮存都会减少。比如：早饭5点吃，午饭9～10时吃，就可以在不减少和降低食物的量和质的情况下，达到减肥的目的，减肥效果好的一周可减少1磅体重。中国古代很多养生家也曾提出吃饭要早，尤其晚饭要提早，甚至有人提出中午12时以后就不必进食的养生方法。可见饮食时间与肥胖也有一定的关系，如果在不影响生活和工作的条件下，尤其是从事家务的女性可以试用这种方法，也可以用作饮食减肥的辅助方法。

医学家曾做过这样的试验，对每天摄取大致相同热量的学生按宿舍改变就餐次数，并在一年后用皮厚器测量他们的肥胖程度。结果发现，每天三餐的学生比每天5～6餐的学生皮下脂肪要厚得多，特别是腹部皮下脂肪的沉积较多，女生间这种差别更为明显。这是因为女性的胃容量较小，所以这种效果更为明显。少吃多餐由于空腹时间短，可以防止脂肪堆积，有利于减肥。并且这种方法还能大大地节省时间。

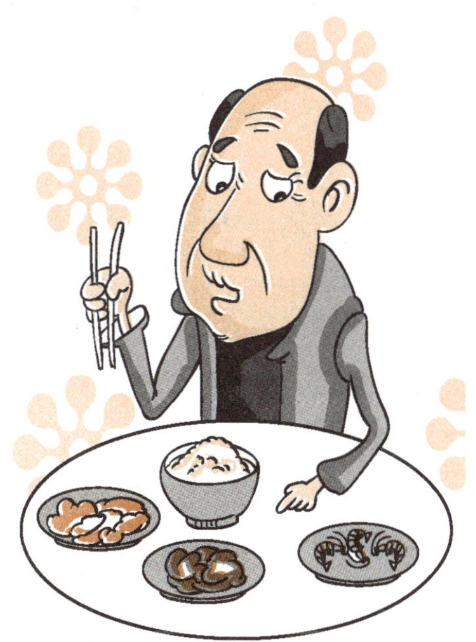

综上表明，空腹时间越长，造成脂肪积聚的可能性越大，人越容易发胖。因此，专家们建议肥胖者要少吃多餐。但是，不管是一日

五餐还是六餐，其总热量不应有所改变。

老年肥胖者如何选择合适的运动方法

老年肥胖的运动与中老年人不同，老年肥胖者年龄大，且多伴有冠心病、高血脂、脂肪肝等，加之体态肥胖，行动迟缓，以及运动瘦身心情急切，运动不当还会发生意外。切记，在运动时注意安全性。

1. 运动项目的选择

长距离步行或远足、慢跑、骑自行车、游泳、爬山等，并辅以太极拳、乒乓球、羽毛球、网球、迪斯科健身操等。

2. 运动强度的选择

运动时心率为本人最高心率的60％～70％，相当于50％～60％的最大摄氧量。一般40岁心率控制在140次/分；50岁130次/分；60岁以上120次/分以内为宜。

3. 运动频率的选择

中老年人，特别是老年人由于机体代谢水平降低，疲劳后恢复的时间延长，因此，运动频率可视情况增减，一般每周3～4次为宜。

4. 运动时间的选择

每次运动时间控制在30～40分钟，下午运动最好。为了增强体质，提高健康水平，中老年人最好常年坚持进行。